19. Jahrestagung der Deutschen Gesellschaft
für Plastische und Wiederherstellungschirurgie
29. bis 31. Oktober 1981, Würzburg

Regionale plastische und rekonstruktive Chirurgie im Kindesalter

Herausgegeben von

W. Kley und C. Naumann

Mit 266 Abbildungen und 39 Tabellen

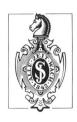

Springer-Verlag
Berlin Heidelberg New York 1983

Herausgeber
Professor Dr. med. Walter Kley
Direktor der Universitäts-Hals-Nasen-Ohren-Klinik,
Josef-Schneider-Str. 11, 8700 Würzburg

Privatdozent Dr. med. Claus Naumann
Oberarzt an der Universitäts-Hals-Nasen-Ohren-Klinik,
Josef-Schneider-Str. 11, 8700 Würzburg

Deutsche Gesellschaft für Plastische und Wiederherstellungschirurgie

Geschäftsführender Vorstand 1981:

Präsident:	Prof. Dr. med. W. Kley, Würzburg
1. Vizepräsident:	Prof. Dr. med. Dr. med. dent. H. Scheune- mann, Mainz
2. Vizepräsident:	Prof. Dr. med. K. H. Jungbluth, Hamburg
Schriftführer:	Privatdozent Dr. med. H. Zilch, Berlin
Kassenführer:	Dr. med. D. Gadzaly, Hannover

ISBN 3-540-12105-6 Springer-Verlag Berlin Heidelberg New York
ISBN 0-387-12105-6 Springer-Verlag New York Heidelberg Berlin

CIP-Kurztitelaufnahme der Deutschen Bibliothek
Regionale plastische und rekonstruktive Chirurgie im Kindesalter : [29.–31. Oktober 1981, Würzburg]
/ hrsg. von W. Kley u. C. Naumann. – Berlin ; Heidelberg ; New York : Springer, 1983.
(. . . Jahrestagung der Deutschen Gesellschaft für Plastische und Wiederherstellungschirurgie ; 19)
ISBN 3-540-12105-6 (Berlin, Heidelberg, New York)
ISBN 0-387-12105-6 (New York, Heidelberg, Berlin)
NE: Kley, Walter [Hrsg.]; Deutsche Gesellschaft für Plastische und Wiederherstellungs-Chirurgie: . . .
Jahrestagung der Deutschen . . .

Gesamtherstellung: Graphischer Betrieb, Konrad Triltsch, Würzburg
2124/3140-543210

Vorwort

Die 19. Jahrestagung der Deutschen Gesellschaft für Plastische und Wiederherstellungschirurgie fand vom 29. bis 31. Oktober 1981 in Würzburg statt. Sie stand unter dem Leitthema „Regionale plastische und rekonstruktive Chirurgie im Kindesalter". Untertitel waren Fehlbildungen, Schädigungen des Nervus facialis, die Traumatologie sowie angeborene und in der Kindheit entstandene Tumore. Neben den Vorträgen zum Leitthema wurden auch freie Vorträge gehalten, die ebenfalls in diesem Band abgedruckt sind.

Es zeigte sich, daß der Rahmen der regionalen plastischen und rekonstruktiven Chirurgie im Kindesalter so weit gespannt ist, daß ganz bewußt eine Einschränkung der Thematik auf die erwähnten Untertitel vorgenommen werden mußte. So wurden unter anderen ausgeklammert die Ohrfehlbildungen, die Lippen-Kiefer-Gaumenspalten, die Fehlbildungen und angeborenen Verbildungen der Gliedmaßen, um nur einige Beispiele zu nennen. Trotz dieser Beschränkung war die Thematik ausgewogen und es sind alle in der Gesellschaft vereinigten Fachgebiete zu Wort gekommen. Die interdisziplinäre Diskussion hat sich wieder als äußerst fruchtbar erwiesen.

Auch im Kindesalter ist es Aufgabe der regionalen plastischen und wiederherstellenden Chirurgie, nicht nur das Erscheinungsbild, also die Ästhetik zu erhalten oder wiederherzustellen, sondern auch die Funktion zu berücksichtigen, sie zu erhalten, und wenn sie gestört ist, sie zu verbessern.

Allen Referenten, Vortragenden und Mitautoren sowie Diskussionsrednern möchten wir für ihre Beiträge nochmals danken, denn wir sind durch eine Fülle von Informationen, Erkenntnissen und Anregungen bereichert worden, die nun in diesem Kongreßband zusammengestellt wurden.

Die Herausgeber

Inhaltsverzeichnis

W. Kley, Würzburg
Körperstrafen im Gesichtsbereich als Katalysator der
plastischen und wiederherstellenden Chirurgie   1

I. Fehlbildungen

N. Sörensen, Würzburg
Uni- und bilaterales Advancement bei prämaturen
Coronarnahtsynostosen   11

W. Pirsig, Ulm
Die Wachstumszonen der Nase: heutiger Stand des klinischen
und experimentellen Wissens   15

E. Schmid, Stuttgart
Rehabilitationsergebnisse nach Nasenaplasie und -hypoplasie   24

I. F. Herrmann, Würzburg
Die Behandlung der beidseitigen, kompletten Choanalatresie
beim Neugeborenen   31

H. Reichert, Stuttgart
Die operative Behandlung der angeborenen Oberlidptosis
durch Stirnmuskelverlagerung (Nach Schmid)   36

H. Hübner, Trier
Plastisch-rekonstruktive Lidchirurgie im Kindesalter   44

W. R. Hüttl und A. Minderjahn, Aachen
Subjektiv-ästhetische und objektivierbare Gütekriterien zur
Beurteilung der kindlichen Ohrmuschel nach plastischer
Korrektur   49

W. Langer, Hannover
Was leistet die OP-Methode nach Stenström bei der
Korrektur abstehender Ohren   55

H. Frohmüller, Würzburg
Pyeloplastische Korrekturen von Ureterabgangsstenosen im
Kindesalter   59

R. Ackermann, Würzburg
Die operative Behandlung von Megaureteren und ihre
Indikation. 64

H. R. Osterhage, Würzburg
Harnröhrenrekonstruktion nach Ombrédanne und
Denis Browne 71

W. Sturm, G. Staehler und E. Schmiedt, München
Ergebnisse der Harnröhrenkonstruktion nach
Cecil-Michalowski 76

E. Schmidt, B. Höcht, H.-P. Bruch und
Th. Hockerts, Würzburg
Glattmusculärer Sphincterersatz bei ano-rectaler Inkontinenz   79

II. Nervus facialis

W. Thumfart, Erlangen
Diagnose und Prognose der Facialisparese im Kindesalter   .   83

J. Helms, Mainz
Facialischirurgie bei Kindern   91

R. Schmelzle, Tübingen
Nervus facialis-Rekonstruktion bei malignem Melanom der
Wange   95

W. Draf, Fulda
Die operative Versorgung des kombinierten
Schädel-Gesichtstraumas im Kindesalter mit Rekonstruktion
des Nervus facialis   100

III. Trauma

B. Höcht, Th. Hockerts und B. Gay, Würzburg
Die operative Behandlung und Nachbehandlung kindlicher
Verbrennungen   107

A. K. Martini, Heidelberg
Chirurgische Maßnahmen zur Wiederherstellung der
Handfunktion nach schweren Verbrennungen im Kindesalter .   112

O. Staindl und C. Chmelizek-Feurstein, Salzburg
Wiederherstellungschirurgie bei Hundebißverletzungen des
Gesichtes im Kindesalter   119

R. Schmelzle, Tübingen
Die chirurgische Behandlung einer umschriebenen narbigen
Alopecie beim Kind nach Geburtstrauma 124

J. Reuther, Würzburg, U. Steinau und O. Ehlert, Frankfurt
Mikrochirurgische Replantation im Kiefer-Gesichtsbereich –
Klinische Ergebnisse und experimentelle Untersuchungen . . 127

D. Collo, Mainz
Septumluxation unter der Geburt 136

C. Walter, Düsseldorf
Die Septo-Rhinoplastik im Kindesalter 139

D. Körner und H. Schüle, Stuttgart
Untersuchungen über die plastische Rekonstruktion des
Kiefergelenkes im Kindesalter 144

E. W. Steinhäuser, Erlangen
Die Behandlung der Kiefergelenkankylose bei Kindern . . . 150

E. R. Kastenbauer, Berlin
Rekonstruktive Eingriffe im Bereich der oberen Luft- und
Speisewege im Kindesalter 158

I. Flemming, Berlin
Die Behandlung von Keloidbildungen im Kindesalter . . . 161

U. Banniza von Bazan und A. K. Martini, Heidelberg
Die operative Behandlung der Supinationskontraktur bei der
Armplexuslähmung des Kindes 166

G. Hörster und G. Hierholzer, Duisburg
Entstehung und Behandlung des posttraumatischen Cubitus
varus als Komplikation des kindlichen supracondylären
Oberarmbruches 171

H. Zilch und H. G. Steuer, Berlin
Die operative Behandlung des posttraumatischen Cubitus
varus und Cubitus valgus 178

R. Berg und H. Rettig, Gießen
Varus- und Valgusfehlstellungen nach Epiphysenverletzungen
des oberen Sprunggelenkes, Ursache und Korrekturmöglichkeit 182

H. Kehr, Essen
Wiederherstellende Chirurgie bei in Fehlstellung verheilten
proximalen, metaphysären Tibia-Frakturen
im Wachstumsalter 185

E. Zapfe, Berlin
Korrekturmöglichkeiten der posttraumatischen
Beinlängendifferenzen 188

E. Marquardt, A. K. Martini und U. Banniza von Bazan,
Heidelberg
Stumpfkappenplastik und Stumpfverlängerung
bei traumatischen Amputationen 190

IV. Tumoren

H. Masing und R. Pfister, Erlangen
Zur plastisch-operativen Versorgung der Hämangiome im
Säuglings- und Kleinkindalter 201

C. Naumann, Würzburg
Therapie kindlicher Gefäßmißbildungen
im Kopf-Hals-Bereich 206

N. Schwenzer, Tübingen
Die Defektdeckung bei Hämangiomoperationen im Gesicht
bei Kindern 210

G. Pfeifer, Hamburg
Morphologie und Behandlung von Pigmentzellnaevi
im Kindergesicht 216

B. Reil-Ehlers, Düsseldorf
Operatives Vorgehen bei Gesichtsnaevi im Kindesalter . . . 221

C. Chmelicek-Feurstein und O. Staindl, Salzburg
Congenitale Melanosis circumscripta „Touraine" –
Möglichkeiten und Grenzen der plastischen Gesichtschirurgie 224

H. Drepper, H. Tilkorn und W. Voss, Münster
Der Giant-Naevus im Kindesalter – Entartungsgefahr und
Behandlungsmöglichkeiten 227

H. G. Luhr, Göttingen
Rekonstruktive Chirurgie bei Riesenzelltumoren/
Granulomen der Kiefer im Kindesalter 235

F. Schröder, Würzburg
Unterkieferrekonstruktion nach Tumorresektion beim Kind
und Jugendlichen 241

J. Lentrodt, C. U. Fritzemeier, Düsseldorf und R. Schmitz,
Hamburg
Beitrag zur rekonstruktiven Ersatzosteoplastik im kindlichen
Unterkiefer 247

G. Nissen und H. Scheunemann, Mainz
Zur temporären Rekonstruktion des Unterkiefers mit Silastik
im frühen Kindesalter 252

R. Rahmanzadeh, F. Hahn und R. Tiedtke, Berlin
Operationstechniken und spezielle Rekonstruktions-Verfahren
bei kindlichen Knochentumoren 256

R. Tiedtke, R. Rahmanzadeh und F. Hahn, Berlin
Wiederherstellung des Unterarmes nach destruierendem
Knochentumor der Ulna 264

V. Freie Vorträge

J. F. Osborn, K. Donath, Hamburg und H. Newesely, Berlin
Neue Aspekte der reparativen Osteogenese 271

R. Heimel, Dortmund, K.–D. Richter und H. Bünte, Münster
Eine schaft- und zementfrei implantierbare Totalprothese des
Kniegelenkes – 2 Jahre Tierexperiment 277

H. Mittelmeier und M. Nizard, Homburg/Saar
Kollagenvlies mit Apatit als künstliches
Knochenersatzmaterial auf natürlicher Basis 283

L. Pöllmann und F. Häußler, Ulm
Langzeitverläufe der Weichteilschwellung nach operativen
Eingriffen 291

H. Weerda, Freiburg i. Br., F. Härle, Kiel und G. Münker,
Freiburg i. Br.
Beispiele zur Lippenrekonstruktion 296

B. Scheibe, Augsburg, U. Joos, G. Göz und W. Schilli,
Freiburg i. Br.
Die Kinnplastik bei kieferorthopädischen Operationen . . . 302

J. Harms, Karlsbad und V. Freitag, Homburg/Saar
Experimentelle Befunde zur Wachstumslenkung an der
Epiphysenfuge des Unterschenkels durch Klammerung
nach Blount 306

D. Riediger, Tübingen
Die klinische Anwendung des myocutanen Latissimus dorsi
Lappens, gestielte und mikrochirurgische Transplantation
in den Gesichts- und Halsbereich 312

H. Kuś, Wroclaw – Polen
Späte Nervenrekonstruktion 316

G. Metz, J. Meth, Wiesbaden und H. Röckl, Würzburg
Zur Spontanregression des Säuglingshämangioms
im Kindesalter 323

C. Naumann, F. Schön und W. Jung, Würzburg
Fluoreszenzmikroangiographie – Eine neue Methode zur
Bestimmung der Hautdurchblutung 328

C. Naumann, Würzburg
Fibrinkleber in der rekonstruktiven Larynxchirurgie 336

VI. Sachverzeichnis 341

Mitarbeiterverzeichnis

Ackermann, R., Prof. Dr. med.; Urologische Universitätsklinik, 8700 Würzburg

Banniza von Bazan, U., Dr. med.; Orthopädische Universitätsklinik, Schlierbacher Landstr. 200a, 6900 Heidelberg

Berg, R., Dr. med.; Orthopädische Universitätsklinik, Freiligrathstr. 2, 6300 Gießen

Bruch, H.-P., Dr. med.; Chirurgische Universitätsklinik, 8700 Würzburg

Bünte, H., Dr. med.; Chirurgische Abteilung St. Elisabeth-Krankenhaus, Kurler Straße 130, 4600 Dortmund 13 (Kurl)

Chmelizek-Feurstein, C., Dr. med.; Hals-Nasen-Ohren-Abteilung, Landeskrankenanstalten Salzburg, Müllner-Hauptstraße 48, A-5020 Salzburg, Österreich

Collo, D., Prof. Dr. med.; Universitäts-Hals-Nasen-Ohren-Klinik, Langenbeckstraße 1, 6500 Mainz

Donath, K., Dr. med.; Nordwestdeutsche Kieferklinik, Univ.-Krankenhaus, Martinistraße 52, 2000 Hamburg 20

Drepper, H., Dr. med. Dr. med. dent.; Ltd. Arzt der plastischchirurg. Abteilung der Fachklinik Haus Hornheide, Dorbaum 48, 4400 Münster-Handorf

Draf, W., Prof. Dr. med.; Chefarzt der Klinik für Hals-Nasen-Ohren-Krankheiten und Plastische Gesichtschirurgie, Städtische Kliniken, Pacelliallee 4, 6400 Fulda

Flemming, I., Prof. Dr. med.; Universitätsklinikum Steglitz, Hindenburgdamm 30, 1000 Berlin 45

Freitag, V., Prof. Dr. med. Dr. med. dent.; Direktor der Abteilung für Mund-, Kiefer- u. Gesichtschirurgie der Univ.-Kliniken, 6650 Homburg/Saar

Fritzmeier, C. U., Dr. med. Dr. med. dent.; Westdeutsche Kieferklinik, Klinik für Kiefer- und Plastische Gesichtschirurgie, Medizinische Einrichtungen der Universität Düsseldorf, Moorenstraße 5, 4000 Düsseldorf 1

Frohmüller, H., Prof. Dr. med.; Direktor der Urologischen Universitätsklinik, 8700 Würzburg

Gay, B., Prof. Dr. med.; Chirurgische Universitätsklinik, 8700 Würzburg

Härle, F., Prof. Dr. med., Dr. med. dent.; Direktor der Abteilung Kieferchirurgie, Zentrum Zahn-, Mund- und Kieferheilkunde, Arnold-Heller-Straße, 2300 Kiel

Häussler, F., Dr. med. Dr. med. dent.; Bundeswehrkrankenhaus Ulm, FU-Stelle, Mund-, Kiefer- und Gesichtschirurgie, Postfach 1220, 7900 Ulm

Hahn, F., Dr. med.; Abteilung für Unfall- und Wiederherstellungschirurgie im Klinikum Steglitz, Hindenburgdamm 30, 1000 Berlin 45

Harms J., Prof. Dr. med.; Rehabilitationskrankenhaus Karlsbad-Langensteinbach, Orthopäd.-Traumatologie I, 7516 Karlsbad

Heimel, R., Dr. med.; Chefarzt der Chirurgischen Abteilung, St. Elisabeth-Krankenhaus, Kurler Straße 130, 4600 Dortmund 13 (Kurl)

Helms, J., Prof. Dr. med.; Direktor der Universitäts-Hals-Nasen-Ohren-Klinik, Langenbeckstraße 1, 6500 Mainz

Herrmann, I. F., Prof. Dr. med.; Univ. Hals-Nasen-Ohren-Klinik, 8700 Würzburg

Hierholzer, G., Prof. Dr. med.; Ärztl. Direktor der Berufsgenossenschaftlichen Unfallklinik Duisburg-Buchholz, Großenbaumer Allee 250, 4100 Duisburg 28

Hockerts Th., Prof. Dr. med.; Kinderchirurgische Abteilung der Chirurgischen Universitätsklinik, 8700 Würzburg

Höcht, B., Priv. Doz. Dr. med.; Kinderchirurgische Abteilung der Chirurgischen Universitätsklinik, 8700 Würzburg

Hörster, G., Dr. med.; Facharzt für Chirurgie/Unfallchirurgie, Oberarzt BG-Unfallklinik, Grossenbaumer Allee 250, 4100 Duisburg-Buchholz

Hübner, H., Prof. Dr. med.; Ltd. Arzt Augenklinik d. Brüderkrankenhauses, Nordallee 1, 5500 Trier

Hüttl, W. R., Dr. med.; Abteilung für Hals-Nasen-Ohrenkrankheiten an der Rhein.-Westf. Technischen Hochschule Aachen, Goethestraße 27/29, 5100 Aachen

Jung, W., Akad. Oberrat, Dr. rer. nat.; Univ. Hals-Nasen-Ohren-Klinik, 8700 Würzburg

Kastenbauer, E., Prof. Dr. med.; Direktor der Hals-Nasen-Ohren-Klinik der FU Berlin, Klinikum Charlottenburg, Spandauer Damm 130, 1000 Berlin

Kehr, H., Dr. med.; Chefarzt der Chirurgischen Klinik, Unfall- und Wiederherstellungschirurgie, Evangelisches Krankenhaus „Lutherhaus", Hellweg 100, 4300 Essen 14

Kley, W., Prof. Dr. med.; Direktor der Univ. Hals-Nasen-Ohren-Klinik, 8700 Würzburg

Körner, D., Dr. med.; Katharinenhospital, Klinik für Kiefer- und Gesichtschirurgie, Kriegsbergstraße 60, 7000 Stuttgart 1

Kuś, H., Prof. M. D., F. I. C. S.; Institute of Surgery-School of Medicine, ul. Poniatowskiego 2, P 50-326 Wroclaw, Polen

Langer, W., Dr. med.; Klinik für Hand-, Plastische- und Wiederherstellungschirurgie an der Medizinischen Hochschule Hannover, Podbielskistraße 380, 3000 Hannover 51

Lentrodt, J., Prof. Dr. med. Dr. med. dent.; Direktor d. Klinik für Kiefer- und Plastische Gesichtschirurgie, Medizinische Einrichtungen der Universität Düsseldorf, Moorenstraße 5, 4000 Düsseldorf 1

Luhr, H. G., Prof. Dr. med. Dr. med. dent.; Vorstand der Kieferchirurgischen Abteilung der Univ.-Kliniken, Robert-Koch-Straße 40, 3400 Göttingen

Marquardt, E., Prof. Dr. med.; Leiter der Abteilung für Dysmelie und techn. Orthopädie, Orthopädische Univ. Klinik, Schlierbacher Landstraße 200 a, 6900 Heidelberg – Schlierbach

Martini, A. K., Dr. med.; Leiter der Funktionseinheit Handchirurgie, Orthopädische Univ. Klinik, Schlierbacher Landstr. 200 a, 6900 Heidelberg-Schlierbach

Masing, H., Prof. Dr. med.; Univ. Hals-Nasen-Ohren-Klinik, Waldstraße 1, 8520 Erlangen

Metz, G., Dr. med.; Universitäts-Hautklinik, 8700 Würzburg

Metz, J., Prof. Dr. med.; Universitäts-Hautklinik, 8700 Würzburg

Mittelmeier, H., Prof. Dr. med.; Direktor der Orthopädischen Universitätsklinik, Landeskrankenhaus, 6650 Homburg/Saar

Münker, G., Prof. Dr. med.; Univ. Hals-Nasen-Ohren-Klinik, Killianstraße 5, 7800 Freiburg i. Br.

Naumann, C., Priv. Doz. Dr. med.; Univ. Hals-Nasen-Ohren-Klinik, 8700 Würzburg

Newesely, H., Dr. med.; Nordwestdeutsche Kieferklinik, Univ.-Krankenhaus, Martinistraße 52, 2000 Hamburg 20

Nissen, G., Dr. med. Dr. med. dent.; Klinik für Mund-, Kiefer- und Gesichtschirurgie der Johannes Gutenberg-Universität, Augustusplatz 2, 6500 Mainz

Nizard, M., Dr. med.; Orthopädische Universitätsklinik, Landeskrankenhaus, 6650 Homburg/Saar

Osborn, J.-F., Dr. med. Dr. med. dent.; Nordwestdeutsche Kieferklinik, Universitäts-Krankenhaus, Martinistraße 52, 2000 Hamburg 20

Osterhage, H. R., Priv. Doz. Dr. med.; Urologische Universitätsklinik, 8700 Würzburg

Pfeifer, G., Prof. Dr. med. Dr. med. dent.; Direktor der Kieferchirurgischen Abteilung der Univ.-Zahn-, Mund- und Kieferklinik Hamburg-Eppendorf, Martinistraße 52, 2000 Hamburg 20

Pirsig, W., Prof. Dr. med.; Univ. Hals-Nasen-Ohren-Klinik, Prittwitzstraße 43, 7900 Ulm

Pöllmann, L., Dr. med. Dr. med. dent.; Bundeswehrkrankenhaus Ulm, FU-Stelle, Mund-, Kiefer- und Gesichtschirurgie, Oberer Eselsberg 40, Postfach 12 20, 7900 Ulm

Rahmanzadeh, R., Prof. Dr. med.; Leiter der Abteilung für Unfall- und Wiederherstellungschirurgie, Klinikum Steglitz der FU Berlin, Hindenburgdamm 30, 1000 Berlin 45

Reichert, H., Priv.-Doz., Dr. med. Dr. med. dent.; Chefarzt der Abteilung für Plastische und Wiederherstellungschirurgie, Marienhospital Stuttgart, Böheimstraße 37, 7000 Stuttgart 1

Reil, B., Priv. Doz. Dr. med.; Universitätsklinik für Kiefer- und Plastische Gesichtschirurgie, Moorenstraße 5, 4000 Düsseldorf

Rettig, H., Prof. Dr. med.; Direktor der Orthopädischen Universitätsklinik, Freiligrathstraße 2, 6300 Gießen

Reuther, J.-F., Prof. Dr. med. Dr. med. dent.; Direktor der Klinik und Poliklinik für Kieferchirurgie der Universität Würzburg, 8700 Würzburg

Richter, K. D., Dr. med.; Chirurgische Abteilung, St. Elisabeth-Krankenhaus, Kurler Straße 130, 4600 Dortmund 13 (Kurl)

Riediger, D., Priv.-Doz. Dr. med. Dr. med. dent.; Abteilung für Kiefer- und Gesichtschirurgie, Universität Tübingen, Osianderstraße 2–8, 7400 Tübingen 1

Röckl, H., Prof. Dr. med.; Direktor der Universitäts-Hautklinik, 8700 Würzburg

Sörensen, N., Priv.-Doz. Dr. med.; Neurochirurgische Universitätsklinik, 8700 Würzburg

Scheibe, B., Dr. med. Dr. med. dent.; Pfitznerstraße 14, 3000 Hannover 61

Scheunemann, H., Prof. Dr. med. Dr. med. dent.; Direktor der Klinik für Mund-, Kiefer- und Gesichtschirurgie der Universität Mainz, Langenbeckstraße 1, 6500 Mainz

Schmelzle, R., Prof. Dr. med. Dr. med. dent.; Abteilung für Kiefer- und Gesichtschirurgie der Universität Tübingen, Osianderstraße 2–8, 7400 Tübingen

Schmid, E., Prof. Dr. med.; Chirurg, Teilgebiet Plast. Chirurgie, Eierstraße 36, 7000 Stuttgart 1

Schmidt, E., Prof. Dr. med.; Chirurgische Universitätsklinik, 8700 Würzburg

Schmiedt, E., Prof. Dr. med.; Direktor der Urologischen Universitätsklinik, Klinikum Großhadern, Marchioninistraße 15, 8000 München 70

Schmitz, R., Dr. med. Dr. med. dent.; Nordwestdeutsche Kieferklinik, Univ.-Krankenhaus, Martinistraße 52, 2000 Hamburg 20

Schön, F., Akadem. Rat, Dr. rer. nat.; Univ. Hals-Nasen-Ohren-Klinik, 8700 Würzburg

Schröder, F., Prof. Dr. med. Dr. med. dent.; em. Vorstand der Kieferchirurgischen Abteilung der Univ. Klinik und Poliklinik für Zahn-, Mund- und Kieferkrankheiten, Pleicherwall 2, 8700 Würzburg

Schwenzer, N., Prof. Dr. med. Dr. med. dent.; Vorstand der Abteilung für Kiefer- und Gesichtschirurgie, Osianderstraße 2–8, 7400 Tübingen 1

Schüle, H., Prof. Dr. med. Dr. med. dent.; Direktor der Klinik für Kiefer- und Gesichtschirurgie d. Städt. Katharinen-Hospitals, Kriegsbergstraße 60, 7000 Stuttgart 1

Staehler, G., Dr. med.; Urologische Universitätsklinik, Klinikum Großhadern, Postfach 70 12 60, 8000 München 2

Staindl, O., Univ. Doz. Dr. med.; Hals-Nasen-Ohren-Abteilung, Landeskrankenanstalten Salzburg, Müllner-Hauptstraße 48, A-5020 Salzburg, Österreich

Steinau, H. U., Dr. med. Dr. med. dent.; Abteilung für Mund-, Kiefer- und Gesichtschirurgie, ZMK-Klinik Univ. Frankfurt a. M., Theodor-Stern-Kai 7, 6000 Frankfurt 71

Steinhäuser , E. W., Prof. Dr. med.; Vorstand d. Klinik und Poliklinik für Kieferchirurgie, Universität Erlangen, Glückstraße 11, 8520 Erlangen

Steuer, H. G., Dr. med.; Orthopädische Klinik und Poliklinik der FU Berlin im Oskar-Helene-Heim, Clayallee 229, 1000 Berlin 33 (Dahlem)

Sturm, W., Dr. med.; Urologische Universitätsklinik, Klinikum Großhadern, Postfach 70 12 60, 8000 München 2

Thumfart, W., Priv.-Doz. Dr. med.; Univ. Hals-Nasen-Ohren-Klinik, Waldstraße 1, 8520 Erlangen

Tiedtke, R., Dr. med.; Abteilung für Unfall- und Wiederherstellungschirurgie im Klinikum Steglitz, Hindenburgdamm 30, 1000 Berlin 45

Tilkorn, H., Dr. med.; Fachklinik Hornheide, Ltd. Arzt der Abteilung für Plastische- und Wiederherstellungschirurgie, Dorbaum 48, 4400 Münster

Voss, W., Dr. med.; Fachklinik Hornheide, Abteilung für Plastische- und Wiederherstellungschirurgie Dorbaum 48, 4400 Münster

Walter, C., Prof. Dr. med.; Chefarzt der Klinik für Plastische- und Wiederherstellungschirurgie und Hals-Nasen-Ohren-Erkrankungen, Diakoniewerk Kaiserswerth, Kreuzbergstraße 79, 4000 Düsseldorf 31

Wannske, M., Dr. med.; Klinik für Hand-, Plastische- und Wiederherstellungschirurgie an der Medizinischen Hochschule Hannover, Podbielskistraße 380, 3000 Hannover 51

Weerda, H., Prof. Dr. med. Dr. med. dent.; Univ. Hals-Nasen-Ohren-Klinik, Killianstraße 5, 7800 Freiburg i. Br.

Zapfe, E., Dr. med.; Orthopädische Klinik und Poliklinik der FU Berlin im Oskar-Helene-Heim, Clayallee 229, 1000 Berlin 33

Zilch, H., Priv.-Doz. Dr. med.; Orthopädische Klinik und Poliklinik der FU Berlin im Oskar-Helene-Heim, Clayallee 229, 1000 Berlin 33

Körperstrafen im Gesichtsbereich als Katalysator der plastischen und wiederherstellenden Chirurgie

W. Kley, Würzburg

Die Ansicht, daß die plastische Chirurgie eine Errungenschaft der modernen Zeit sei, ist nicht zutreffend [6].

Plastische Chirurgie soll in Indien und Ägypten schon vor mehr als 3000 Jahren betrieben worden sein [4, 8]. Der Nasenersatz hat den Anstoß dazu gegeben. Dies ist der Grund, der mich als Vertreter des Fachgebietes Hals-Nasen-Ohren-Heilkunde zu diesem Vortrag über „Körperstrafen im Gesichtsbereich als Katalysator der plastischen und wiederherstellenden Chirurgie" veranlaßt hat.

Körperstrafen bzw. Leibesstrafen wurden über Jahrtausende hinweg wegen der verschiedensten Delikte vollzogen. Strafen im Gesichtsbereich galten als besonders schimpflich, weil die Verstümmelung bleibend sichtbar war.

Zu diesen Körperstrafen im Gesichtsbereich, die in Europa noch teilweise bis Ende des 19. Jh. praktiziert wurden, gehörte das Abschneiden oder Abhauen der Nase, das Ausreißen der Nasenflügel und Aufschlitzen der Nasenlöcher, das Abschneiden oder Abdrehen der Ohren, das Brandmarken von Wangen und Stirne, das Durchbohren, Abschneiden oder Zerglühen der Zunge, das Ausstechen oder Blenden der Augen, das Abschneiden oder Aufreißen von Ober- und Unterlippe, das Ausbrechen von Zähnen und schließlich die Decalvation, das Abziehen der Kopfhaut mit den Haaren.

Es erscheint unglaublich und ist dennoch wahr, daß Körperstrafen auch heute noch in einzelnen Ländern ausgeführt werden, z. B. das Abschlagen der Nase im Jemen [8], Folterungen, Auspeitschungen sowie das Abtrennen von Gliedmaßen in Pakistan. Die ältesten Berichte über Körperstrafen stammen aus China und gehen nach Wrede [7] bis in das 2. Jahrtausend v. Chr. zurück. Der Schuking, ein Strafgesetz, das unter Kaiser Schün entstanden ist, kennt bereits die sog. fünf großen Strafen: *Brandmarkung, Abschneiden der Nase*, die *Palaststrafe* d. h. Kastration resp. Einsperrung, *Abschneiden der Füße* und den *Tod* durch Enthaupten, Verbrennen oder In-Stücke-schneiden.

In den Strafgesetzen von Lü, 952 v. Chr., wurden von 3000 Delikten allein 1000 mit Abhauen der Nase bestraft. So ist es nicht verwunderlich, daß aus dieser Zeit bereits Berichte über die ärztliche Versorgung von Gesichts- und Nasenverletzungen vorliegen [8].

Zu den kleinen Strafen gehörte z. B. das Ohrabdrehen.

Während der Handynastie im 3. Jh. n. Chr. wurden in China bereits die verstümmelnden Strafen abgeschafft.

Auch der indische Strafvollzug kannte das Nasenabschneiden. Im alten Indien pflegte man Kriegsgefangenen, Verbrechern und Ehebrechern beiderlei Geschlechts, aber vorwiegend Frauen, zur Bestrafung die Nase abzuschneiden. Sogar betrogenen Ehemännern und enttäuschten Vätern stand das Recht des Strafvollzuges an der eigenen ungetreuen Gattin oder der eigenen mißratenen Tochter zu.

Regionale plastische und rekonstruktive Chirurgie im Kindesalter
Hrsg. von W. Kley und C. Naumann
© Springer-Verlag Berlin Heidelberg 1983

Es gab deshalb viele Menschen ohne Nase; aber auch andere Verstümmelungen des Gesichts waren häufig. Kein Wunder, daß man schon frühzeitig versuchte, solche Verstümmelungen chirurgisch zu korrigieren.

Malherbe vertritt die Ansicht, daß die Hindus schon vor mehr als 4000 Jahren die plastische Chirurgie gekannt hätten. Auch Zeis, dessen Buch über die Literatur und Geschichte der plastischen Chirurgie aus dem Jahre 1864 noch heute eine unerschöpfliche Fundgrube auf diesem Gebiet ist, meint, es sei unzweifelhaft, daß man in Indien schon vor mehreren tausend Jahren die Kunst, zerstörte Nasen und Ohren wiederherzustellen, verstanden habe. Es lasse sich jedoch nicht genau bestimmen, aus welcher Zeit die älteste davon handelnde Urkunde stamme.

Von dem Medizin-Klassiker Susruta wurde um 600 v. Chr. schon über die Rekonstruktion der Nase aus der Wangenhaut berichtet (Übersetzung aus dem Sanskrit 1844 von F. Hessler ins Lateinische). Nach Keil hatte die indische Medizin spätestens im 8. Jh. n. Chr. ein spezielles Verfahren zum Ersatz abgeschnittener Nasen entwickelt. Haut aus der Stirne wurde umschnitten, mobilisiert und an einem Stiel gedreht. Man spricht noch heute von der „indischen Methode". Der Verstümmelte wurde damit der Gesellschaft zurückgegeben.

Der bereits erwähnte Susruta wies auf die Notwendigkeit solcher plastischen Eingriffe hin und sagte sinngemäß: „Die Liebe zum Leben ist mit der Liebe zum eigenen Gesicht verbunden, daher schreien die Verstümmelten nach Abhilfe."

Malherbe hält es für erwiesen, daß auch im alten Ägypten Wiederherstellungschirurgie betrieben wurde und meint, daß die Chirurgen, es sollen ägyptische Priester gewesen sein [6], auf diesem Gebiet hochspezialisiert waren. Tatsächlich wird in dem Edwin Smith Surgical Papyrus, der in das 2. Jahrtausend v. Chr. datiert wird (Abb. 1), über Nasenchirurgie und Behandlung der Nasenbeinfraktur berichtet. Nach dem gleichen Autor enthält der Papyrus Ebers u. a. Berichte über Wiederherstellungschirurgie, dabei scheint die Nasenbehandlung die häufigste rekonstruktive Operation gewesen zu sein, denn auch die Ägypter ließen ehebrecherischen Frauen die Nasen abschneiden. Bei den Arabern wurde die Rhinoneoplastik wohl auch schon frühzeitig geübt, durch den Chirurgen Abul Kasim verbürgt, aber spätestens im 12. Jh. n. Chr.

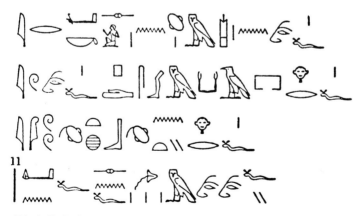

Abb. 1. E. Smith Surgical Papyrus. (Nach McDowell, F. 1977)

Die rekonstruktive Chirurgie scheint im Abendland mit dem Römer Aulus Cornelius Celsus zu beginnen, der 25 v. Chr. bis 50 n. Chr. lebte [4]. Im 7. und 8. Buch seiner Schrift „De medicina" stützte er sich weitgehend auf die indische und alexandrinische Chirurgie und beschreibt plastische Operationen zur Wiederherstellung der Nase, der Lippen, der Augenlider, der Ohren usw.

Körperstrafen waren aber noch in vielen anderen Ländern bekannt. So sollen persische Könige bisweilen ihren Dienern und Gefangenen Ohren und Nasen haben abschneiden lassen. Die gleiche Strafe ließ Alexander der Große an seinem ehemaligen Freund Telesphorus vollziehen. Julius Cäsar hat diese Form der Strafe ebenfalls befohlen und ausführen lassen. Mit Ohren- und Nasenabschneiden wurden bei den Langobarden Diebe und Landesverräter bestraft. In Rußland schlitzte man Schnupftabakschmugglern die Nase auf. In Mexiko und bei Stämmen am Missouri war das Nasen- und Ohrenabschneiden die Strafe für Ehebruch der Frauen. In England wurde Majestätsbeleidigung u. a. mit dem Verlust der Nase oder der Ohren bestraft. Nach einem Gesetz des Papstes Sixtus V. um 1570 wurde Diebstahl nicht mehr wie bisher durch Brandmarkung, sondern durch Abschneiden der Nase bestraft.

Die Moscoviter bestraften Diebstahl mit Brandmarkung auf die Stirne und Nasenabschneiden, im übrigen Rußland wurde dem Dieb Strafarbeit auferlegt, er wurde gebrandmarkt, und die Nasenflügel wurden ihm ausgerissen.

1532 wurde die Constitutio Criminalis Carolina, „des allerdurchlauchtigsten, großmächtigsten, unüberwindlichsten" Kaisers Karls V. und des Heiligen Römischen Reiches Peinliche Gerichtsverordnung, zum Reichsgesetz erhoben. Das Strafrecht der Carolina sah im Gesichtsbereich u. a. neben dem Abschneiden der Nase auch das Abschneiden eines oder beider Ohren vor.

Nach dem Uplandgesetz soll die Ehefrau, die in ein fremdes Bett geht, mit ihren Haaren, Ohren und ihrer Nase zahlen. Auch nach König Knuts angelsächsischen Gesetzen soll die Ehebrecherin die Nase und die Ohren verlieren. In Nepal gibt es eine Stadt Kirtipur. Sie hat noch einen anderen Namen, nämlich Naskatipur, d. h. übersetzt die Stadt der Nasenlosen. 1757 versuchten die kriegerischen Gurkhas Kirtipur einzunehmen, wurden aber zurückgeschlagen. Erst nach dem zweiten Ansturm konnte die Bergfestung genommen werden. Der Gurkhakönig ließ zur Strafe allen männlichen Bewohnern der Stadt Nase und Ohren abschneiden.

Die Nase ist Mittelpunkt des Gesichts, und ihre Form kann dem Gesicht Schönheit, Würde und Charakter verleihen. Der Verlust der Nase wirkt stark entstellend. Dies möchte ich am Beispiel der griechischen Statue „die Kore von Antenor" verdeutlichen (Abb. 2). Der mit Abschneiden der Nase Bestrafte hatte also im übertragenen Sinne sein Gesicht verloren, er war verstümmelt, lebenslang stigmatisiert, und damit aus der Gesellschaft ausgeschlossen.

Wustrow weist darauf hin, daß es aus der Zeit des Mittelalters zahlreiche Berichte gäbe über Versuche, eine Reimplantation der abgeschnittenen Nase sofort nach dem Strafvollzug durchzuführen. Die Chirurgen sahen die Erhaltung der Körperwärme als besonders wichtig an, um die Wiederanheilung zu erreichen [9, 10]. Sie legten deshalb abgeschnittene Nasen in warmes Wasser oder Wein. Bisweilen waren die Verwundeten selbst auf den Einfall gekommen, das abgehauene Stück im Mund aufzubewahren, bis sie ärztliche Hilfe bekommen konnten. Auch nach geschehener

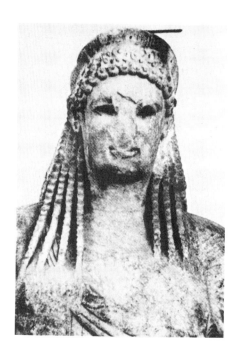

Abb. 2. Die Kore von Antenor. Akropolis-Museum Athen

Anhaftung hätten die meisten Ärzte durch einen erwärmenden Verband der Erkaltung und dem Absterben entgegengewirkt.

Zeis zitiert mehrere Autoren, denen es gelungen sei, abgeschlagene Nasen wieder zur Anheilung zu bringen, darunter Campanella, Fioravanti sowie Molinetti. Er schreibt weiter: „Ein Kranker, dem die Nase abgehauen wurde, kann sich glücklich schätzen, wenn ihm seine eigene Nase wieder angeheilt wird, denn selbst wenn sie später leicht blaß, bläulich und kalt werden sollte, so wird sie ein besseres Aussehen gewähren, als eine durch Rhinoplastik wiedergeschaffene, abgesehen noch davon, daß der Kranke der Last dieser Operation überhoben wird."

Solche Reimplantationen sind anscheinend auch früher in Indien schon versucht worden und gelungen. Nur so wird m. E. die Verordnung verständlich, daß die abgeschnittene Nase sofort in Glutfeuer zu werfen sei, um den Sinn des Urteils und der Strafe zu sichern.

Zeis berichtet über eine freie autologe Hauttransplantation zum Nasenersatz. Einem Kanonier, dem die Nase abgeschnitten worden war, soll dieselbe 1817 durch einen Inder wiederhergestellt worden sein. „Die Wundränder wurden beschnitten, dann das Gesäß mit einem Pantoffel solange geklopft, bis die Haut stark angeschwollen sei. Hierauf habe man ein dreieckiges Stück Haut samt dem Zellgewebe herausgeschnitten, den Wundrändern am Nasenstumpf angelegt und es dann fixiert. Die Heilung sei zur Bewunderung aller gelungen. Später brachte auch der Marburger Anatom Christian Heinrich Bünger ein freies Hauttransplantat aus dem Oberschenkel auf einem Nasenstumpf zur Anheilung."

Es wird außerdem berichtet über Versuche, Nasendefekte homoio- und heteroplastisch zu ersetzen, die aber fehlschlugen. Man verwendete dazu Haut eines fremden Spenders und Hühnerfleisch bzw. Hühnerflügel.

Auch alloplastische Materialien in Form einer Epithese wurden zur Deckung von Nasendefekten, gleich welcher Ursache, herangezogen, so im alten China Gips oder Prozellan. Der Astronom Tycho Brahe trug eine Ersatznase aus Gold, andere aus Elfenbein [8].

Pionierarbeit für die plastische Chirurgie leisteten in der Renaissance vor allem italienische Ärzte. In dieser Zeit übertrug man arabische Manuskripte ins Lateinische [4]. Man vermutet deshalb heute, daß die italienische Rhinoplastik ihren Ursprung aus der indischen, durch Vermittlung der Araber, habe [9, 10].

Branca, Wundarzt zu Catanian auf Sizilien, war ohne Zweifel der erste, welcher in Europa Nasen wiederherzustellen verstand. Das Verfahren Brancas findet erstmals 1442 Erwähnung; er rekonstruierte Nasen aus der Haut der Wange.

Brancas Sohn Antonio übertrug die Kunst seines Vaters auch auf die Wiederherstellung von Lippen und Ohren und erweiterte die Rhinoplastik, indem er Nasen gestielt aus der Armhaut bildete.

Nach 1450 ist die Operation von mehreren italienischen Autoren zwar noch erwähnt, aber nicht beschrieben worden. Bis ins 16. Jh. sei sie von der Ärztefamilie Vianco in Kalibrien ausgeführt worden. Nach Keil sei es deshalb umso verwunderlicher, daß die Erstbeschreibung dieser Ferntransplantation bei einem preußischen Wundarzt des Spätmittelalters zu finden ist, nämlich bei Heinrich von Pfalzpaint. Dieser Deutschordensritter verfaßte 1460 eine „Wündärznei", in welcher er ein rhinoplastisches Verfahren beschreibt, das er nach eigenen Angaben von einem Italiener übernommen habe.

Fälschlicherweise wird heute vielfach Gaspare Tagliacozzi (1545–1599), Professor für Anatomie und Chirurgie an der Universität Bologna, als der Begründer der italienischen Methode der Rhinoplastik genannt; ihm gebührt aber das Verdienst, für eine weite Verbreitung der Methode gesorgt zu haben. Er beschreibt diese Form der Rhinoplastik 1583 zunächst in einem Brief an Hieronymus Mercuralis, dann in seiner „Chirurgia curtorium per insitionem", im Jahre 1597 mit schönen Abbildungen (Abb. 3). In Anlehnung an seine unmittelbaren Vorgänger verläuft die Nasenplastik über sechs Stufen bzw. Teiloperationen.

Übrigens stellte Tagliacozzi auch Betrachtungen über das Gesicht und über den Stellenwert der Lippen, der Ohren und besonders der Nase darin an. Er weist auf die Bedeutung der Verstümmelungen für den Betroffenen hin und auf die Notwendigkeit der Rekonstruktion, weniger um die Augen zu entzücken, sondern um dem Geist der Bedrückten Auftrieb zu geben und ihnen seelisch zu helfen.

In dem Brief an Hieronymus Mercuralis erwähnt Tagliacozzi, daß verschiedene Herren mit ihrer neuen Nase viel zufriedener gewesen seien als mit ihrer früheren natürlichen.

Mercuralis bemerkte dazu, er habe zwei von Tagliacozzi gemachte Nasen gesehen; er war von den Resultaten wohl keineswegs so überzeugt, denn er gab der Hoffnung Ausdruck, daß sich die Kunst noch mehr vervollkommne.

Die plastische Chirurgie erlebte danach für Jahrzehnte in Europa eine Blüte, geriet dann zwar nicht völlig in Vergessenheit, wurde aber – möglicherweise wegen schlechter Resultate – kaum noch ausgeführt.

Ende des 18. Jh. bekam sie einen neuen Anstoß, wiederum aus Indien. Ein Ochsentreiber der königlich englischen Armee mit Namen Cowasjee, geriet 1792 zusammen mit vier Landsleuten in Gefangenschaft. Der Sultan Sahib Tippu von Maisur

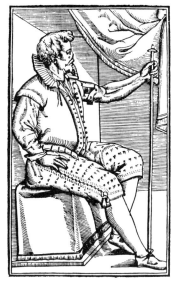
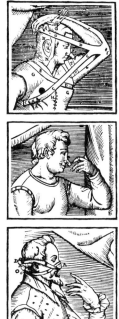

Gaspare Tagliacozzis Nasenplastik (Venedig 1597): Gestielte Fernplastik mit einem auf dem Oberarm mobilisierten Hautlappen. Der Arm blieb 10-20 Tage am Kopf fixiert, bis das freie Lappenende mit dem Nasenstumpf verheilt war und der Stiel am Arm durchtrennt werden konnte. Formgebende Nasenmodeln vollendeten das Werk des Chirurgen.

Abb. 3. Nasenplastik nach Gaspare Tagliacozzi. (Aus G. Keil und R. Hippeli „Die trockene Nase"). Aussendung der Basotherm GmbH, Biberach an der Riss, 1980

ließ den Gefangenen eine Hand abhacken und die Nase abschneiden. So verstümmelt schickte er sie zur Abschreckung den Engländern zurück. Ein indischer Operateur aus Poonah, der angab, daß die Technik der Rhinoplastik in seiner Familie von Generation zu Generation weitergegeben wurde, ersetzte die Nasen durch einen an einem Stiel gedrehten Stirnlappen (Abb. 4). Dieser Kupferstich von J. Wales aus dem Jahre 1794 zeigt die Operationstechnik und den Ochsentreiber mit seiner neuen Nase.

Man erkennt, daß die Narbe auf der Stirne sichtbar blieb, da der Defekt spontan zugranulieren mußte. Man hat deshalb vermutet,daß der Brauch indischer Frauen, einen Schmuck auf der Stirne zu tragen oder sie mit einem Kastenzeichen zu bedekken, aus früherer Zeit stammt, um die Stirnnarben nach plastischen Eingriffen zu verbergen (Abb. 5).

Von dieser Zeit an erlebte die plastische Chirurgie eine neue Blüte, und wenn Körperstrafen dann auch immer seltener ausgeführt wurden und in vielen Ländern aus dem Strafvollzug ganz verschwanden, so gab es doch genügend andere Verletzungen und Krankheiten im Gesichtsbereich, die den Fortschritt in der plastischen Chirurgie fördern konnten.

Zum Schluß kommend, möchte ich noch kurz Kenntnis geben von einem Bericht aus einer Kissinger Chronik, die zu Würzburg, unserem diesjährigen Tagungsort, direkte Beziehung hat.

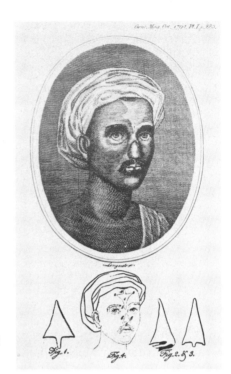

Abb. 4. *Oben:* Der Ochsentreiber Cowasjee mit seiner neuen Nase. *Unten:* Technik der Rhinoplastik. (Nach McDowell, F.1977)

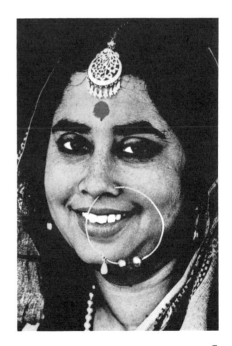

Abb. 5. Nasen- und Stirnschmuck einer Inderin. Aus „Indien" von Claude Saurageot und Mireille Ballero. (Artemis-Verlag Zürich-München, 1974)

Darin steht u. a.: Im Jahre 1525 griff der Bauernkrieg auch auf Franken und damit auf den Herrschaftsbereich der Würzburger Bischöfe über. Die aufständischen Bauern plünderten und zerstörten eine große Anzahl von Burgen, Schlössern und Klöstern. Nach der Niederwerfung des Aufstandes in seinem Herrschaftsbereich zog der Würzburger Bischof Konrad von Thüngen aus, um die Schuldigen zu bestrafen. Die Mitnahme von gleich sieben Henkern als Reisebegleitung ließ nicht eben auf freundliche Absichten schließen. Insgesamt wurden dann auch 295 Hinrichtungen durchgeführt.Verbunden waren die Exekutionen mit allerlei „Kurzweil, Nas-, Ohren- und Zungenabschneiden, Fingerhacken" und was sonst noch mittelalterlicher Brauch war.

Auch der Bildschnitzer Tilman Riemenschneider, in Würzburg tätig, war in Unruhen des Bauernkrieges verwickelt. Er war auf der Seite der Aufständischen, wurde deshalb eingekerkert und vielleicht auch gefoltert. Daß ihm die Finger zerquetscht worden seien, ist nicht glaubwürdig, da Riemschneider nachweislich auch nach 1525 noch Bildwerke geschaffen hat. Die Ästhetik seiner Werke ist unmittelbar verwandt mit der Ästhetik in der plastischen Chirurgie (Abb. 6).

Meine Damen und Herren, obwohl verstümmelnde Strafen – wie wir gehört haben – bei vielen Völkern über Jahrhunderte, ja sogar über Jahrtausende üblich waren, dürften nur sehr wenige der Verstümmelten die Chance gehabt haben, sich einem plastischen Eingriff zu unterziehen. Ohne Zweifel aber haben solche Körperstrafen im Gesichtsbereich als Katalysator der plastischen und wiederherstellenden Chirurgie gewirkt, um von dem Bestraften die Schande des verlorenen Gesichts zu nehmen.

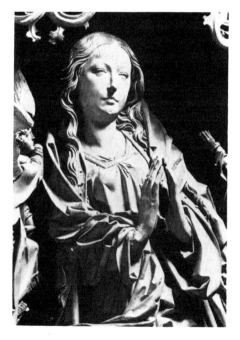

Abb. 6. „Maria" von Tilman Riemschneider, aus dem Marienaltar der Herrgottskirche in Creglingen o. T. Aus Max H. v. Freeden, Tilman Riemschneider, Epochen, Künstler, Meisterwerke. (Pawlak-Verlag, Herrsching am Ammersee, 1976)

Literatur

1. Joseph J (o. J.) Nasenplastik und sonstige Gesichtsplastik neben einem Anhang über Mammaplastik usw. C. Kabitzsch, Leipzig 1928–1931; Neudruck WA Meeuws, Oxford – Darin S. 213–240 Geschichte der Rhinoplastik
2. Keil G (1978) Zur Geschichte der plastischen Chirurgie. Laryng Rhinol 57:581–591
3. Keil G, Hippeli R (1980) Die trockene Nase. Basotherm GmbH, Biberach an der Riß
4. Mahr W (1959) Geschichte der Stadt Bad Kissingen. Bad Kissingen
5. Malherbe F (1965) Nasenplastik einst und jetzt. Ciba-Symposium 13:99–106
6. McDowell F (1977) The Source Book of Plastic Surgery. Mit den Kapiteln „Treatment of Fractured Noses in Ancient Egypt", p 54–64 und „Ancient Ear- Lobe and Rhinoplasty Operations in India", p 65–88 Williams and Wilkins Co, Baltimore
7. Šercer A (1962) Die Geschichte der Rhinoplastik. In Šercer A und Mündnich K: Plastische Operationen an der Nase und an der Ohrmuschel. Thieme, Stuttgart, p 59–65
8. Wrede R (o. J.) Die Körperstrafen bei allen Völkern. Caprice-Verlag, Frankfurt am Main
9. Wustrow F (1973–1976) Verletzungen der Nase, des Mittelgesichtes und seiner pneumatischen Räume, sowie der angrenzenden Schädelbasis. In: Chirurgie der Gegenwart, Band 4: Unfallchirurgie I. Teil, Kap. 21, p 2. Urban u. Schwarzenberg, München Berlin Wien, 1973–1976
10. Zeis E (1963) Die Literatur und Geschichte der plastischen Chirurgie. W. Engelmann, Leipzig 1863; Neudruck: A. Forni, Bologna
11. Zeis E Nachträge zur Literatur und Geschichte der plastischen Chirurgie. W. Engelmann, Leipzig 1860; Neudruck: A. Forni, Bologna 1963 (beigebunden an 10)

I. Fehlbildungen

Uni- und bilaterales Advancement bei prämaturen Coronarnahtsynostosen

N. Sörensen, Würzburg

Bei cranio-facialen Dysmorphie-Syndromen, beim Crouzon- und Apert-Syndrom sowie beim Turricephalus, kommt es durch prämature Nahtsynostosen im Bereich der Nähte des Schädeldaches und der Schädelbasis [2, 4] zu einem Mißverhältnis zwischen Hirnvolumen und dem im Schädelinneren vorhandenen Raum, woraus ein erhöhter intrakranieller Druck resultieren kann. Auch zwischen Orbitainhalt und der Größe der knöchernen Orbita entwickelt sich ein räumliches Mißverhältnis. Visusstörungen durch Opticusatrophie und Motilitätsstörungen können die Folge sein. Bei progredienter Protrusio bulbi kann es durch Traktionsschäden am Opticus zur Erblindung kommen. Neben ophthalmologischen Symptomen stehen auch Entwicklungsbehinderungen der Nasennebenhöhlen im Vordergrund des klinischen Bildes.

Die bisher überwiegend durchgeführte neurochirurgische Operationsmethode besteht in einer Resektion der prämatur synostosierten Kalottennähte. Die funktionellen Ergebnisse sind aber besonders bei ein- und beidseitigen Coronarnahtsynostosen unbefriedigend, auch wenn die Resektion an der Basis bis zur Fissura orbitalis superior durchgeführt wird. Die Erfahrungen von Hoffman und Mohr [1] sowie Raimondi und Gutierrez [3] mit dem uni- und bilateralen Advancement des Supraorbitalwulstes haben uns angeregt, diese Methoden aufzugreifen.

Seeger und Gabrielsen [4] haben 1971 darauf hingewiesen, daß bei der Coronarnahtsynostose meist auch die Sutura fronto-sphenoidalis und Sutura fronto-ethmoidalis prämatur synostosiert sind. Es gilt also, die Nahtresektion im Kalottenbereich bis in die Frontobasis fortzuführen und das Os frontale so zu befreien, daß im ersten und zweiten Lebensjahr das rasch wachsende Gehirn den erforderlichen Raum einnehmen kann.

Das Volumen der vorderen Schädelgrube wird unmittelbar durch den operativen Eingriff vergrößert, und somit auch der bei einigen Kindern bedrohlich erhöhte intrakranielle Druck gesenkt. Gleichzeitig wird durch das Advancement des Supraorbitalwulstes das Volumen der Orbita vergrößert, so daß z. B. ein infolge der Protrusio bulbi unvollständiger Lidschluß postoperativ wieder möglich sein kann (Abb. 1 a u. b).

Verlaufsbeobachtungen haben gezeigt, daß es, radiologisch eindrucksvoll nachweisbar, zu einer Elongation der Frontobasis kommt (Abb. 2 a u. b). Auch die Na-

Hrsg. von W. Kley und C. Naumann
© Springer-Verlag Berlin Heidelberg 1983

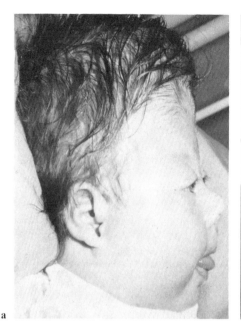
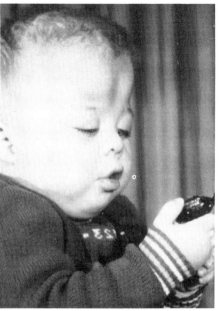

a b

Abb. 1a u. b. (A. K., geb. 24. 04. 79) Das Neugeborene fiel infolge hochgradiger beidseitiger prämaturer Coronarnahtsynostosierung durch einen ausgeprägten Turricephalus und eine protrusio bulbi beidseits auf (**a**). Nach bilateralem Advancement um ca. 1,5 cm erkennt man bei dem 17 Monate alten Kleinkind eine deutliche Volumenzunahme im Bereich der vorderen Schädelgrube und dadurch besser geschützt liegende Bulbi in der erweiterten knöchernen Orbita (**b**)

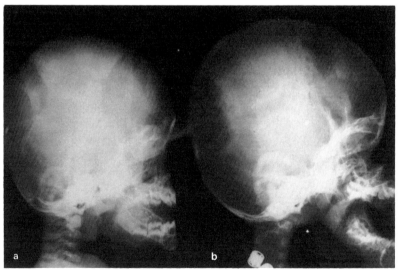

Abb. 2a u. b. (W. S., geb. 28. 10. 79): Mit 5 Monaten OP einer prämaturen Lambdanahtsynostose, weil sich infolge der intrakraniellen Raumbeengung im Bereich der kleinen Fontanelle Occipitalhirnanteile pseudoencephalocelenartig vorgestülpt hatten. Mit 7 Monaten (**a**) bilaterales Advancement wegen gleichzeitig vorliegender hochgradiger prämaturer Coronarnahtsynostose beidseits. Mit 20 Monaten (**b**) radiologisch deutliche Elongation der Frontobasis

12

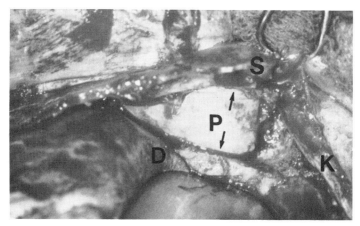

Abb. 3. OP-Foto, Ausschnitt: Advancement des re. Supraorbitalwulstes (*S*); die Frontobasis ist breit eröffnet (→), Blick auf die Periorbita (*P*); retrahierte frontobasale Dura (*D*); der Knochenspan (*K*) hält den vorverlagerten Supraorbitalwulst in situ

sennebenhöhlenentwicklung scheint aufgrund mehrjähriger Beobachtungen physiologischer zu verlaufen, wenn die Frontobasis operativ eröffnet worden ist (Hoffman, persönliche Mitteilung).

Operationsmethode

Nach ein- oder beidseitiger frontaler Craniotomie wird das Orbitadach von intrakraniell her linear eröffnet, und die Resektion nach lateral, die Sutura fronto-zygomatica einschließend, fortgesetzt. Im Bereich der Glabella bleibt ein Knochensteg erhalten. Ein- oder beidseitig wird der Supraorbitalwulst dann um ca. 1–2 cm nach vorn verlagert und durch eine Knochenspange aus der Kalotte in situ gehalten (Abb. 3).

Diskussion

Die OP einer prämaturen Nahtsynostose sollte unter funktionellen Aspekten möglichst im frühen Säuglingsalter erfolgen. Die Diagnose kann überwiegend klinisch und radiologisch gestellt werden. Die ergänzende computertomographische Untersuchung sollte aber bei jedem Kind zum Nachweis cerebraler Strukturanomalien und Liquorzirkulationsstörungen obligat sein. Es muß auch betont werden, daß die prämature Nahtsynostosierung im Säuglingsalter progredient verlaufen kann, so daß vor dem Auftreten funktioneller Störungen die Operationsindikation gestellt werden sollte. Wenn sich bei der präoperativen Diagnostik Hinweise auf eine Liquorzirkulationsstörung ergeben, muß vor der Advancement-OP eine Shuntoperation erfolgen. Bei der Retraktion der sehr zarten fronto-basalen Dura im Säuglingsalter kann es leicht zu kleinen Einrissen der Dura kommen. Liegt aber eine shuntbedürftige Liquorzirkulationsstörung vor, so können ohne vorherige liquorableitende

Operationen schwerwiegende Wundheilungsstörungen mit epiduralen Liquoransammlungen auftreten. Die Reossifikation im Bereich der operativ geschaffenen Knochenlücken tritt im Säuglingsalter unterschiedlich rasch ein. Die knöchernen Defektbereiche werden im Säuglingsalter nicht mit einem Knochenspan oder plastischem Material gedeckt. Ausnahmsweise nur muß im Kleinkindesalter bis zur ausreichenden bindegewebigen und knöchernen Überbrückung ein Schutzhelm wegen der Verletzungsgefahr angepaßt werden. Nach Operationen im Säuglingsalter ist eine ausreichende Überbrückung der Defektbereiche erreicht, wenn die Kinder frei laufen lernen.

Das Ziel der frühzeitigen Operation uni- und bilateraler prämaturer Coronarnahtsynostosen, wie aller die Hirnentwicklung beeinflussenden Craniostenosen, muß es sein, eine pathologische intracranielle Druckentwicklung zu vermeiden und somit eine Beeinträchtigung der psychomotorischen Entwicklung und Schäden am optischen System zu verhindern.

Plastisch rekonstruktive Eingriffe, die auch die Mittelgesichtsregion mit einbeziehen, sind erst jenseits des Säuglingsalters möglich und stellen eine verantwortungsvolle interdisziplinäre Aufgabe dar [5]. Es liegen aber Verlaufsbeobachtungen besonders beim Apert- und Crouzon-Syndrom vor, die zeigen, daß nach frühzeitigem Advancement auch die Entwicklung der Mittelgesichtsregion günstig beeinflußt wird, so daß die eingreifenden korrigierenden Operationen bei einigen Kindern nicht mehr erforderlich sein werden. Auch diese Beobachtungen unterstreichen den Operationszeitpunkt beidseitiger prämaturer Coronarnahtsynostosen im frühen Säuglingsalter.

Literatur

1. Hoffman HJ, Mohr G (1976) Lateral canthal advancement of the supraorbital margin: A new corrective technique in the treatment of coronal synostosis. J Neurosurg 45:376–381
2. Moss ML (1975) Functional anatomy of cranial synostosis. Child's Brain 1:22–33
3. Raimondi AJ, Gutierrez FA (1977) A new surgical approach to the treatment of coronal synostosis. J Neurosurg 46:210–214
4. Seeger JF, Gabrielsen TO (1971) Premature closure of the frontosphenoidal suture in synostosis of the coronal suture. Radiology 101:631–635
5. Tessier P (1967) Ostéotomies totales de la face, syndrome de Crouzon, syndrome d'Apert, oxycéphalies, scaphocéphalies, turricéphalies. Ann Chir Plast 12:273–286

Die Wachstumszonen der Nase: heutiger Stand des klinischen und experimentellen Wissens

W. Pirsig, Ulm

Zunächst zur Definition: Bis heute ist ein Wachstumszentrum in der menschlichen Nase nicht nachgewiesen. Wohl gibt es an vielen Stellen der Nase histologisch nachweisbares Wachstum, so daß man besser von Wachstumszonen (englisch: „growth site") spricht.

Wachstumszonen der Nase zu studieren heißt, ein Gerüst aus 24 knöchernen und knorpeligen Teilen zu analysieren (Tabelle 1).

Für einige dieser Teile ist nachgewiesen, daß sie weitgehend unabhängig voneinander wachsen können. So gibt es Erwachsene mit normal entwickelter knöcherner Pyramide und einer knorpeligen Nasenspitze, die altersgemäß der eines 3jährigen entspricht. Die Nase ist somit nicht nur von ihrer räumlichen Anordnung, sondern auch von ihrer genetisch bestimmten Wachstumsdynamik ein sehr komplexes Gebilde. Das erklärt, warum die Erforschung der nasalen Wachstumszonen noch am Anfang steht, obwohl schon 1857 Virchow die ersten fundierten Beobachtungen über die Entwicklung des Nasenseptums beim Kind geliefert hat. Ebenfalls seit 1857, als Fick an Hunden, Schafen, Ziegen und Katzen den deformierenden Einfluß von Muskel- und Knochenresektionen auf den wachsenden Gesichtsschädel nachwies, wurden Experimente an Tieren für das Stadium der Wachstumszonen im Mittelgesicht durchgeführt (Übersichten bei Enlow 1975; Koski 1968; Moore u. Lavelle 1974; Moss 1976; Pfeifer 1958; Pirsig 1977).

Obwohl viele dieser Versuche methodisch als nahezu perfekt angesehen werden können – ich denke beispielsweise an die Amsterdamer Gruppe um Mastenbroek, Verwoerd u. Urbanus (1977, 1979, 1980), die partielle Knorpelresektionen am Sep-

Tabelle 1. Knöcherne und knorpelige Bausteine des Nasengerüstes

2 Os nasale
1 Os frontale: Spina nasalis
2 Os maxillare: Processus nasalis, Nasenboden, Crista transversa
1 Os prämaxillare
2 Os lacrimale
1 Os sphenoidale: Crista septalis
1 Os vomerale
1 Os ethmoidale: Lamina perpendicularis
                      2 Lamina cribriformis
                      2 Concha medialis
2 Concha inferior
1 Cartilago septalis
2 Cartilago lateralis
2 Cartilago alaris
2 Cartilago vomero-nasalis

Regionale plastische und rekonstruktive Chirurgie im Kindesalter
Hrsg. von W. Kley und C. Naumann
© Springer-Verlag Berlin Heidelberg 1983

tum des wachsenden Kaninchens durchführten – sind die Resultate dieser Tierexperimente, selbst wenn sie an Affen durchgeführt wurden (Siegel 1976), nicht auf die Verhältnisse des Menschen zu übertragen.

Nicht nur unter den verschiedenen Arten, sondern auch innerhalb derselben Spezies kommt es in gleichen Nasenteilen zu variierenden Resultaten, z. B. das Ausmaß des Knochenzuwachses an einer Sutur (Moore u. Lavelle 1974), oder beim Einbau markierter Substanzen in den wachsenden Septumknorpel (Searls et al. 1972, 1975).

So bleiben letztlich nur Beobachtungen am Menschen, um mehr über die Wachstumszonen der Nase zu erfahren:

1. Anatomische Studien an embryonalen und postnatalen Schädeln.
2. Cephalometrische Studien unter Zuhilfenahme von Röntgenbildern und Implantaten.
3. Teratologische Studien wie bei Arhinenzephalie, Spaltbildungen der Nase und Choanalatresie.
4. Langzeitbeobachtungen nach Infektionen und Traumata der Nase in der Kindheit, eingeschlossen die chirurgische Traumatisierung.

Zusammenfassend lassen sich aus diesen Beobachtungen ableiten, daß heute als Wachstumszonen der Nase und des oberen Gesichtsschädels diskutiert werden:

I. Synchondrosen,
II. Suturen,
III. Das Periost an den Oberflächen der Knochen,
IV. Das Nasenseptum und das Perichondrium des knorpeligen Septums.

Nicht näher erörtert wird hier das embryonale und postnatale Wachstum der Nase bis zum Ende des 1. Lebensjahres, das relativ gut erforscht ist (Übersichten in den Monographien von Enlow 1975; Moore u. Laelle 1974; Peter 1913 und 1938). In dieser Entwicklungsphase haben sich um die knorpelige Nasenkapsel herum als Belegknochen die Maxilla, die Prämaxilla, das Os nasale, Os lacrimale und palatinale entwickelt. Durch enchondrale Ossifikation wurden aus der Knorpelkapsel das Ethmoid und die unteren Muscheln gebildet, während sich der Vomer im Perichondrium des caudalen Septums entwickelte.

I. Synchondrosen

Ihre Rolle als Wachstumszentren für den Schädel ist bis heute noch nicht entschieden. Eine ausführliche Diskussion der zahlreichen zum Teil widersprüchlichen Untersuchungsergebnisse findet sich in der Monographie von Moore u. Lavelle 1974.

a) Die Spheno-occipitale Synchondrose bleibt nach den radiographischen Studien von Powell u. Brodie (1963) bei den Männern bis zum 13.–16. Jahr und bei den Frauen bis zum 11. bis 14. Jahr. Melsen (1969) fand an getrockneten Schädeln diese Synchondrose auch später, während Latham (1972) die Synchondrose als histologisch aktiv mindestens bis ins 10. Jahr verfolgen konnte.

b) Die Präsphenoid-ethmoidale Synchondrose degeneriert nach Baume (1968) beim Menschen kurz nach der Geburt, während sie nach Scott noch im 1. Lebenshalbjahr nachweisbar ist. Nach Zuckerkandl, Heights und Baume ist sie bis zum 7. Lebensjahr nachweisbar.

c) Die Synchondrose zwischen dem Postsphenoid und Präsphenoid (englisch: midsphenoidsynchondrosis) wird bei Menschen durch Knocheneinlagerung um die Geburt herum versiegelt (Scott 1958).

II. Suturen des Schädels

Die Rolle der Suturen als Wachstumszentren für den Gesichtsschädel wurde lange Zeit erörtert. Eine solche Sutur setzt sich aus 5 Schichten zusammen: dem Knochen aufliegend die Cambiumschicht, in der histologisch die Wachstumsaktivitäten nachzuweisen sind. Um die Cambiumschicht die Kapselschicht, die von der kapselschicht des Nachbarknochens durch eine lockere Bindegewebsschicht getrennt ist, in der keine Wachstumszeichen zu finden sind. Cambium- und Kapselschicht sind identisch mit den Periostschichten des nicht suturalen Knochens.

Daß unterschiedlich viel Knochen an den gegenüberliegenden Knochenrändern derselben Sutur eingebaut werden kann, zeigten Selmann u. Sarnat (1954) an der frontonasalen Sutur des Kaninchens: 65% des Knochenzuwachses wurde im Nasenbein und 35% im Stirnbein gemessen. Scott (1956) beschreibt für den Gesichtsschädel des Menschen drei suturale Systeme:
a) Das circummaxilläre, das die Maxilla vom Os ethmoidale, frontale, lacrimale, palatinale, zygomaticum und Vomer trennt.
b) Das cranio-faciale, das die supramaxillären und retromaxillären Knochen von Knochen der vorderen Schädelbasis trennt.
c) Das sagittale (mediane palatinale, intermaxilläre, interfrontale Sutur und Mandibularsymphyse).

Die Anordnung der beiden ersten Systeme a) und b) ermöglicht eine Verlagerung des Gesichtsschädels nach abwärts und vorwärts, was jedoch nicht impliziert, daß diese Bewegung des Gesichtsschädels durch die Suturen geschieht. Diese Bewegung des Gesichtsschädels hat Björk (1955, 1964, 1968) mit implantierten Nadeln im harten Gaumen und in der Spina nasalis anterior bei orthodontischen Patienten zwischen 5 und 19 Jahren durch Serienröntgenaufnahmen bis zum 17. Lebensjahr nachgewiesen. Dagegen fanden Latham u. Burston (1966) an menschlichen Schädeln von Neugeborenen und Kindern bis zum 18. Lebensjahr, daß die Suturen des Gesichtsschädels nur bis zum 2. und 3. Lebensjahr als Wachstumszentren anzusehen sind. Heute ist man der Auffassung, daß die Suturen zweifellos wesentliche Zonen der Knochenablagung für die Schädelkalotte und den Gesichtsschädel darstellen. Sie funktionieren jedoch nicht als Wachstumszentren. Mit der Knochenablagerung in Suturen geht immer die Ablagerung und Resorption an den Oberflächen der Knochen einher (Moore u. Lavelle 1974).

III. Periost

In zahlreichen Nasenteilen erfolgt das Wachstum durch Apposition und Resorption von Knochen an den Oberflächen, speziell im Bereich der Maxilla, der Prämaxilla, des Os palatinum, der Lamina cribrosa und der Ossa nasalia. Diese Wachstumsprozesse wurden besonders von Enlow und Mitarbeitern erforscht.

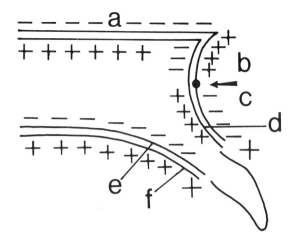

Abb. 1. Wachstumszonen der Prämaxilla: an der cranialen Oberfläche *a* wird Knochen resorbiert, ebenso wie in der mit *c* und *e* gekennzeichneten Periostzone. Dagegen wird im Bereich *b*, *d* und *f* Knochen angelagert. (Aus Enlow 1975)

Diese Art des Wachstums sei an der Entwicklung der Prämaxilla geschildert. Diese entsteht aus zwei Knochenzentren und ist schon vor der Geburt weitgehend mit dem gleichseitigen Oberkiefer verschmolzen. Die Prämaxillaflügel nehmen erst nach dem 6. Lebensjahr rasch an Größe zu, um im 15. Jahr mit der Spitze des Vomers zu verschmelzen. Durch unterschiedlichen Knochenan- und -abbau an ihren verschiedenen Oberflächen (Abb. 1) nimmt die Prämaxilla an der Abwärtsbewegung des Maxilla-Palatum-Bogens teil. Es wird angenommen, daß das Ausmaß der Knochenapposition und Resorption im einzelnen Knochen genetisch gesteuert wird. Aus dieser Art des Wachstums ist die Bedeutung des gesamten Periostes als permanente Wachstumszone ersichtlich.

IV. Nasenseptum und Perichondrium

Über die Bedeutung des Nasenseptums als primäres Wachstumszentrum im oberen Gesichtsschädel wird bis heute gestritten, obwohl Moss (1976) in seinem kritischen Übersichtsartikel überzeugend darlegen konnte, daß das Nasenseptum ein strukturell komplexes Glied des facialen Gerüstes ist und daß das Septumwachstum eine Folge der passiven Übertragung der Mittelgesichtsknochen ist. Dabei spielt das Septum eine bedeutende biomechanische Rolle bei der Aufrechterhaltung der normalen Mittelgesichtsform und bei der Übertragung von funktionellen Spannungskräften.

Bei der Durchsicht von etwa 150 Publikationen über das Wachstum des Nasenseptums zeigt sich, daß die Befunde von Tierversuchen nicht auf die menschliche Nase zu übertragen sind. Das Nasenseptum besteht aus 11 knorpeligen und knöchernen Teilen, wobei jeder Teil seine eigene Wachstumsdynamik zu haben scheint. Aus den Studien an kongenitalen Fehlbildungen des Menschen geht hervor, daß ein Mittelgesichtswachstum auch ohne Septum möglich ist. Damit ergibt sich ein wesentliches Argument gegen die primäre morphogenetische Rolle des Septumknorpels für das Wachstum des benachbarten Mittelgesichtsskelettes. Das bedeutet nicht, daß das Fehlen des Septums ohne Auswirkung auf die Form des Mittelgesichtes bleibt: am Beispiel der eineiigen Zwillinge aus Leiden, das ich Herrn Huizing aus Rotterdam verdanke, sei dieses aufgezeigt. Wegen eines frühkindlichen Nasentraumas wurde bei einem der Zwillinge im Alter von 8 Jahren eine radikale Septumresektion durchgeführt. Bei der Kontrolle der Kinder im Alter von 14 Jahren ist die Hypoplasie der traumatisierten und operierten Nase und ihrer Umgebung nicht zu übersehen (Abb. 2).

Ähnliche Bilder kennen wir von Zerstörungen des Septumknorpels durch Abszesse in der Kindheit mit der nachfolgenden hypoplastischen Sattelnase. Bei diesen posttraumatischen oder postinfektiösen Folgen ist es nicht möglich, einen eventuell negativen Einfluß einer Nasenoperation im Kindesalter quantitativ vom Ausmaß der primären Schädigung der Nase zu trennen. Auch die Auswirkungen genetischer Einflüsse (z. B. Höckernase) müssen bei der Analyse der Spätergebnisse solcher deformierter Nasen berücksichtigt werden.

Wenn sich auch keine quantitative Trennung der schädigenden oder genetischen Einflüsse an der deformierten Nase durchführen läßt, so kann man folgendes regelmäßig feststellen: ob ausgedehnte Resektion, ob Verlust von Knorpel- und Knochenstrukturen durch Trauma oder Infektion, ob exzessive Narbenbildung in der Kindheit, beim Erwachsenen findet sich stets eine Unterentwicklung der Nase.

Dagegen beobachten wir nach kleinen Resektionen von Knorpel- und Knochenstreifen unter infektionsfreier Einheilung und bei Schonung des Perichondriums oder Periostes eine Regeneration von Knorpel und Knochen im Resektionsgebiet und konnten dies in mehreren Fällen auch histologisch belegen (Pirsig 1975). Dabei geht die Regeneration überwiegend vom Perichondrium aus. Selbst beim Septumabszeß ist eine partielle Regeneration von Knorpel aus dem intakt gebliebenen Perichondrium nach Implantation eines Bankknorpelspanes beobachtet worden (Pirsig 1979). Bei unseren Untersuchungen nach konservativer Septumsplastik konnten

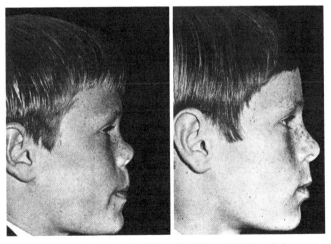

Abb. 2. Vergleich des Gesichtsprofils von eineiigen 14jährigen Zwillingen. Bei dem linken wurde im 8. Jahr eine klassische Septumresektion wegen traumatischer Septumdeviation durchgeführt. (Aus Huizing 1966)

19

wir ferner feststellen, daß die meisten Rezidive an Septumdeviationen durch regenerierten Knorpel in der Gruppe auftraten, die im pubertären Wachstumsschub operiert wurden. Diese Phase, die etwa 2 Jahre dauert (Tanner 1962), läßt sich gut mit Hilfe der Knochenalterbestimmung des Handskeletts individuell voraussagen.

Über die postnatalen Wachstumsvorgänge im hinteren Septum liegen einige Studien vor. Schon auf den Präparaten von Virchow 1857 läßt sich die zunehmende Ossifikation und das Wachstum in der Lamina perpendicularis zwischen der 8. postnatalen Woche und dem 13. Lebensjahr verfolgen.

Schultz-Coulon u. Eckermeier (1976) haben histologisch und mikroradiographisch wachstumsaktive Zonen im hinteren Septum des Menschen bis zum 10. Lebensjahr studiert. Aus ihren Befunden (Abb. 3) läßt sich deutlich das rasche Wachstum der Lamina perpendicularis erkennen. Außerdem weisen die Autoren auf die bis zum 10. Lebensjahr erkennbare enchondrale Ossifikationszone zwischen der Lamina perpendicularis und dem Quadrangularknorpel hin und diskutieren die mögliche Bedeutung dieser Knochen-Knorpelverbindung als Wachstumszone des Septums. Nach Baume (1968) soll diese Verbindung erst um das 40. Lebensjahr herum inaktiv werden.

Über die Wachstumsaktivität des Vomers und seiner Umgebung hat Melson (1977) eine ausführliche Arbeit vorgelegt. Aus der Abb. 4 geht hervor, in welchem Alter geschlechtsabhängig die Wachstumsaktivitäten an den vier Kanten des Vomers erlöschen.

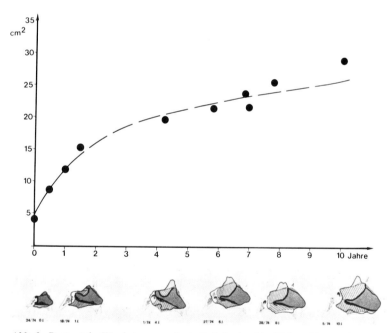

Abb. 3. Postnatale Wachstumsgeschwindigkeit der kindlichen Nasenscheidewand. Ordinate: Produkt aus Länge und Höhe der Septen in cm²; Abszisse: Lebensalter. (Aus Schultz-Coulon u. Eckermeier 1976)

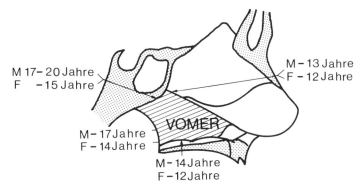

Abb. 4. Altersangaben über das Erlöschen der Wachstumsaktivitäten an den vier Kanten des Vomer. (Nach Melsen 1977)

Die negativen Folgen für das Nasenwachstum bei frühzeitiger Resektion im Vomergebiet haben Friede u. Johanson (1977) bei Spaltkindern und Freng u. Kvam (1979) bei Patienten mit einer Choanalatresie nachgewiesen.

Auf die Bedeutung der Prämaxilla für das Wachstum des Nasenseptums ist schon oben eingegangen worden. Weitere Beiträge darüber stammen von Mosher (1909), Klaff (1956) und Latham (1973).

Über die Wachstumsaktivitäten innerhalb des Quadrangularknorpels lagen bisher keine Untersuchungen vor. Deshalb haben wir zusammen mit Herrn Vetter vor zwei Jahren mit einer topographischen Registrierung der Wachstumsaktivitäten von Chondrocyten innerhalb des menschlichen Septumknorpels bei unterschiedlichen Altersgruppen begonnen. Dabei wurden Knorpelbiopsien ohne Perichondrium untersucht, die bei Septo- und Rhinoplastiken anfielen. Gemessen wurde der Einbau markierten $Na SO_4$ bei der Chondroitinsulfatsynthese der Chondrocyten. Dabei ließ sich eine hohe Wachstumsaktivität der Chondrocyten in der supra-prämaxillären Area des Quadrangularknorpels nur im ersten Dezennium nachweisen, während die hohe Wachstumsaktivität in der freien anterioren Kante des Septumknorpels nahezu gleichmäßig in allen Altersgruppen bis zum 35. Lebensjahr nachweisbar war (Abb. 5). Die Aktivität der Chondrocyten bei der Chondroitinsulfatsynthese im Processus sphenoidalis und in der Region des Septumknorpels, die der Knochen-Knorpelgrenze zur Lamina perpendicularis naheliegt, läßt schon in der Pubertät deutlich nach. Aus diesen Befunden erklärt sich einmal die Bedeutung der supra-prämaxillären Septumregion als Wachstumszone in der präpubertären Phase und die klinische Beobachtung, warum die Nasenspitze auch noch beim Erwachsenen an Größe zunehmen kann.

Klinische Schlußfolgerungen

1. Das Wachstum des komplex aufgebauten Nasengerüstes ist sehr artspezifisch, so daß die zahlreichen Resultate aus Tierexperimenten nicht oder nur sehr eingeschränkt auf menschliche Verhältnisse übertragen werden können.

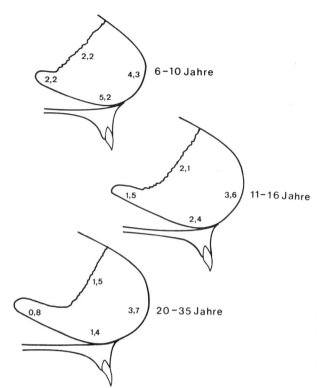

Abb. 5. Unterschiedliche Aktivität der Chrondrocyten innerhalb des menschlichen Quadrangularknorpels in der Chondroitinsulfatsynthese (in Tausend cpm/0,1 mg Trokkengewicht) in den verschiedenen Altersgruppen. (Aus Vetter u. Pirsig 1981)

2. Definitive Aussagen zum Wachstum der Nase können nicht vor dem Abschluß des pubertären Wachstumsschubes gemacht werden. Brauchbare Publikationen dieser Art liegen nur wenige vor.

3. Die Beurteilung des postchirurgischen Einflusses auf das Nasenwachstum ist nur bedingt möglich, weil die posttraumatischen oder postinfektiösen oder genetischen Einflüsse auf das Nasenwachstum bei der Analyse des Spätresultates nicht voneinander getrennt werden können.

4. Wachstumszentren sind bis heute in der Nase nicht nachweisbar, wohl aber Wachstumszonen in Synchondrosen, Suturen, Knochen- und Knorpeloberflächen, sowie im Knorpel selbst mit unterschiedlicher Wachstumsaktivität in einzelnen Regionen.

5. Aus den bisher noch sehr lückenhaften Ergebnissen können folgende Empfehlungen für das Operieren der wachsenden Nase gegeben werden:

   – Operationen vor Abschluß der Pubertät sollten nur aus funktioneller Indikation oder bei deformierenden Fehlbildungen aus kosmetischer Indikation erfolgen. Dabei empfiehlt sich wegen der Gefahr ungerichteten Wachstums, nicht im pubertären Wachstumsschub (Knochenalterbestimmung) zu operieren.

   – Periost und Perichondrium als wesentliche Wachstumszonen sollten schonend behandelt werden (minimale Tunnelbildungen) und Knorpel- und Knochenresektionen auf das Notwendigste beschränkt werden. Ungerichtete Narbenbildungen lassen sich durch Reimplantation von Knochen und/oder Knorpelstücken reduzieren. Die Ausführung der klassischen lateralen, transversalen und paramedianen Osteotomien zerstört wesentliche Wachstumszonen des Nasengerüstes nicht.

Beim Septum empfiehlt sich die Schonung der Vomerkanten, der Lamina perpendicularis mit der septoethmoidalen Sutur, der Prämaxillaregion und der anterioren freien Septumkante. Substanzverlust und Narbenentstehung durch Mikro- und Makroinfektionen lassen sich durch Applikation von Antibiotika in der ersten postoperativen Woche deutlich reduzieren.

Der vorgegebene Raum und die Auflage, die zitierte Literatur auf wenige Arbeiten zu begrenzen, erklären, warum dieser Überblick gleichsam nur in ausführlichen Überschriften einige Probleme des Themas berühren konnte.

Literatur

Björk A, Skieller V (1976) Postnatal growth and development of the maxillary complex. Craniofacial Growth Series. Univ Michigan, Monography 6:61–99

Enlow DH (1975) Handbook of facial growth. Saunders, Philadelphia

Huzing EH (1966) Septumchirurgie bei Kindern. Ned J Geneesk 110:1293–12296

Meisen B (1977) Histological analysis of the postnatal development of the nasal septum. Angle Orthod 47:83–96

Moore WJ, Lavelle C (1974) Growth of the facial skeleton in the hominoidea. Academic Press, London

Moss ML (1976) The role of nasal septal cartilage in mid-facil growth. Craniofacial Growth Series. Univ Michigan, Monography 6:169–204

Pfeifer G (1958) Die relativen Maßverhältnisse des wachsenden Gesichtes im Hinblick auf die zeitliche Indikation zu operativen Eingriffen. Fortschr Kief- Gesichtschir 4:67–81

Pirsig W (1977) Operative Eingriffe an der kindlichen Nase. In: Hals-Nasen-Ohren-Heilkunde in Praxis und Klinik. Bd 2, 28.1–28.39. Thieme, Stuttgart

Schultz-Coulon HJ, Eckermeier L (1976) Zum postnatalen Wachstum der Nasenscheidewand. Acta oto-laryng (Stockh.) 82:131–142

Vetter U, Pirsig W: A first mapping of postnatal growth activities in the human septal cartilage. Plast Reconstr Surg (im Druck)

Diskussion

H.-D. Pape, Köln: Herr Pirsig, wurden von Ihnen auch Untersuchungen zum Wachstumsverhalten bei anschließender Ablösung des Periochondrium vorgenommen? Eine kritische Bemerkung zu Ihrer Aussage, auch bei banalen Nasenverletzungen Antibiotika zu geben. Wir halten es auf Grund unserer Erfahrungen in der kindlichen Spaltchirurgie und Traumatologie nicht für notwendig und richtig, dies generell zu empfehlen, sondern möchten die Antibiotikaverordnung nur in besonderen Einzelfällen als indiziert ansehen.

Rehabilitationsergebnisse nach Nasenaplasie und -hypoplasie

E. Schmid, Suttgart

Unterentwicklungen der Nase kommen selten zur Beobachtung und Behandlung, wenn man von der Nasenstegunterentwicklung bei Spaltbildungen absieht. Noch viel seltener aber ist das Nichtangelegtsein dieses Organs.

Dieser Beitrag befaßt sich mit den vorgeburtlich entstandenen Hemmungsmißbildungen. Die betroffenen Kinder sind in der Regel nicht nur erheblichen seelischen Belastungen ausgesetzt, sondern auch mit funktionellen Schäden behaftet. Bislang war man – wenn man von der Wiederherstellung eines Nasenstegs absieht – äußerst zurückhaltend mit dem Beginn einer chirurgischen Rehabilitation. Experimentelle Arbeiten, Beobachtungen und Erfahrung führten in den vergangenen Jahren jedoch zu einem besseren Verstehen der Wachstumsvorgänge und -bedingungen. Eine sehr wichtige Beobachtung, die wir in den 50er Jahren machten, war, daß die bei Kindern verpflanzten Haut-Knorpelstücke aus dem Ohr das Wachstum am Einpflanzungsort ebenso mitmachten wie z. B. transplantierte Vollhautlappen oder gar die verpflanzte Knorpel-Knochengrenze eines Rippenimplantates.

Im Jahre 1962 kam das Kind M. A. wegen einer Nasenhypoplasie zur Aufnahme (Abb. 1a). Um das Kind vor Hänseleien wegen seines Aussehens zu bewahren, entschlossen wir uns, ihm ein vorläufiges Nasenstützgerüst aus mütterlichem Knorpel einzupflanzen, wobei in Kauf genommen wurde, daß dieses Nasengerüst das Wachstum nicht mitmacht und später ersetzt werden muß. Die knorpelige Nasenstütze, aus dem mütterlichen Thorax entnommen und anhand eines Modells nach einem

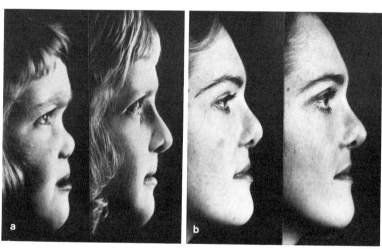

Abb. 1 a u. b. Die Profile bei Erstaufnahme, nach Implantation des provisorischen Nasengerüstes im Kindesalter, nach der Adolescenz – die Aufnahme zeigt den erwarteten Wachstumsrückstand – und nach Implantation des endgültigen Nasenstützgerüstes

Regionale plastische und rekonstruktive Chirurgie im Kindesalter
Hrsg. von W. Kley und C. Naumann
© Springer-Verlag Berlin Heidelberg 1983

Fernröntgenbild geschnitzt, heilte bei dem Mädchen primär ein (Abb. 1b). Es wurde nach der Adoleszenz durch ein Gerüst aus autologem Gewebe ersetzt.

Wegen einer Hypoplasie der Naseneingangspyramide, die bereits andernorts voroperiert worden war, nahm ich 1954 das Mädchen G. M. in Behandlung (Abb. 2a). Eine Lappenplastik hielt ich wegen der vorhandenen Keloidneigung für kontraindiziert. Zuerst wurde die linke Hälfte des Nasensteges spitzenwärts angehoben und in den caudal entstandenen Defekt ein Königsches Transplantat einge-

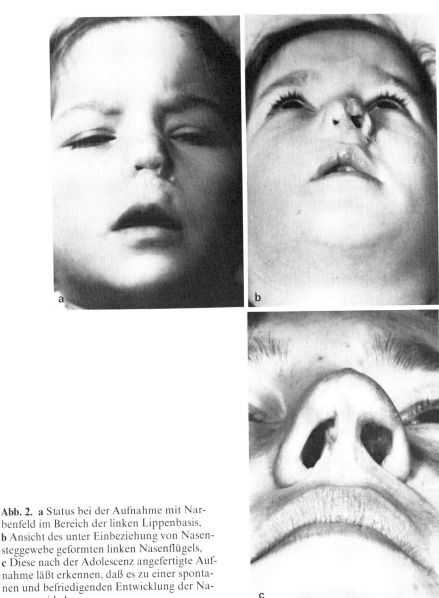

Abb. 2. a Status bei der Aufnahme mit Narbenfeld im Bereich der linken Lippenbasis, **b** Ansicht des unter Einbeziehung von Nasensteggewebe geformten linken Nasenflügels, **c** Diese nach der Adoleszenz angefertigte Aufnahme läßt erkennen, daß es zu einer spontanen und befriedigenden Entwicklung der Nasenpyramide kam

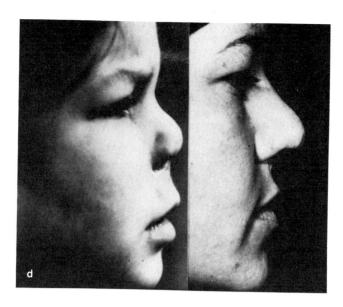

Abb. 2d. Die Nasenprofilentwicklung

lassen (Abb. 2b). In der nächsten Sitzung erfolgte dasselbe rechts. Im Verlaufe der Adolescenz gewahrten wir, daß die Transplantate mitwuchsen, so daß nur noch die faciale Seite der Columella durch ein Vollhauttransplantat auszubessern war (Abb. 2c).

Ein junger Mann stellte sich bei mir wegen einer Aplasie der linken Gesichtshälfte vor (Abb. 3a). Es gelang die Bildung der linken Nasenseite samt dem Nasenflügel mit Hilfe Königscher Transplantate. Der verschlossen gewesene Nasengang wurde freigemacht und ein Mundschleimhautlappen in den Nasenboden geschwenkt und mittels eines Silicontubus adaptiert (Abb. 3b). Später wurde ein Nasenstützgerüst implantiert. Leider besitze ich von diesem Ergebnis noch keine Fotoaufnahme.

Das Kind S. W. kam mit einer Lid- und Nasenspalte in meine Behandlung (Abb. 4a). Die Wiederherstellung erfolgte durch Verschiebelappenplastiken, kombiniert mit Königschen Transplantaten. Darüber hinaus wurde auch ein neuer Tränen-Nasengang mit Hilfe von composite grafts konstruiert.

Eine weitere, recht schwierige Aufgabe stellte sich mir in jüngster Zeit, als mir zwei Mädchen, Geschwister, vorgestellt wurden, die ohne Nasen zur Welt gekommen waren (Abb. 5a).

Zuerst konstruierte ich bei dem älteren Mädchen die Columella. Unter die lockere Haut der vorhandenen Nasengrube wurde ein perichondriumgedecktes Rippenende als Stütze und Versteifung eingelassen. Nach der Einheilung wurde dieser Knorpel mit deckender Haut als Nasensteg abgehoben und aufgerichtet. Zwischenzeitlich waren an den Schläfen die Nasenflügel vorgebildet worden, und sie wurden nun diesem Nasensteg angelagert (Abb. 5b). Ferner war submental ein Visierlappen vorbereitet worden, der als Wanderlappen der Oberlippe enoral angelagert wurde. Sodann wurde der spongiöse Knochen, der den Raum zwischen dem harten Gaumen und der Schädelbasis füllte, ausgeräumt und ein neues Nasenlumen ausge-

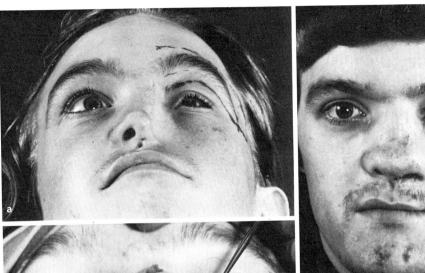
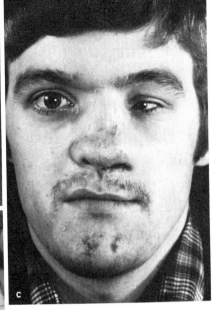
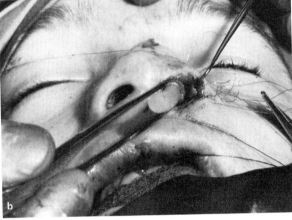

Abb. 3. a Der Patient bei der Aufnahme. Von der ursprünglich geplanten Bildung eines Nasenflügels aus der Temporalregion (s. Zeichnung) wurde abgesehen. **b** Das Foto, das anläßlich der Nasengangsbildung aufgenommen wurde, zeigt einen Silicontubus, der zur Adaption des Schleimhautdurchzuglappens in den neugebildeten Nasengang eingelassen wurde. **c** Patient vor der Nasengerüstimplantation

fräst. Dieses wurde mit Schleimhaut epithelisiert. Die Epithelisierung bewerkstelligten wir, indem wir einen Arterien-gestielt-bleibenden Gaumenschleimhautlappen vorn dorsal der Knochenwundfläche des neuen Nasenlumens auflagerten. Außerdem wurden Schwenklappen aus dem Mundvorhof in das vordere Nasenlumen verbracht. Die restlichen Wundflächen wurden mit freien Schleimhauttransplantaten belegt. Die Rekonstruktion der Nase ist im wesentlichen beendet, und es sind nur noch kosmetische Verbesserungen sowie Narbenkorrekturen im Gesicht vorgesehen (Abb. 5c). Der bestehende Hypertelorismus ist nicht so auffällig, als daß er unbedingt einer Korrektur bedarf.

Bei der jüngeren Schwester mußte zunächst eine linksseitige Dakryocystitis operiert werden. Danach wurde mit dem Nasenaufbau in analoger Weise begonnen. Die Pyramide der Nasenspitze ist bereits aufgebaut und ein submentaler Visierlap-

27

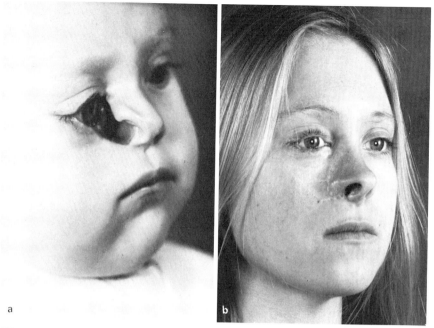

a b

Abb. 4. a Mißbildung bei Behandlungsbeginn. **b** Ergebnis der Wiederherstellung mit funktionierendem neuen Tränenabflußweg

pen gebildet, der als Wanderlappen in die Stirn-Nasenregion verlagert werden soll. Nach erfolgtem Nasenaufbau, gegen Ende der Pubertät und nach der zweiten Dentition, ist die Retroposition des Oberkiefers mit Hilfe einer Osteotomie zu korrigieren. Die aufgebaute Nase soll dann zusammen mit dem Oberkiefer nach vorne verlagert werden.

Die Spalt- und Schrumpfnasen sind des öfteren mit einem mehr oder weniger hochgradigen Hypertelorismus vergesellschaftet, wie bei der bereits anderweitig voroperierten Patientin A. F. zu sehen ist (Abb. 6).

Die in neuerer Zeit erzielten großen Fortschritte in der plastisch-rekonstruktiven Chirurgie erlauben es, diese Mißgebildeten so wiederherzustellen, daß sie aus ihrer gesellschaftlichen Isolation herausfinden und sich sozial voll integrieren können.

Mißbildungen im Bereich der Nase variieren sehr, so daß von Fall zu Fall individuelle Rekonstruktionspläne aufgestellt werden müssen, um funktionell und ästhetisch befriedigende Ergebnisse zu erzielen. Oftmals gehen sie einher mit Mißbildungen der Maxilla sowie der frontoorbitalen Region. Da unsere Pläne zur Hypertelorismus-Operation von Anbeginn an auf der paraethmoidalen Knochenresektion beruhten, haben wir bei unseren Operationen nie eine Anosmie verursacht, vielmehr sogar Besserungen der Geruchswahrnehmung beobachtet. Hervorzuheben ist auch, daß wir die in solchen Fällen oft gestörten Kieferbeziehungen weitgehend zu normalisieren vermochten. Auch die Tränenabflußwege sowie eine fehlende Nasenatmung konnten wiederhergestellt werden.

28

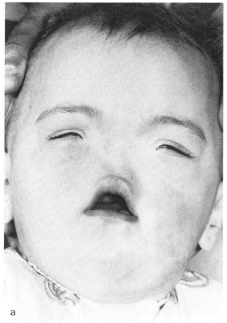

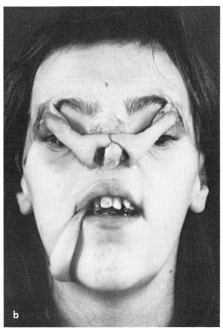

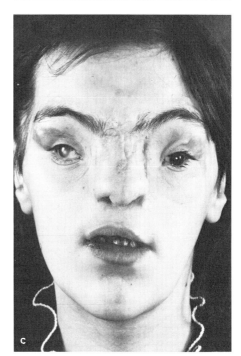

Abb. 5. **a** Das Kind im Alter von 1 Jahr.
b Die Fotoaufnahme zeigt das Vorgehen zum Aufbau der Naseneingangspyramide. **c** Bisheriges Behandlungsergeb-
nis. Kosmetische Nachbesserungen sind
noch vorgesehen

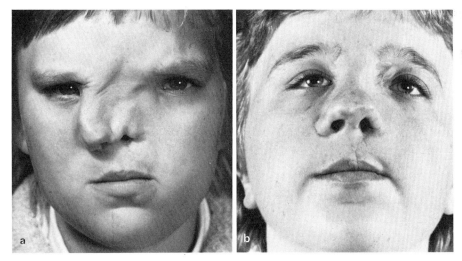

Abb. 6. a Hypertelorismus kombiniert mit einer hypoplastischen unvollständigen Spaltnase und bereits verschlossener Lippen-Kiefer-Gaumenspalte. **b** Nach Hypertelorismus-Operation und Wiederherstellung der Nase

Zusammenfassung

In der Arbeit wird aufgezeigt, daß bei schweren Mißbildungen in viel größerem Umfang als bislang für möglich gehalten wurde, die Rehabilitation bereits im Kindesalter in Angriff genommen werden kann. Voraussetzung ist, daß Läsionen an Wachstumszonen vermieden werden. Wir machten auch die Beobachtung, daß verpflanzte zusammengesetzte Transplantate das Wachstum ebenso mitmachen wie z. B. Vollhauttransplantate. Bei Schulkindern bewährte es sich, heterologe knorpelige Stützgerüste für die Nasenprofilgebung einzupflanzen, die nach der Adoleszenz durch autologe Gerüste ersetzt werden.

Schlüsselwörter

Hypertelorismus
Hyposmie
Nasenaplasie
Nasenatresie
Nasenhypoplasie
paraethmoidale Resektion
Sattelnase
Schrumpfnase
Tränengangwiederherstellung

30

Literatur

Schmid E (1958) Über den plastischen Aufbau und das spätere Größenwachstum eines angeborenen kindlichen Nasendefektes. J int Coll Surg 30, p 679

Schmid E (1966) Die Wiederherstellung einer hochgradigen Schrumpfnase mit freien Transplantationen. Dt Zahn- Mund- Kieferheilkde, 47: 339–342. Barth, Leipzig

Schmid E (1968) Surgical Management of Hypertelorism in: Craniofacial Anomalies, Pathogenesis and Repair, Longacre JJ (ed) Lippincott, Philadelphia p 155

Schmid E (1974) Paediatric Neurosurgical Operations in the Region of the Eyes, Nose and Forehead. Progress in Paediatric Neurosurgery, Hippokrates, Stuttgart, p 241–243

Schmid E (1976) The Nose: The „Mini-Flap" in: Regional Flaps of the Head and Neck, Conley (ed) Thieme, Stuttgart, p 111–146

Schmid E (1974) Eingriffe zur Korrektur des Knochenskelettes im Bereich der Orbita und der Maxilla. Fortschr Kiefer- Gesichts-Chir, XVIII. Thieme, Stuttgart, S 28–33

Schmid E (1981) Zur operativen Behandlung des Hypertelorismus. Fortschr Kiefer- Gesichts-Chir, XXVI. Thieme, Stuttgart, S 171–174

Diskussion

A. M. Greagea, St. Germain en Laye in France: Die Verwendung von Knochengerüsten (aus Rippen und Beckenkamm (Spina iliaca)) ist häufig auch bei Hypo- und Aplasien der Nase empfohlen worden. In Frankreich besteht die Neigung zum Rippentransplantat, künstliches Material wird selten verwendet. Trotzdem ist bekannt, daß Knochengerüste ihre Nachteile haben.

H. Masing, Erlangen: Frage nach der Keloidneigung im Kindesalter.

Die Behandlung der beidseitigen, kompletten Choanalatresie beim Neugeborenen

I. F. Herrmann, Würzburg

Entwicklungsgeschichte

Die Choanalatresie ist eine Mißbildung, deren Ursache im frühen Embryonalstadium zu suchen ist. In dieser Zeit vereinigt sich das Entoderm des oberen Verdauungstraktes mit dem Ektoderm der Mundhöhle und bildet eine dünne epitheliale Platte, die Membrana buccopharyngea. Der dorsale Anteil dieser Membrana buccopharyngea verschwindet in der siebenten Woche und bildet so die Choane. Bleibt eine mesodermale Brücke zwischen Entoderm und Ektoderm bestehen, resultiert die Choanalatresie. Diese kann einseitig und beidseitig sein. Die Atresieplatte ist zumeist knöchern, gelegentlich auch nur membranös. Sie liegt beim Neugeborenen etwa 32 mm vom Naseneingang entfernt (Abb. 1).

Regionale plastische und rekonstruktive Chirurgie im Kindesalter
Hrsg. von W. Kley und C. Naumann
© Springer-Verlag Berlin Heidelberg 1983

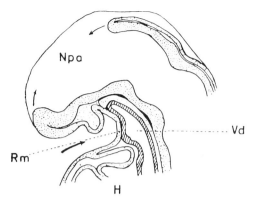

Abb. 1. Das Entoderm des oberen Verdauungstraktes (*Vd*) vereinigt sich mit dem Ektoderm der Mundhöhle zu einer dünnen epithelialen Platte, der Membrana buccopharyngea (*Rm*)

Gefahren

Von den verschiedenen Atresieformen ist die beidseitige, komplette Choanalatresie für das Leben des Neugeborenen besonders risikoreich. Die Gefahr besteht darin, daß der Säugling unmittelbar nach der Geburt nach einer kurzen Phase der Apnoe und einer intensiven Respiration, bei der die Lungen mit Luft gefüllt werden, nicht zu einer normalen nasalen Atmung übergehen kann. Phasen der Cyanose wechseln mit Phasen der tiefen Inspiration. Während des Trinkversuches beobachtet man Erstickungsanfälle.

Diagnostik und Therapie

Die Diagnose der Choanalatresie wird z. B. mit dem Politzerballon, mit einer Sonde oder durch Gabe von wasserlöslichem Kontrastmittel in die Nase und Röntgenbildkontrolle gestellt. Nur bei der beidseitigen, kompletten Choanalatresie empfehlen wir die operative Versorgung frühzeitig, d. h. in den ersten Lebenstagen. Vor Beginn der Operation legen wir in Intubationsnarkose einen kontrastgebenden, am Faden armierten, gut feuchten Tupfer in den Nasenrachen des Säuglings und geben ein wasserlösliches Kontrastmittel in die Nase. Unter dem Bildwandler kann auf diese Weise vor dem Eingriff die Stärke und Lage der Atresieplatte bestimmt werden.

Zur Behandlung der beidseitigen, kompletten Choanalatresie wählen wir das einzeitige Vorgehen nach Alexander Herrmann unter Verwendung des Operationsmikroskops. Bei gestrecktem Hals wird – vom Kopfende aus – ein passender Ohrtrichter in die Nase eingeführt und die Nase vorsichtig abgesaugt. Die Atresieplatte wird mit dem Mikroskop inspiziert und mit einer Silbersonde ausgetastet. Die Tiefe der Atresieplatte vom Naseneingang wird auf den isolierten Coagulationssonden mit Kugelkopf markiert (Abb. 2).

Der feuchte Tampon im Nasenrachen schützt das Rachendach, die Tubenostien und die Rachenhinterwand.

Die Atresieplatte wird unter exakter Orientierung der Sonde entlang dem Nasenboden getastet und coaguliert. Dabei wird die Coagulationssonde 1 cm hinter der angebrachten Markierung gehalten. Die operierende Hand muß abgestützt werden, um bei kräftigen Atresieplatten ein kontrolliertes Vorgehen zu garantieren.

Die gleichzeitige mikroskopische Kontrolle ist während der Coagulation erschwert, weil die Sonde die Öffnung des Ohrtrichters weitgehend verlegt und Rauchentwicklung die Sicht behindert. Die geschaffene Öffnung kontrolliert man durch das Mikroskop. Durch die Coagulation wird eine Blutung vermieden. Das Tampongeflecht ist in der Choane zu sehen. Da die Knochen beim Neugeborenen sehr weich sind, kann die Öffnung – falls erforderlich – mit der Coagulationssonde erweitert werden.

Eine weite Choane – unter Sicht transnasal angelegt – ist notwendig, um problemarm die ersten Lebenswochen und -monate zu überstehen. Wir legen beim Neugeborenen keinen Platzhalter (Siliconröhrchen), da ein Platzhalter den Durchmesser des Atemweges einschränkt und das Zurückkehren des Neugeborenen in die elterliche Obhut verzögert (Abb. 3).

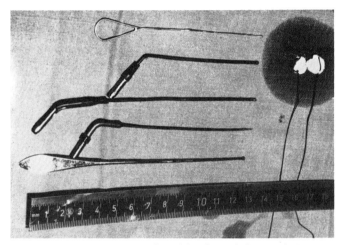

Abb. 2. Instrumentarium für die Elektrokoagulation nach A. Herrmann

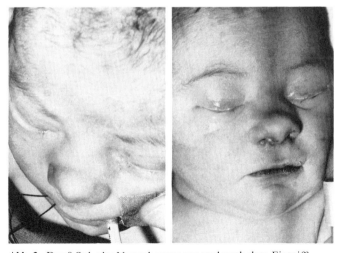

Abb. 3. Das 8 Std alte Neugeborene vor und nach dem Eingriff

Ergebnisse

In den vergangenen 30 Jahren wurden 9 beidseitige, komplette Choanalatresien mit diesem Verfahren behandelt, davon 7 unter Alexander Herrmann.

Wir sahen bei einem der beiden von uns versorgten Säuglinge 2 Monate nach dem Eingriff eine einseitige Segelbildung. Nach der Beseitigung des Segels legten wir für 6 Wochen einen Platzhalter ein. 18 Monate bzw. 7 Jahre nach dem Eingriff ist bei beiden Patienten die Nasenatmung ausreichend.

Bei beidseitigen, kompletten Choanalatresien bietet die Elektrocoagulation nach Alexander Herrmann unter Verwendung des Operationsmikroskops folgende Vorteile:

1. Die Operation kann in den ersten Lebensstunden bzw. -tagen durchgeführt werden.
2. Die knöcherne Platte ist beim Neugeborenen so weich, daß eine Coagulation möglich ist.
3. Das Verfahren vermeidet Blutungen, die die Übersichtlichkeit des Eingriffes unter dem Mikroskop beeinträchtigen würden.
4. Der Eingriff selbst dauert nur wenige Minuten. Dies ermöglicht trotz des Risikos der Neugeborenennarkose in einer Sitzung die beidseitige operative Behandlung.
5. Der Säugling kann frühzeitig der mütterlichen Pflege überantwortet werden, da das Einlegen von Siliconröhrchen bei Schaffung ausreichend weiter Öffnungen in der Atresieplatte sich erübrigt. Die Verwendung des McGovern Schnullers und wochenlange klinische Überwachung des Säuglings sind nicht mehr notwendig.

Zusammenfassung

Die beidseitige, komplette Choanalatresie erfordert beim Neugeborenen wegen der Erstickungsgefahr neben Sofortmaßnahmen, wie Freihalten der Atemwege, eine frühzeitige und schnelle operative Intervention. Eine von A. Herrmann angegebene Technik, die transnasale Elektrocoagulation, wurde bei den sehr seltenen beidseitigen Choanalatresien angewendet. Mit diesem Verfahren können bereits am 1. Lebenstag ausreichend weite Choanen geschaffen werden. Dadurch wird die akute Lebensgefahr abgewendet, ein gutes Gedeihen gesichert und häufig das monatelange Tragen von Platzhaltern vermieden. Der Säugling kann frühzeitig der elterlichen Pflege übergeben werden. Das transnasale Vorgehen ist beim Säugling die Therapie der Wahl, da im Gegensatz zur transpalatinalen Operationstechnik keine Gaumenwachstumsstörungen beobachtet werden. Die Elektrocoagulation ist auf die Behandlung der beidseitigen, kompletten Choanalatresie beim Neugeborenen beschränkt.

Diskussion

H. H. Naumann, München: Will man die Behandlungsmöglichkeiten der Choanalatresie diskutieren, muß man unterscheiden zwischen ein- und doppelseitigen, bindegewebigen und knöchernen, partiellen und totalen Verschlüssen, denn diese Kriterien bestimmen neben dem Lebensalter des Patienten ganz wesentlich Indikation und Auswahl des operativen Vorgehens. Darüber wurde in diesem Kreise bereits ausführlich 1975 in Stuttgart gesprochen. – Die nun in Erinnerung gebrachte einfache Perforation der Atresieplatte nach A. Herrmann ist eine gute Methode *für den Notfall,* wenn es beim Neugeborenen bei kompletter beidseitiger Atresie darauf ankommt, schnell wenigstens *eine* Nasenseite durchgängig zu machen, bis dann später eine dauerhafte Versorgung möglich ist. Das Verfahren ist keineswegs gefahrlos; mir ist ein Fall erinnerlich, wo es durch fehlerhaftes Ansetzen der Perforationsinstrumente zu Verletzung des Endokraniums und zum Tod des Patienten kam. Wenn es die Umstände zulassen, sollte man eine Choanalatresie erst nach dem 1. Lebensjahr operieren, weil dann die anatomischen Verhältnisse bedeutend günstiger für eine stabile plastische Versorgung der Choanalöffnung geworden sind. Wir gehen an der Münchener Klinik dann fast ausschließlich transpalatinal vor. Das Operationsfeld ist sehr viel übersichtlicher, die Möglichkeiten, die Choanalöffnung maximal weit zu gestalten und Rezidive zuverlässig durch Schleimhautplastiken zu verhindern, sind erheblich besser als beim transnasalen Vorgehen.

H. Masing, Erlangen: Wie lange sind Ihre Beobachtungszeiten? Wir verwenden jetzt den CO_2-Laser mit besseren Erfolgen als wir sie bei der Elektrokoagulation beobachtet haben. Laser ist schonender. Das Lumen erweitert sich postoperativ nicht.

H. Weerda, Freiburg: Bis zu welchem Alter ist ein Vorgehen nach dieser Methode möglich?

Diskussionsantworten zu Fragen

Frage 1: Das beschriebene Verfahren sollte überwiegend bei beidseitigen, kompletten Choanalatresien angewendet werden.

Frage 2: Leider liegen von den 7 unter Alexander Herrmann behandelten, doppelseitigen, kompletten Choanalatresien keine Verlaufskontrollen vor. Daher konnten nur zu den beiden von uns behandelten Patienten genauere Angaben gemacht werden.

Frage 3: Wir sahen 2 Monate nach dem ersten Eingriff bei einem der beiden Säuglinge eine einseitige Segelbildung. Kontrollen der Befunde führen wir nur durch, wenn der Verdacht auf eine erneute Behinderung besteht. Granulationen wurden nach der Verschorfung nicht beobachtet.

Frage 4: Die Laserchirurgie haben wir bei der Behandlung der Choanalatresie nicht angewendet, weil die Beseitigung der Choanalatresie beim Neugeborenen mit dem uns zur Verfügung stehenden CO_2-Laser zu viel Zeit in Anspruch nimmt. Im Interesse eines möglichst geringen Risikos für den Säugling ist schnelles Arbeiten geboten. Die Laserchirurgie sollte unseres Erachtens eingesetzt werden, um z. B. Segelbildungen, die sich nach Wochen bzw. Monaten bilden können, abzutragen.

Frage 5: Operative Eingriffe beim Neugeborenen sind durch die Kleinheit der Verhältnisse und durch das Risiko der Narkose besonders schwierig. Die Indikation zum sofortigen Handeln sehen wir nur bei der doppelseitigen, kompletten Choanalatresie gegeben.

Während des Eingriffes muß der Operateur die Sonde streng am Nasenboden entlang bis zur Atresieplatte führen. Die dünnste Stelle der Platte liegt zentral in der Nähe des Nasenbodens. An dieser Stelle wird die Atresieplatte eröffnet. Ein Abrutschen zur Schädelbasis kann verhängnisvoll sein, wenn die genannten Sicherheitsmaßnahmen (Markierung der Sonde, Abstützen der Hand, Einlegen eines feuchten Tampons in den Nasenrachen) nicht beachtet werden. Die Erfahrungen anderer Autoren bei der Behandlung der Choanalatresie mit verschiedenen Techniken (transnasal, transpalatinal, transseptal, transmaxillär) haben gezeigt, daß Verletzungen der Schädelbasis, der Wirbelsäule oder auch nur der Tubenostien selten sind.

Frage 6: Aus Zeitmangel konnten die Ergebnisse nicht ausreichend beschrieben werden. Der Beobachungszeitraum beträgt bei dem 2. Fall 18 Monate.

Spätere Stenosierungen im Bereich der alten Atresie sind, wenn sie auftreten, mit zunehmendem Alter des Kindes leichter zu behandeln.

Wichtig ist, daß mit der vorgetragenen Behandlungstechnik eine überaus kritische Phase für das neugeborene Leben schnell, risikoarm und ohne langdauernde Hospitalisierung überwunden wird.

Die operative Behandlung der angeborenen Oberlidptosis durch Stirnmuskelverlagerung (Nach Schmid)

H. Reichert, Stuttgart

Die Deutsche Gesellschaft für Plastische und Wiederherstellungschirurgie hat heute (30.10.1981) Herrn Professor Schmid die Ehrenmitgliedschaft verliehen. Als seinem ehemaligen Schüler sei es mir gestattet, aus diesem Anlaß eine Operationsmethode zur Behandlung der angeborenen Oberlidptosis durch Stirnmuskelverlagerung darzustellen, die von ihm 1975–1977 entwickelt wurde und die sich an unserer Abteilung inzwischen in 96 Fällen sehr gut bewährt hat (Abb. 1).

Bei der angeborenen Ptose des Oberlides handelt es sich um eine Schwäche oder das völlige Fehlen der Funktion des Musc. levator palpebrae. Ist eine, wenn auch geringe Funktion dieses Muskels feststellbar, lohnt es sich, schon im Kleinkindesalter die Wirkung dieser Restfunktion zu verstärken, wobei sich die Technik nach Blaskovics-Lindner, nämlich die Kürzung der Levator-Aponeurose und des darunter gelegenen sogenannten Müllerschen Muskels bewährt hat, wie sie uns Herr Professor Hollwich in seinem Übersichtsreferat 1975 eingehend beschrieb.

Im Laufe der weiteren Entwicklung muß man aber häufig beobachten, daß die Lidheberfunktion auch nach diesem Eingriff nicht voll ausreicht und die Patienten gezwungen sind, beim Blick geradeaus den Kopf nach rückwärts zu neigen, um unter den Oberlidern hindurch schauen zu können.

Regionale plastische und rekonstruktive Chirurgie im Kindesalter
Hrsg. von W. Kley und C. Naumann
© Springer-Verlag Berlin Heidelberg 1983

Für diese Fälle beschreibt Mustardé neben zahlreichen anderen Autoren die Fascienschlingen-Verbindung zwischen Tarsusplatte und Augenbraue, um den Musculus frontalis als Hilfsmuskel für die Lidhebung einzusetzen (was die betroffenen Patienten unbewußt schon in den Jahren vor dem Eingriff versuchen, indem sie die Augenbrauen kräftig hochziehen, ohne daß allerdings die weichen Lider den Augenbrauen in genügendem Ausmaß folgen).

Da die Ergebnisse der Zügelplastik funktionell und vor allem auch aesthetisch selten ganz befriedigten, hatte Schmid die Idee, den Stirnmuskel selbst so weit unter der Stirnhaut abzusenken, daß er, unter den querverlaufenden Orbicularisfasern hindurch in das Oberlid eingefügt, die Hebung direkt ausführen kann.

Bei den ersten so von ihm operierten Patienten führte Schmid die Verlagerung des Muskels von einem Bügelschnitt in der Scheitelbeinregion aus durch. Diese Technik, die hier in einigen Bildern, die während einer von ihm durchgeführten Operation aufgenommen wurden, dargestellt sei, machte es möglich, auch die horizontal verlaufenden Muskelfasern des Corrugator mit in den Lidbereich zu verlagern (Abb. 2 a–c). (Es sei, über das eigentliche Thema hinausgehend, bemerkt, daß damit auch die *Schluß*fähigkeit eines traumatisch geschädigten Oberlides von Schmid wiederhergestellt werden konnte).

Bei Patienten, bei denen ausschließlich die angeborene Oberlidptosis zu korrigieren ist, erwies sich in der weiteren Entwicklung der Technik der Bügelschnitt und die Absenkung auch des Ursprunges des Musculus frontalis meist als überflüssig, so

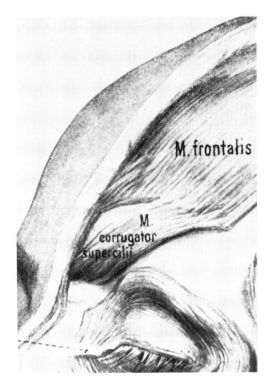

Abb. 1. Anatomische Darstellung des musculus frontalis und des musculus corrugator supercilii, die nach Schmid mobilisiert und abgesenkt werden, um als Hilfsmuskel für die Lidhebung (Corrugator erforderlichenfalls auch für Lidschluß) bei angeborener oder auch erworbener Levatorlähmung herangezogen zu werden

37

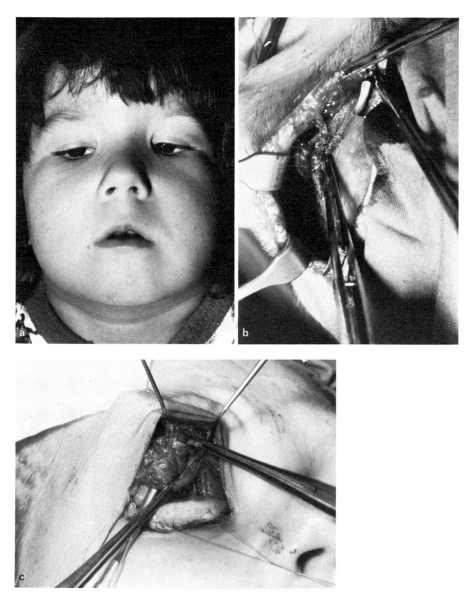

Abb. 2. a 5jähriges Kind mit doppelseitiger angeborener Oberlidptosis. **b** Mobilisation des Ursprunges des Musculus frontalis, eingehend von einem Bügelschnitt im behaarten Kopfbereich. **c** Einlagern des abgesenkten Stirnmuskels in das gelähmte Oberlid. **d** Zustand bei Operationsende (Operateur: E Schmid) **e, f** Lidöffnung und Lidschluß 3 Wochen postoperativ

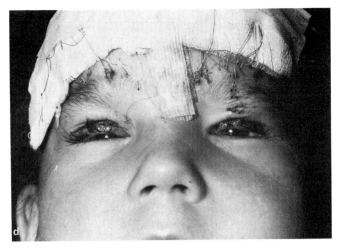

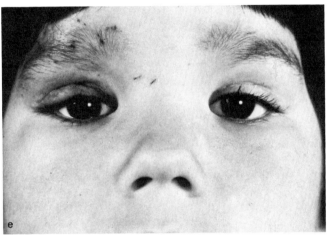

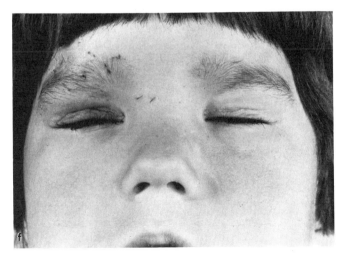

Abb. 2d–f. Legende
s. S. 38

39

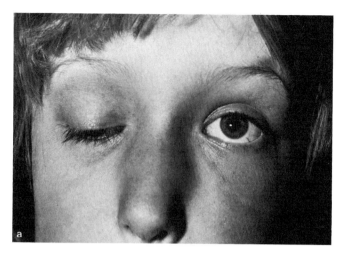

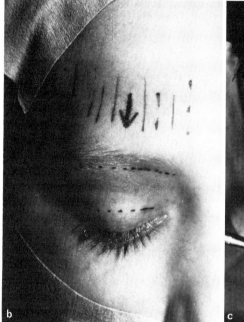
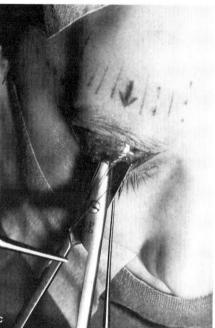

Abb. 3. a 11jähriges Kind mit rechtsseitiger angeborener, bisher unbehandelter Oberlidptose.
b horizontale Schnittführung am unteren Rand der Augenbraue und in der zukünftigen Lidfalte angezeichnet. **c** Mobilisation des Musculus frontalis, welcher mit 4 dünnen Nähten ange-
schlungen ist, zunächst epiperiostal über dem Stirnbein. **d** Weitere Mobilisation des Muskels
subcutan. **e** Strecken des mobilisierten Musculus frontalis unter der brückenförmig abgehobe-
nen quer verlaufenden Muskulatur des Musculus orbicularis oculi hindurch. **f** Haltenähte, die
den Muskel nach unten strecken, halten zugleich während der Heilungszeit die Lider geschlossen. Wundnaht. **g** Postoperativer Verband. **h** ausgeprägte Schielstellung und Amblyobie des
freigelegten rechten Auges. Daher trotz gelungener Operation funktionell wie aesthetisch un-
befriedigendes Ergebnis (s. Text in Hinblick auf Indikation und richtigen Zeitpunkt für die
Stirnmuskelplastik)

40

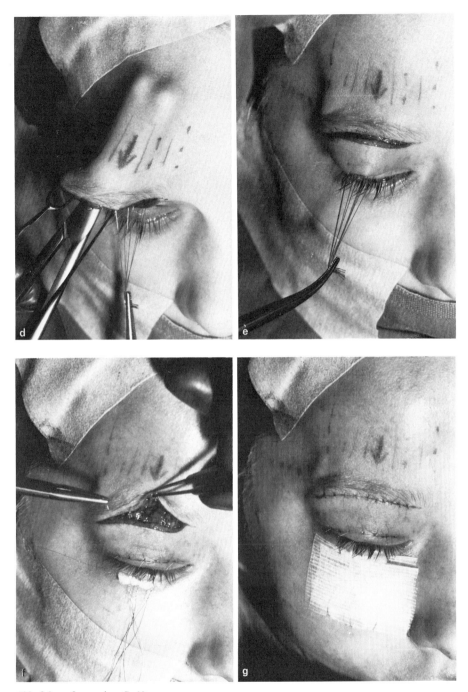

Abb. 3d–g. Legende s. S. 40

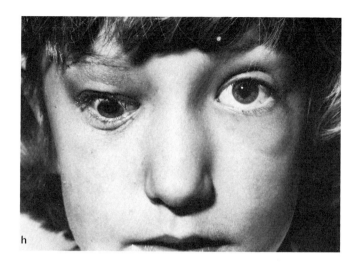

Abb. 3 h. Legende s. S. 40

daß Schmid in den später operierten Fällen die Mobilisation des Muskelansatzes subcutan und epiperiostal von der Augenbraue aus vornahm.

Da bei dieser Modifikation der Ursprung des Muskels nicht verlagert wird, ist während der Heilungszeit eine Dehnung des Muskels nach unten notwendig. Deshalb empfiehlt es sich, Muskel, Tarsusplatte und Oberlidkante mit Haltenähten nach unten zu strecken und um eine Verletzung der Cornea zu vermeiden, mit den gleichen Nähten das Auge vorübergehend zu verschließen.

An dem hier gezeigten Fall einer *einseitigen Ptose* (Abb. 3 a–h) wird aber zugleich auch, wie an einer Anzahl ähnlicher Fälle, erkennbar, daß die lange ptosisbedingte Abdeckung eines Auges zur Amblyobie, also einer zentral bedingten Sehschwäche bis Blindheit führen kann. Wird die Lidheberplastik dann im Alter von 8–10 Jahren, meist aus aesthetischen Gründen, von den Eltern gewünscht, ist der Erfolg der Stirnmuskelplastik funktionell wertlos, da die Sehfähigkeit nicht mehr gebessert werden kann. Auch aesthetisch kann das Ergebnis der Plastik dann nicht befriedigen, da das geschwächte Auge unkontrolliert schielt.

In einem weiteren Fall wurde die Stirnmuskelplastik im Alter von 15 Jahren durchgeführt. Die Lidheberfunktion war danach optimal, das Auge aber leider ebenfalls sehgeschwächt.

Es empfiehlt sich deshalb gerade bei einseitiger Ptose schon im Kleinkindesalter zwischen dem zweiten und dem fünften Lebensjahr eine Levatorkürzung nach Blaskovic durchzuführen, um die Sehfähigkeit des betroffenen Auges zu erhalten. Wenn die Lidhebung dann ab dem 8. Lebensjahr funktionell wie aesthetisch nicht voll befriedigt, kann sie durch die Stirnmuskelverlagerung nach Schmid erheblich verbessert werden.

Die 96 mit seiner Technik an unserer Klinik erfolgreich operierten Oberlidptosen veranlassen uns, Herrn Professor Schmid für diese wie auch für viele andere wertvolle Ideen zu danken.

Literatur

Blaskovics-Kettesy (1970) Eingriffe am Auge, 3. neubearb. Aufl von D Vörösmarthy. Enke, Stuttgart

Hollwich F (1975) Ptosis Operation. Wiederherstellung von Funktion und Form des Lides. In: Jahrbuch der 13. Jahrestag. der Dt. Ges. für Plastische und Wiederherstellungschirurgie. Thieme, Stuttgart, S 122–125

Lindner K (1934) Über die Ptosis-Operation nach Blaskovics. Klin Mbl Augenheilkd 93: 1

Mustardé JC (1966, 1969) Repair and Reconstruction in the Orbital Region. E&S. Livingstone Ltd

Schmid E – Persönliche Mitteilungen –

Diskussion

H. Neubauer, Köln: Herr Reichert ist davon ausgegangen, daß bei Operation im 2.–5. Lebensjahr die einseitige Amblyopie vermieden werden kann. Für die einseitige congenitale Katarakt hat v. Noorden in aufsehenerregenden Untersuchungen gezeigt und andere Autoren haben es bestätigt, daß die Operation in der 1. Lebenswoche die Vermeidung der Amblyopie sichern kann. Das bedeutet für den Fall der einseitigen totalen Ptose ohne okuläre Entwicklungsstörungen, daß schon so früh mindestens ein Zustand hergestellt werden müßte, der das ptotische Auge bei Abwärtsblick in der Nähe benutzbar macht. Vor einem solchen Operationsentschluß muß natürlich eine ophthalmologische Klärung des Gesamtbefundes stehen.

G. Pfeifer, Hamburg: Frage: Waren alle 96 Fälle von Ptosisoperation ein voller Erfolg?

H. Hübner, Trier: Zunächst eine Frage an Herrn Reichert: Ist der Hebungseffekt durch den Frontaliszügel größer als der Hebungseffekt einer herkömmlichen Frontalis-Schlingen-Operation z.B. mit einem Faszia-lata-Streifen oder deuten die Spätbeobachtungen darauf hin, daß der distale Teil der verlagerten Muskelportion bindegewebig umgewandelt wird und nur noch als passiver Kraftüberträger wirksam ist?

2. Einer Ihrer demonstrierten Fälle zeigt vor allem nach Lidhebung einen deutlichen Tieferstand des Bulbus. Dieser Tieferstand ist natürlich nicht die Folge der Okklusion durch das ptotische Oberlid, sondern hier lag eine durch eine Heberparese komplizierte Ptosis vor. In solchen Fällen ist es zweckmäßig, zunächst die Augenfehlstellung zu beseitigen und erst dann das Lid zu heben; andernfalls läuft man bei einer Frontalis-Zügel-Operation Gefahr, daß postoperativ eine Keratitis e lagophthalmo auftritt.

3. Bei einer minimalen Levatoraktion sollte eine Levatorresektion nach Blascovics keinesfalls als vorbereitender Eingriff für eine Frontalis-Zügel-Operation vorgenommen werden. Jede Zweitoperation wird dadurch unnütz erschwert.

H. Reichert, Stuttgart:

1. Zu Hübner, Tier: Die Zügelplastik ist sicher einfacher durchzuführen, die direkte Vereinigung des mobilisierten und abgesenkten M. frontalis führt aber zu einer Hebung des Oberlides in ganzer Breite. Fibrosierungen in Muskeln, die zu einem Rezidiv der Oberlidptose führen, haben wir bei der Technik nach Schmid nicht beobachtet.

2. Zu Hübner, Trier, und Pfeifer, Hamburg: Die Hebefunktion der verlagerten Stirnmuskeln war in allen Fällen gut, bei doppelseitiger Ptose wurde sie vom Patienten auch stets mit gutem funktionellen und aesthetischen Erfolg genutzt. Bei einseitigen Ptosen vernachlässigen die Patienten zunächst die geschaffene Möglichkeit der Lidhebung, da sie mit der gesunden Seite zu sehen gewohnt sind. Zum Training empfiehlt sich deshalb die stundenweise Abdeckung des gesunden Auges. Die gleichzeitige Innervation beider Musculi frontales bei doppelseitiger, nach Schmid operierter Ptose führt zu synchroner Lidhebung. Bei einseitiger Ptose fehlt die spontane Synchronität, sie muß vom Patienten bewußt gelernt werden.

Plastisch – rekonstruktive Lidchirurgie im Kindesalter

H. Hübner, Trier

Wie die tabellarische Übersicht zeigt, kann die Lidregion im Kindesalter eine Vielfalt von Veränderungen aufweisen, welche in unterschiedlichem Maße einer plastischen Korrektur bedürfen (Tabelle 1). Aus Zeitgründen soll an dieser Stelle nur auf die Behandlung weniger Veränderungen kurz eingegangen werden.

1. Epicanthus – Telecanthus

Den verschiedenen Formen des Epicanthus liegt eine Hautverkürzung in der Vertikalen und ein relativer Überschuß in der Horizontalen zugrunde. Infolgedessen zielt eine operative Korrektur auf eine Spannungsentlastung. Bei geringer Ausprägung genügt eine Y-V-Plastik; bei stärkerer Ausprägung empfiehlt sich eine doppelte Z-Plastik nach Blair, Spaeth oder Mustardé (Abb. 1). Die letztgenannten Verfahren mit ihren kleinen Verschiebeläppchen verlangen allerdings ein äußerst gewebeschonendes Arbeiten mit streng senkrecht geführten Hautschnitten. Andernfalls drohen Nekrosen oder unschöne Wulstbildungen. Liegt gleichzeitig ein Telecanthus vor, also eine vergrößerte Distanz der Lidwinkel, dann kann in gleicher Sitzung das mediale Lidbändchen verkürzt werden. Wegen der Tendenz zur spontanen Rückbildung sollte eine Epicanthus-Operation vor der Pubertät nur bei exzessiver Ausprägung oder als Vorbereitung zu einer Ptosis-Operation vorgenommen werden.

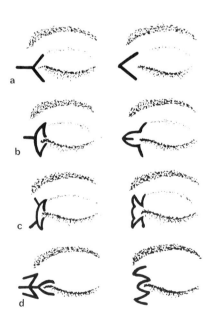

Abb. 1 a–d. Epicanthusoperationen. **a** nach Verwey. **b** nach Blair. **c** Modifikation nach Spaeth. **d** nach Mustardé

44
Regionale plastische und rekonstruktive Chirurgie im Kindesalter
Hrsg. von W. Kley und C. Naumann
© Springer-Verlag Berlin Heidelberg 1983

Tabelle 1

1. Anomalien des Lidrandes	*3. Defekte*
1.1 Epiblepharon – Entropium	3.1 Kolobome
1.2 Trichiasis – Distichiasis	3.2 Ablepharie
1.3 Ektropium	
	4. Naevi und Tumoren
2. Veränderungen der Lidspalte	
2.1 Achsenschräglage	*5. Verletzungsfolgen*
2.2 Blepharophimose – Ankyloblepharon	
2.3 Epicanthus – Telecanthus	
2.4 Anomalien des äußeren Lidwinkels	
2.5 Ptosis	

2. Kongenitale Ptosis

Die angeborene, ein- oder doppelseitige Lidsenkung stellt eine der bedeutsamsten Lidveränderungen dar. Sie läßt sich unterteilen in eine einfache und in eine komplizierte Form. Letztere geht entweder mit weiteren Lidanomalien wie Blepharophimose und Epicanthus oder mit Paresen der Augenmuskeln bzw. mit Innervationsstörungen im Sinne einer sogenannten synkinetischen Ptosis einher.

Eine adäquate Ptosisbehandlung setzt zunächst eine umfassende präoperative Analyse verschiedener Faktoren voraus (Tabelle 2). Darüber hinaus sollte der Operateur wenigstens jeweils eines der unter Ziffer 1–6 angeführten Grundverfahren der Ptosischirurgie beherrschen und zugleich mit der Behandlung möglicher Komplikationen vertraut sein (Tabelle 3).

Das therapeutische Vorgehen selbst wird entscheidend bestimmt vom Grad der Lidsenkung und vor allem vom Ausmaß der Levatoraktion (Tabelle 4). Wenn eben möglich, sollte der Levator als Kraftquelle benutzt werden, wobei der transkutane Zugang zum einen die Resektion größerer Strecken erleichtert und zum anderen eine exaktere Formung und Plazierung der kosmetisch wichtigen Lidfalte gestattet. Das Ausmaß der Resektionsstrecke hängt vor allem von der Levatorfunktion ab (Tabelle 5). Grundsätzlich sollte die Tarsalplatte unversehrt bleiben und nicht zugunsten eines zusätzlichen Hebungseffektes teilweise reseziert werden. Abgesehen von der Gefahr der Lidrandverformung und der Wimpernfehlstellung wird jeder etwa erforderliche Folgeeingriff nach einer Tarsusverkürzung unnütz erschwert. Viel günstiger ist es, den Levator auf der Tarsalplatte etwa 5 mm vorzulagern. Auf diese Weise wird Resektionsstrecke gespart; ferner kann ein Übereffekt leicht durch Lösen des Muskels von der Tarsalplatte und Fixation am alten Ansatz korrigiert werden.

Bei einer schlechten Levatoraktion von 2 mm und weniger ist ein Eingriff am Lidheber nicht mehr sinnvoll; hier muß eine Schlingen-Operation durchgeführt werden trotz all ihrer funktionellen Nachteile. Als Kraftquelle kommt in erster Linie der Stirnmuskel in Betracht; der Rectus superior sollte nur verwendet werden, wenn alle sonstigen Möglichkeiten ausgeschlossen sind.

Alle Muskelschlingen oder Muskelzügel, vorzugsweise gebildet aus dem Orbicularis, setzen eine genügende Breite von wenigstens 7–8 mm und möglichst eine zu-

Tabelle 2

Ptosis: Präop. Analyse:

1. Anamnese	6. Lidhaut	11. Sehschärfe
2. Lidspaltenweite	7. Tarsus	12. Kopfhaltung
3. Levatoraktion	8. Lidspaltenbreite	13. Hornhautsensibilität
4. Lidschluß	9. Augenmuskelfunktion	14. Bell-Phänomen
5. Lidfalten	10. Pupille	15. Tränensekretion

Tabelle 3

Ptosis: OP-Verfahren

1. Lidverkürzung
1.1 Blockresektion
1.2 Split-Level-Resection

2. Tarsus-Müller-M.-Resektion

3. Levatorverkürzung
3.1 Transcutane Resektion
3.2 Transkonjunktivale Resektion
3.3 Faltung

4. Aponeurose-Wiederherstellung

5. Schlingenbildung
5.1 Zum M. Frontalis
5.2 Zum M. Rect. Sup.

Tabelle 4

Ptosis		Levatoraktion	
bis 2 mm	leicht	über 10 mm	ausgezeichnet
3 mm	mittelgradig	8 – 10 mm	gut
4 mm und mehr	hochgradig	5 – 7 mm	mäßig
		4 mm u. weniger	schlecht

Tabelle 5

Levatoraktion	Levatorresektion ohne Vorlagerung	Levatorresektion mit Vorlagerung
über 10 mm	12 – 14 mm	10 – 12 mm
6 – 8 mm	16 – 18 mm	15 – 16 mm
4 – 5 mm	ca. 20 mm	ca. 18 mm

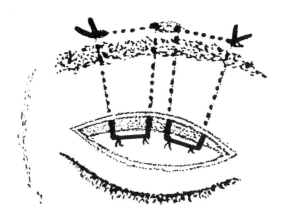

Abb. 2. Frontalschlingenoperation
mit zwei 1-mm-Siliconstäben

sätzliche zentrale Kunststoffadenschlinge voraus. Andernfalls kommt es zur raschen
Atrophie des Muskelzügels mit vorzeitigem Nachlassen des Effektes. Die Bildung
eines Zügels aus dem Korrugator superzilii, die wir früher einige Male durchgeführt
haben, verlangt einen hohen Präparationsaufwand, bietet jedoch keine besonderen
Vorteile.

Am geeignetsten scheint die Verwendung autologer Fascie. Neben dem Erfor-
dernis der Gewinnung liegt jedoch ein wenngleich geringer Nachteil darin, daß sehr
bald nach der Implantation des Streifens infolge Gewebsverklebung eine Nachju-
stierung kaum noch möglich ist. Ich verwende deshalb in letzter Zeit alternativ einen 1 mm starken elastischen Siliconstab, wobei grundsätzlich 2 Schlingen in Tra-
pezform angelegt werden, da sich hiermit die Lidkontur besser modellieren läßt.
Die Stäbe werden im Gegensatz zur herkömmlichen Schlingenführung transcutan
auf der Tarsalplatte mit Nähten nahe dem Tarsus-Oberrand fixiert. Über die Fixa-
tionsstelle wird der Orbicularis gezogen und am Levatoransatz vernäht, um eine
dauerhafte Deckung und Fixation der Schlingen zu erreichen. Die Schlingen selbst
können sodann exakt hinter dem Orbicularis und dem Septum orbitale nach oben
geführt werden. Durch ein probatorisches Anziehen derselben läßt sich der Effekt
deckfaltenbildender Nähte kontrollieren. Die Enden der Siliconstäbe werden durch
zwei Kunststofffäden seit zu seit vereinigt und tief subkutan versenkt (Abb. 2). Für
den Fall einer Nachkorrektur wird oberhalb der Vereinigungsstelle eine Länge von
6–8 mm belassen. Die Dauerhaftigkeit der bislang recht guten Erfolge kann wegen
der relativ kurzen Nachbeobachtungszeit noch nicht endgültig beurteilt werden.

3. Kongenitale und erworbene Liddefekte

Ein direkter mehrschichtiger Verschluß ist bei Defekten bis zu einem Drittel Lid-
breite fast immer möglich, vor allem dann, wenn zu beiden Seiten des Defektes Tar-
susstrukturen vorhanden sind. Ist dies nicht der Fall, so muß zumindest am Unterlid aufgrund seiner vorwiegend statischen Funktion für den Einbau fester Strukturen gesorgt werden. Andernfalls kommt es immer wieder zu einem Nachgeben des
Gewebes wie im Falle eines Mädchens, bei dem 8 solcher Raffungsversuche von
den Operateuren verschiedenster Fachdisziplinen erfolglos durchgeführt wurden.

47

Läßt sich der Defekt durch direkte Raffung nicht mehr schließen, so sollte für adäquaten Gewebsersatz gesorgt werden, d. h. für einen Lidaufbau aus 3 Schichten. Hierzu eignet sich nach meinen Erfahrungen am besten ein sogenanntes Tarsomarginaltransplantat von pentagonaler Form, bestehend aus Bindehaut, Tarsus samt wimperntragendem Lidrand und einem schmalen 2 mm breiten Hautstreifen unterhalb des vorderen Lidrandes (Abb. 3). Es kann in einer Breite von etwa 8 mm dem Unterlid oder in einer Breite von 6–7 mm dem Oberlid entnommen werden, ohne daß eine kosmetische oder funktionelle Beeinträchtigung zu fürchten wäre. Das vordere Hautblatt wird durch einen gut vascularisierten Verschiebe- oder Schwenklap-

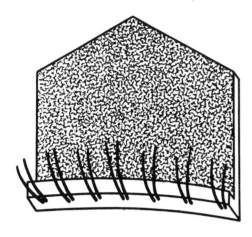

Abb. 3. Tarsomarginaltransplantat nach Hübner

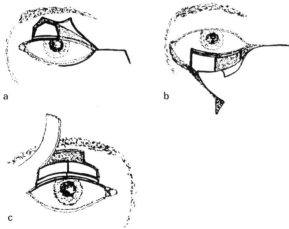

a

b

c

Abb. 4. a Verschluß eines medialen Oberlidkoloboms durch ein Tarsomarginaltransplantat, das dem gleichnamigen Unterlid entnommen wurde. Bildung des vorderen Hautblattes durch einen seitlichen Verschiebelappen. **b** Verschluß eines medialen Unterlidkoloboms durch ein Tarsomarginaltransplantat vom Unterlid der Gegenseite. Der laterale Lidrest wird mittels Durchtrennung der Tarsoorbitalfascie mobilisiert. Bildung des vorderen Hautblattes durch eine Bogenverschiebung nach Imre. **c** Subtotaler Oberlidersatz durch 2 den Unterlidern entnommenen Tarsomarginaltransplantate. Das vordere Blatt wird durch einen Schwenklappen unterhalb der Braue gebildet; der Sekundärdefekt wird durch ein freies Hauttransplantat verschlossen

48

pen gebildet, der zugleich für die ausreichende Ernährung des Transplantates sorgt. Auf diese Weise kann ein Lid in nahezu idealer Form wieder aufgebaut werden. Die Verwendung des Tarsomarginaltransplantates kann dabei recht variabel gehandhabt werden. Bei subtotalen oder totalen Liddefekten lassen sich auch 2 solcher Transplantate zum Lidaufbau aneinander fügen. Sie sehen hier in 2 Beispielen den Verschluß eines kongenitalen Oberlidkolobomes bei einem 7jährigen Jungen und eines Ober- und Unterlidkolobomes bei einem 6jährigen Mädchen. In diesem Falle wurde der Oberliddefekt primär verschlossen und wegen der Defektgröße am Unterlid ein Tarsomarginaltransplantat verwendet mit recht gutem kosmetischem und funktionellem Ergebnis (Abb. 4).

Die Vorteile dieses Verfahrens liegen auf der Hand: Gegenüber dem Lidvolltransplantat bietet die Verwendung eines Tarsomarginaltransplantates die problemlosere Einheilung, gegenüber anderen rekonstruktiven Verfahren die bessere Lidrandgestaltung und den Wegfall einer evtl. temporären Tarsorraphie. Ferner muß bei subtotalen oder totalen Lidrekonstruktionen kein Spenderlid völlig neu aufgebaut werden.

Subjektiv-ästhetische und objektivierbare Gütekriterien zur Beurteilung der kindlichen Ohrmuschel nach plastischer Korrektur

W. R. Hüttl und A. Minderjahn, Aachen

Zusammenfassung

Im Rahmen einer postoperativen Untersuchungsreihe (N = 105 Ohren) für die Ohrmuschelreliefplastik nach Mustardé (1963) wird gezeigt, daß die Erhebung exakter Wert- und Meßdaten, deren statistische Untersuchung im Vergleich mit Standardkollektiven, sowie die Testuntersuchung auf eine sinnvolle Entsprechung zwischen persönlichem Urteil und Zahlenwerten hin eine objektiv nachvollziehbare Qualitätskontrolle gestattet. Hierdurch wird es möglich, postoperativ erhobene Befunde bei unterschiedlichen Operationsverfahren und verschiedenen Operateuren objektiv zu vergleichen und zu bewerten. Die Mitarbeit eines Statistikers bei der Auswertung der Testverfahren ist notwendig.

Methodik der Nachuntersuchung

Am Klinikum Aachen konnten in der Abteilung für Hals-, Nasen- und Ohren-Heilkunde sowie in der Abteilung für Zahn-, Mund-, Kiefer- und Plastische Gesichts-

Tabelle 1. Persönliche Beurteilung des postoperativen Ergebnisses durch Patient, Eltern und Untersucher. Symmetrie-Beurteilung nur durch Untersucher

Patient/Eltern	Untersucher
Sehr zufrieden	= Gut
Gebessert	= Gebessert
Nicht zufrieden	= Nahezu unverändert
	Symmetrisch
	Kaum asymmetrisch
	Asymmetrisch

chirurgie 52 (=78% des OP-Kollektivs) der in der Technik nach Mustardé operierten Patienten nachuntersucht werden. Die in der Nachuntersuchung (frühestens nach dem 4. postoperativen Monat) aufgenommenen Werte bestanden zum einen aus der subjektiven Ergebnisbeurteilung des Patienten, ggf. seiner Eltern, sowie des ärztlichen Untersuchers (Tabelle 1), wobei der letztere die präoperative Fotodokumentation mit dem Ist-Zustand verglichen hat und außerdem noch die Stellungssymmetrie beider Ohrmuscheln zum Kopf bewertet hat. Der Untersucher gehörte beiden Kliniken nicht an und war auch nicht der Operateur.

Zum anderen wurden objektive Meßdaten erhoben. Dabei wurde mit dem Tastzirkel der Abstand des lateralen Ohrmuschelrandes vom Planum mastoideum in 3 Punkten (Auriculaterion superior, medius et inferior) sowie Länge und Breite der Ohrmuschel in definierten Punkten gemessen. Außerdem wurde die Dicke der Ohrmuschel in der Fossa triangularis und im Cavum conchae mit der Mikrometerschraube (1/10 mm Genauigkeit) bestimmt. Aus der Breite der Ohrmuschel und ihrem Abstand im Auriculaterion medius vom Mastoid läßt sich nach dem Sinussatz der Winkel zwischen der Ohrmuschel und dem Schädel errechnen.

Ergebnisse

Die Übereinstimmung im Gebrauch der 3 subjektiven Beurteilungskategorien durch die 3 Beurteiler kann mit Hilfe einer inferenzstatistischen Analyse über eine 3-Weg-Kontingenztafel untersucht werden. In unserem Fall waren viele Tafelzellen

Tabelle 2. Subjektive Klassierung des Operationsresultates durch Patient, Eltern und Untersucher in Häufigkeit und Prozent (%)

	Sehr zufrieden/ gut	Gebessert	Nicht zufrieden/ nahezu veränd.	Σ
Patient	55	10	1	66
Eltern	69	17	11	97
Unters.	56	36	13	105
	(53%)	(35%)	(12%)	(100%)

50

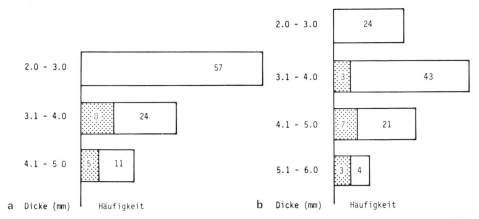

Abb. 1. a Häufigkeitsverteilung der Ohrmuscheldicke in der Fossa triangularis (N = 105 Ohren). Anteil der „nicht zufriedenstellenden" Ergebnisse gerastert dargestellt. **b** Häufigkeitsverteilung der Ohrmuscheldicke im Cavum conchae (N = 105 Ohren). Anteil der „nicht zufriedenstellenden" Ergebnisse gerastert dargestellt

nicht besetzt, so daß die Auswertung nur deskriptiv erfolgen konnte; dabei lag in 72% der Fälle eine Übereinstimmung der Urteile zwischen allen 3 Beurteilern vor. Nur diese Fälle wurden für die nachfolgende statistische Analyse berücksichtigt. Aus Tabelle 2 ergibt sich die Verteilung der subjektiven Klassierung des Operationsresultates durch Patient, Eltern und Untersucher. Der Symmetrieeindruck wurde durch den Untersucher in 27% der Fälle als „symmetrisch", in 33% als „kaum asymmetrisch" und in 40% als „asymmetrisch" empfunden. Der Winkel α zwischen Ohrmuschel und Kopf bewegte sich zwischen 22° und 59°. Die Dicke der Ohrmuschel in der Fossa triangularis und dem Cavum conchae verteilt sich bei Einteilung in 1 mm-Klassen gem. der Abb. 1a u. b. Hier lagen die 10 „nicht zufriedenstellenden" Ergebnisse – gerastert dargestellt – jenseits der Ohrmuscheldicke $\geqq 3,1$ mm, im Cavum conchae jenseits $\geqq 3,5$ mm. Totale Rezidive fanden wir bei 6 Patienten (5,7%), 8 Patienten zeigten ein partielles Rezidiv. In 28 Fällen (27%) bildete der Anthelix bei Inspektion in der Norma frontalis in überkorrigierter Position die laterale Ohrmuschelsilhouette, in gleicher Häufigkeit war der Anthelix „ungenügend gefaltet". 69 Ohrmuscheln (65%) zeigten eine wohlgeformte Ausbildung des Anthelix und des Crus superior.

Vergleich mit Standardkollektiven

Alle Meßdaten wurden mit dem Test nach Lilliefors (1967) für nichtklassierte Werte auf Normalverteilung untersucht; man kann nur Mittelwerte vergleichen, die einer Normalverteilung gehorchen. Für den Abstand des lateralen Ohrmuschelrandes vom Planum mastoideum ergab die Testuntersuchung, daß eine Normalverteilung mit Mittelwert $\bar{x}$, Varianz s^2 und Standardabweichung S beibehalten werden konnte (für eine Irrtumswahrscheinlichkeit $\alpha = 1\%$). Tabelle 3 zeigt für diese Meßstrecke

51

Tabelle 3. Mittelwerte $\bar{x}_{PO}$ der postoperativen Befunde für den Abstand zwischen lateralem Ohrmuschelrand und Planum mastoideum im Aur.sup., med. et inf. Zum Vergleich die von Wodack (1967) für ein Normalkollektiv (N = 2000 Ohren) angegebenen Mittelwerte $\bar{x}_{WO}$

	$\bar{x}_{PO}$ (mm)	$\bar{x}_{WO}$ (mm)	$\Delta = \bar{x}_{PO} - \bar{x}_{WO}$ (mm)
Aur. sup.	19.22	17.91	1.31
Aur. med.	19.60	19.72	− 0.12
Aur. inf.	19.90	18.60	1.30

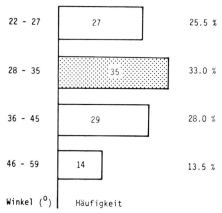

Abb. 2. Häufigkeitverteilung der Winkel zwischen Ohrmuschel und Kopf (N = 105 Ohren). Normbereich nach Wodack (1978) gerastert dargestellt (Normbereich für 98% von N = 2000 Ohren)

den Mittelwert $\bar{x}_{PO}$ im Vergleich mit den von Wodack (1967) für ein Standardkollektiv von 2.000 Ohren ermittelten Werten $\bar{x}_W$. In der 3. Spalte sind die geringen Vergleichsabweichungen als Qualitätsmerkmal ausgewiesen. Für die übrigen Meßreihen mußte die Normalverteilung verworfen werden, da bimodale Verteilungsmuster vorlagen. Der Winkel α zwischen Ohrmuschel und Schädelkalotte streute in einem Bereich zwischen 22° und 59°. Nach Wodack (1967) liegen 98% eines Normalkollektivs in einem Bereich zwischen 28° und 35°. Für unsere Untersuchung wird dieses Normintervall nur in 33% erfüllt (Abb. 2).

Diskussion

Um die zuverlässige Aussage und Sinnhaftigkeit der Beurteilungskategorien nicht in Frage stellen zu müssen, ist es erforderlich, mit statistischen Tests retrospektiv zu überprüfen, ob sowohl innerhalb der Bewertungskategorien als auch zwischen diesen und den objektivierbaren Meßwerten eine sinnvolle Entsprechung besteht bzw.

Tabelle 4. Entsprechung zwischen subjektivem Symmetrieeindruck des Untersuchers und mittleren Auriculateralion – Differenzwerten Δ beider Ohren

	Δ Aur. sup. (mm)	Δ Aur. med. (mm)	Δ Aur. inf. (mm)
Symmetrisch u. kaum auffallend asymmetr.	2.16	1.84	2.13
asymmetrisch	4.61	3.43	2.54

Tabelle 5. Entsprechung zwischen subjektiver Klassierung des Untersuchers und den Mittelwerten $\bar{x}$ für den Abstand des lateralen Ohrmuschelrandes vom Planum mastoideum im Aur. sup., med. et inf. sowie den Mittelwerten des Winkels zwischen Ohrmuschel und Kopf

	$\bar{x}$ Aur. sup. (mm)	$\bar{x}$ Aur. med. (mm)	$\bar{x}$ Aur. inf. (mm)	$\bar{x}$ Winkel (°)
Gut	17.10	17.77	18.17	32.01
Gebessert	18.57	19.65	20.19	36.14
Nahezu unverändert	25.68	25.43	22.37	47.75

signifikante Unterschiede deutlich werden. So wurden u.a. die 2 Auriculateralion-Differenzwerte Δ (stehen für Symmetrieeindruck) zwischen rechtem und linkem Ohr mit dem subjektiven Urteil der 3er-Klassierung auf ihre Beziehung hin mit einer 3-dimensionalen 1-faktoriellen Varianzanalyse nach Anderson (1968) untersucht. Dabei zeigten sich signifikante Unterschiede zwischen allen 3 Kategorien, was auch zu erwarten war, da es sonst zwischen den subjektiven Klassierungen und den objektiven Meßwerten keine sinnvolle Entsprechung geben würde. Das gleiche gilt auch für die Entsprechung zwischen subjektivem Symmetrieeindruck des Untersuchers und den mittleren Auriculateralion-Differenzwerten Δ zwischen beiden Ohren (Tabelle 4).

Die Analyse der Beziehung zwischen subjektiver Klassierung, den Auriculateralion-Meßstrecken sowie dem Winkel α zeigt nach dem Hotellingschen T^2-Test ebenfalls signifikante Unterschiede aller 3 Klassen. Die Werturteile „sehr zufrieden" und „gebessert" bewegen sich um die bekannten Mittelwerte $\bar{x}_{PO}$ und $\bar{x}_W$ (Tabelle 5). In der Klassierung „nicht zufrieden" wurde im apicalen und medialen Ohrmuschelbereich ein weiteres Abstehen als im caudalen Bereich toleriert. Der Operateur sollte beachten, daß geringfügige Asymmetrien im kaudalen Bereich besonders empfindlich registriert werden.

Der für das Urteil „sehr zufrieden" getestete Winkel von 32° entspricht dem Literaturwert (Wodack 1967; Sercer und Mündnich 1960), Winkel ab 45° werden als „nicht zufriedenstellend" empfunden, dagegen werden Überkorrekturen mit wesentlich kleineren Werten als 32° vom Patienten mit vollster Zufriedenheit akzeptiert.

Ausblick

Mit der vorliegenden Untersuchungsreihe haben wir den Versuch unternommen, anhand von subjektiven und objektivierbaren Bewertungskriterien deren Gültigkeit für eine zielsichere Ergebnisbeurteilung mit statistisch abgesicherter Methodik aufzuzeichnen. Dabei konnten wir dem subjektiv-ästhetischen Empfinden eine zahlenmäßige Wertskala zuordnen, die aufzeigt, was ästhetisch als „ansprechend" empfunden wird. Die subjektiv als „sehr zufriedenstellend" empfundenen Operationsergebnisse zeigen ein in allen Meßdaten gesichert enger am Kopf anliegendes Ohr mit einem schmaleren Winkel als die nur „gebesserten" oder gar die als „nicht zufriedenstellend" beurteilten Ergebnisse.

Postoperative Operationsbefunde werden statistisch abgesichert untereinander vergleichbar. Ein Problem in der plastischen Chirurgie ist die Ausmessung von Strecken und Flächen mit präziser räumlichen Anordnung definierter Bezugspunkte. So ist es nicht einfach, die Formgestaltung des Ohrmuschelreliefs (Crus superior, Anthelix, Helix) mit definierten Meßparametern zu beschreiben. Hier muß nach einem objektivierbaren Meß- und Dokumentationsverfahren gesucht werden, das die Anwendbarkeit statistischer Testverfahren gestattet.

Besonderer Dank gilt Herrn Priv. Doz. Dr. Dr. A. Minderjahn, Oberarzt der Abteilung für Zahn-, Mund-, Kiefer- und Plastische Gesichtschirurgie für seine Mitarbeit bei dieser Untersuchung.

Literatur

Anderson TW (1968) Introduction to multivariate statisticals Analysis. Wiley, New York
Lilliefors HW (1967) On the Kolmogoroff-Smirnov Test for Normality with Mean and Variance Unknown. JASA 62:399
Mustardé JC (1963) The correction of prominent ears using simple Mattress sutures. Br J Plast Surg 16:170–176
Sercer A, Mündnich K (1962) Plastische Operationen an der Nase und an der Ohrmuschel. Thieme, Stuttgart
Wodack E (1967) Über die Stellung und Form der menschlichen Ohrmuschel. Arch Kli Exp Ohren Nasen Kehlkopfheilkd 188:331–335

Diskussion

H. Scheunemann, Mainz: Herr Hüttl hat uns einen Beitrag zur Qualitätssicherung ärztlicher Arbeit gegeben. Ich stelle mir nun die Frage, ob wir bei der erheblichen Diskrepanz der Bewertung des Operationsergebnisses die sehr positiven Aussagen der Eltern oder die mehr kritischen Stellungnahmen der kontrollierenden Ärzte berücksichtigen sollen. Hier stoßen wir an eine Grenze der Qualitätssicherung.

Wie wurde der Erfolg der Anthelixplastik in diese Untersuchungen einbezogen.

W. R. Hüttl, Aachen: Die Beurteilung der Formgebung der Anthelix und des Crus superior ist mit den von uns bisher verwandten objektivierbaren Meßparametern nicht möglich. Wir haben die Formgestaltung nur subjektiv beschrieben. Wir arbeiten z.Zt. an einem Verfahren, das mit den von unserer Technischen Hochschule angebotenen apparativen Meßmöglichkeiten eine objektivierbare Klassierung plastischer Strukturen gestattet, um so die postoperative Formgestaltung der Ohrmuschel vollständig beschreiben zu können.

Was leistet die OP-Methode nach Stenström bei der Korrektur abstehender Ohren

W. Langer, Hannover

Dieffenbach (1845) hat eine Operationsmethode zur Ohrkorrektur angegeben, bei der eine Hautexcision im auriculocephalen Sulcus das Ohr anlegt. Diese Methode wurde von Keen (1890) durch zusätzliche, keilförmige Knorpelexcision verbessert.

Die Bedeutung der Antihelix für die Korrektur der Fehlstellung abstehender Ohren erkannte jedoch erst Lucket (1910), nachdem bereits Langer (1882) auf die Modellierung der Ohrmuschel durch die Antihelix hingewiesen hatte.

Der Winkel zwischen Schädelseitenwand und Concha beträgt normalerweise 90 Grad, zwischen Concha und Scapha ebenfalls 90 Grad. Ist der Winkel zwischen Concha und Scapha jedoch vergrößert – dieser kann bis 150 Grad betragen – dann haben wir ein sogenanntes abstehendes Ohr (Abb. 1).

Während Becker (1964) die Methode nach Converse als klassische Operation beschreibt, sieht Nagel (1978) auch in den nahezu 100 verschiedenen Operationsmethoden bisher noch keine ideale Operationstechnik.

In der von Converse (1955) beschriebenen Operationsmethode werden durch Incisionen parallel zur Antihelix und Knorpelverdünnung an der Antihelixrückseite ein Antihelixwulst gebildet, der durch Knorpelnähte gehalten wird. Von Mustardé (1962) wird die Antihelixknorpelfaltung nur durch Matratzennähte ohne Incisionen in ihre Form gebracht.

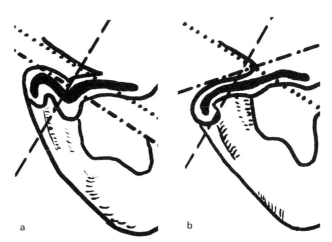

Abb. 1a u. b. Querschnitt durch die Ohrmuschel. **a** Normales Ohr. Der Winkel zwischen Schädelseitenwand (gepunktete Linie) und Concha (gestrichelte Linie) beträgt 90°. Der Winkel zwischen Concha (gestrichelte Linie) und Scapha (gepunktgestrichelte Linie) beträgt normalerweise auch 90°. *re. Bild* **b** Abstehendes Ohr. Hier ist der Winkel zwischen Concha (gestrichelte Linie) und Scapha (gepunkt-gestrichelte Linie) jedoch vergrößert

Regionale plastische und rekonstruktive Chirurgie im Kindesalter
Hrsg. von W. Kley und C. Naumann
© Springer-Verlag Berlin Heidelberg 1983

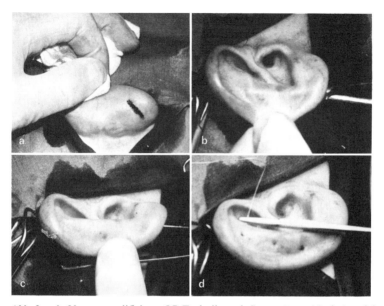

Abb. 2a–d. Unsere modifizierte OP-Technik nach Stenström. **a** Nach Anzeichnen der Antihelix Hautschnitt hinter dem Ohrläppchen. **b** Nach Umfahren des Helixschwanzes Untertunnelung der Haut vor der Antihelix mit der Schere. **c** Einritzen des Perichondriums an der angezeichneten Antihelixleiste mit einer chirurgischen Pinzette. **d** Versenkte (Ein- und Ausstich fallen zusammen) Matratzennähte zur Fixation der Knorpelknickung

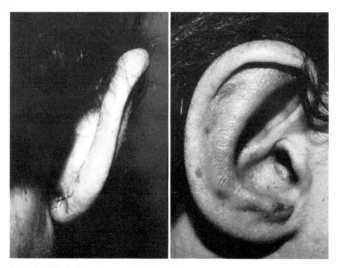

Abb. 3. 12jähriger Junge, Ohrkorrektur rechts, postoperativer Zustand am 4. Tag (erster Verbandswechsel)

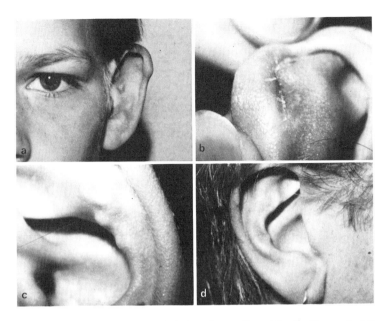

Abb. 4a–d. Rezidive und Komplikationen. **a** 14jähriger Junge, Rerezidiv li. Ohr nach 1/2 Jahr, beide Operationen nach der gleichen Methode (modifiziert nach Stenström). **b** sichtbare Fäden im Bereich der Scapha. **c** sichtbare Knoten im Bereich der Antihelix und Scapha. **d** deformierte Antihelix durch Knorpelverwerfung

Stenström (1963) gibt eine Methode an, bei der durch Einritzen des Knorpels an der Vorderseite des Antihelixwulstes eine Knickung nach dorsal erfolgt, die durch Hautexcision an der Rückwand des Ohres gehalten wird.

Wir haben eine modifizierte Stenström-Methode durchgeführt, wobei im Gegensatz zur Original-Methode eine Hautexcision an der Ohrrückseite nicht erfolgt und die Antihelixknickung durch Nähte gehalten wird.

Zunächst wird durch Druck auf die Helix das Ohr in die gewünschte Form gebracht. Der Scheitelpunkt der Antihelixwulstung wird mit einem Blaustift markiert. Von einem kleinen Hautschnitt hinter dem Ohrläppchen wird der Schwanz der Helix freipräpariert und die Haut vor der Antihelix untertunnelt. Mit einer scharfen Pinzette wird das Perichondrium über der angezeichneten Antihelixleiste durchtrennt, bei erheblicher Rigidität des Knorpels werden zusätzlich noch 2 parellele Incisionen durchgeführt. Die nun erreichte Knorpelknickung wird durch versenkte Matratzennähte in ihrer Position gehalten (Abb. 2). Die Modellierung wird durch feuchte Wattestreifen, die in die Concha, Scapha und Fossa triangularis eingelegt werden, unterstützt. Abb. 3 zeigt das postoperative Ergebnis nach 4 Tagen.

Von 1975 bis 1980 wurden nach dieser Methode in unserer Klinik wegen abstehender Ohren operiert:

57 Patienten = 53 Patienten beiderseits
              =   4 Patienten einseitig
Insgesamt   = 110 Ohrkorrekturen

Von den 110 Ohrkorrekturen sind:

31 nachuntersucht bzw.	= 16 Pat.	
63 durch Fragebogen erfaßt worden	= 32 Pat.	
14 unbekannt verzogen oder	= 8 Pat.	
2 eine Antwort schuldig geblieben	= 1 Pat.	

Das Durchschnittsalter der bei uns Operierten betrug:
beim weiblichen Geschlecht 12,6 Jahre,
beim männlichen Geschlecht 13,8 Jahre;
davon war der jüngste 6 und der älteste 27 Jahre alt.
Die Nachuntersuchung erfolgte zwischen 6 Monaten und 6 Jahren.

Die subjektive Einschätzung aller – also der nachuntersuchten und befragten Patienten – ergab folgendes Ergebnis:

Von insgesamt 94 Ohren waren:

51 Ohrkorrekturen als sehr gut	= 54%	
30 als beschränkt gut	= 32%	
13 als schlecht bewertet	= 14%	

Rezidive und Komplikationen der Ohrkorrekturen waren: (Abb. 4)

	Von 31 Nachuntersuchten (= 16 Pat.)	Von 63 Befragten (= 32 Pat.)
Teilrezidive	2	–
Rezidive	1	4
Rerezidive	–	1
Sichtbare Fäden	8	–
Knotenbildungen	5	–
Deformierte Antihelix	4	–
Wundheilungsstörung	–	4
Herauseitern der Fäden	–	4

Objektive Untersuchung und subjektive Einschätzung des Operationserfolges der Ohrkorrekturen erbrachte folgende Ergebnisse

	Bei 31 Nachuntersuchten (= 16 Pat.)	Bei 63 Befragten (= 32 Pat.)
Objektive Untersuchung ergab als:		
Sehr gut	11	
Gut (sichtbare Fäden)	8	
Mäßig (Knoten/Teilrezidiv)	7	
Schlecht (Helixdeformierung/Rezidiv)	5	
Subjektive Einschätzung ergab als:		
Sehr gut	19	32
Eingeschränkt gut	7	23
Schlecht	5	8

58

Unseres Erachtens stellt die von uns angewandte modifizierte Operationsmethode nach Stenström eine einfache Technik dar, die jedoch ihre Komplikationen und auch Rezidive hat. Die Patienten waren jedoch mit dem Operationsergebnis häufiger zufrieden als der objektive Untersucher. Insgesamt sahen 86% der Operierten einen positiven Operationserfolg.

Literatur

Becker W, Haas E (1964) Unsere Erfahrungen mit der Antihelixplastik. Z Laryng Rhinol 43:56–63

Converse JM, Nigro A, Wilson FA, Johnson NE (1955) Technique for surgical correction of lop ears. Plast Reconstr Surg 15:411–418

Langer C (1882) Über die Form- und Lageverhältnisse des Ohres. Mitteil Antropolog Ges Wien 2:115–124

Mustardé JC (1963) The correction of the prominent ears using simple mattress sutures. Brit J Plast Surg 16:170–176

Nagel F (1978) Fehler bei der Otoplastik – ihre Verhütung und Korrektur. Fehler und Gefahren in der Plastischen Chirurgie. Düben, W (Hrsg) Thieme, 569–72

Stenström SJ (1963) A natural technique for correction of congenitally prominent ears. Plast Reconstr Surg 32:509–518

Tanzer RC (1962) The correction of the prominent ears. Plast Reconstr Surg 30:236–246

Pyeloplastische Korrekturen von Ureterabgangsstenosen im Kindesalter

H. Frohmüller, Würzburg

Ureterabgangsstenosen werden im Kindesalter häufig beobachtet. Sie unterscheiden sich durch eine Reihe von Merkmalen, die u. a. auch die Wahl des operativen Vorgehens betreffen, von solchen, die bei Erwachsenen diagnostiziert werden.

In der Mehrzahl der Fälle kommt als Ursache der Harnleiterabgangsstenose ein enges aperistaltisches Uretersegment, die sog. „intrinsic stenosis", in Betracht, welche die Folge einer Substitution der normalen, musculären Spiralen durch longitudinale Fasern ist. Dadurch wird die Überleitung der peristaltischen Welle vom Nierenbecken auf den Ureter beeinträchtigt. Zu den weiteren ätiologischen Faktoren zählen außerdem über den Ureterabgang hinwegziehende aberrierende Gefäße, Adhäsionen, Abknickungen des Ureters, diffuse retroperitoneale Fibrose, u. a. Der im Erwachsenenalter relativ häufige sog. „hohe Ureterabgang" scheint bei Kindern seltener als auslösender Faktor einer Harnleiterabgangsstenose in Frage zu kommen.

Typischerweise präsentiert sich die Ureterabgangsstenose im Kindesalter mit einer gastrointestinalen Symptomatik, wie unklaren Bauchschmerzen, vor allem periumbilikal, und Erbrechen. Auch kolikartige Schmerzen gehören zum Krankheitsbild der Harnleiterabgangsstenose, ebenso wie Hämaturie, Enuresis und, wenn auch wesentlich seltener als vermutet, Harnwegsinfekte. Besonders bei Säuglingen kann ein palpabler Tumor im Abdomen auf dieses Krankheitsbild hinweisen. Differential-diagnostisch ist dann vorrangig ein Wilms-Tumor auszuschließen.

Die Diagnose einer Ureterabgangsstenose wird durch das Ausscheidungs- oder besser das Infusionsurogramm gestellt. Bei dehydrierten Kindern kann ein simples Ausscheidungsurogramm zur Fehlinterpretation führen. Deshalb wird gelegentlich auch die Anfertigung eines Urogramms nach Furosemid-Injektion empfohlen.

Die retrograde Uretero-Pyelographie kommt lediglich zum Einsatz bei funktionsloser Niere und zur Visualisation eines im Urogramm nicht dargestellten Ureters. Diese invasive Untersuchungstechnik sollte dann auch nur unmittelbar vor dem operativen Eingriff erfolgen, um eine präoperative Infizierung einer bestehenden Hydronephrose möglichst zu vermeiden.

Da ein vesico-ureteraler Reflux eine Harnleiterabgangsstenose vortäuschen kann, gehört ein Refluxcystogramm routinemäßig zu den diagnostischen Maßnahmen.

Zu den eindeutigen Indikationen für ein operatives Vorgehen zählen, ebenso wie bei der Ureterabgangsstenose im Erwachsenenalter, eine Hydronephrose, Schmerzen und ein Harnwegsinfekt. Eine unkomplizierte Pyelektasie allein genügt nicht als Operationsindikation. Im Zweifelsfall sind Kontrolluntersuchungen in regelmäßigen zeitlichen Abständen empfehlenswert.

Im Falle einer einseitigen Harnleiterabgangsstenose kann bei Kindern die Wahl zwischen einer Pyeloplastik und der Nephrektomie außerordentlich schwierig sein. Die Erfahrung lehrt, daß kindliche Nieren eine nicht vorhersehbare, oft überraschend hohe, regenerative Potenz besitzen. Aus diesem Grund ist ein extrem konservatives Vorgehen gerechtfertigt. Beim Vorliegen einer bilateralen Ureterabgangsstenose kann die Nephrektomie der einen Niere infolge der zusätzlichen Belastung der contralateralen Niere zur Dekompensation dieses Organs mit rascher Zunahme der Hydronephrose führen.

Nicht alle der zahlreichen dem Operateur zur Verfügung stehenden Pyeloplastik-Methoden eignen sich zur Behandlung der Ureterabgangsstenose im Kindesalter. Die folgende Abb. 1 zeigt die gebräuchlichsten der bei Kindern anwendbaren Techniken. (Operationsverfahren nach Foley (Y-V-Plastik), nach Culp-DeWeerd (Spirallappenmethode), nach Davis („intubated ureterotomy") und nach Anderson-Hynes (sog. „dismembered pyeloplasty" bzw. Ureteropyelostomie). Bei den ersten drei Verfahren bleibt die Kontinuität zwischen Nierenbecken und Ureter erhalten, während bei der Anderson-Hynes-Technik eine Kontinuitätsdurchtrennung stattfindet. Von verschiedenen Autoren wird die letztere Methode wegen ihrer unkomplizierteren Technik und der damit zu erzielenden besseren Ergebnisse im Kindesalter bevorzugt. Der zuletzt genannte Faktor hängt wahrscheinlich damit zusammen, daß bei diesem Vorgehen der pathologisch veränderte Bezirk am Ureterabgang reseziert wird.

Es erscheint wichtig, an dieser Stelle darauf hinzuweisen, daß eine simple Kalibrierung oder Bougierung des Ureterabgangs genausowenig zu dem gewünschten Erfolg führt wie eine alleinige Durchtrennung von aberrierenden Gefäßen, die über den Ureterabgang hinwegziehen. Der Grund für den Mißerfolg derartiger Maßnah-

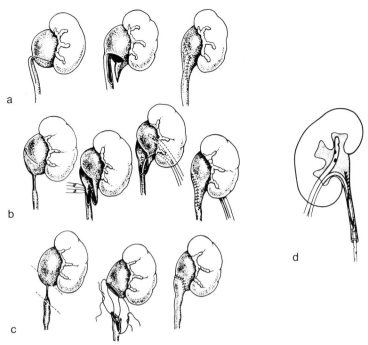

Abb. 1 a–d. Die gebräuchlichsten Pyeloplastik-Methoden: **a** Foley-Plastik (Y-V-Plastik), **b** Culp-DeWeerd-Plastik (Spirallappentechnik), **c** Anderson-Hynes-Technik (Ureteropyelostomie), **d** Davis-Plastik (Intubierte Ureterotomie)

men liegt in der Tatsache begründet, daß fast stets eine sog. „intrinsic stenosis" als Ursache der Harnleiterabgangsstenose vorliegt, die nur mit einer der üblichen Pyeloplastik-Techniken beseitigt werden kann.

Eine seit langem bestehende Streitfrage unter Urologen betrifft die Verwendung oder Nichtanwendung von Nephrostomiekathetern und/oder Uretersplints bei der Pyeloplastik, d. h. die Frage, ob eine temporäre Harnableitung nach Nierenbeckenplastik erforderlich ist oder nicht. Während manche Autoren kategorisch jede Ureterschienung und Harnableitung über einen Nephrostomiekatheter ablehnen, bevorzugen andere in fast allen Fällen dieses Vorgehen. Eine kürzlich erschienene Arbeit von Homsy et al. kommt zu dem Ergebnis, daß bei sehr schmalem Nierenparenchym und stark erweitertem atonischem Pyelon die temporäre Harnableitung über einen Nephrostomiekatheter von Vorteil ist. Bei der Anderson-Hynes-Technik ist im allgemeinen die Anwendung von Nephrostomie und Uretersplint nicht angezeigt, da dieses Vorgehen gehäuft postoperative Vernarbungen und damit rezidivierende Obstruktionen nach sich zieht. Bei dieser Technik genügt generell das Einlegen einer Redon-Drainage bis zum Sistieren der Urinausscheidung über das Drain. Die gleichen Autoren sind der Meinung, daß die kurzfristige Verwendung einer Nephrostomie und einer Ureterschiene den postoperativen Verlauf und die Morbidität nicht wesentlich ändert im Vergleich zu den Fällen, bei denen auf diese Ableitungen verzichtet wird.

Als idealen Zugangsweg für die Durchführung einer Pyeloplastik bevorzugen wir, ebenso wie eine Reihe anderer Autoren, die Schnittführung nach Lurz, den sog. „muskelschonenden Lumbodorsalschnitt".

Bei der Beurteilung der postoperativen Ergebnisse einer Pyeloplastik müssen zahlreiche Faktoren in Betracht gezogen werden, so daß eine eindeutige Aussage schwierig ist. Das beste Erfolgskriterium dürfte die Beseitigung der Symptome sein, die den Anlaß für die Operationsindikation gaben. Diese Resultate sind jedoch nicht immer gleichbedeutend mit einer Verbesserung des urographischen Befundes.

An unserer Klinik wurde in dem 15-Jahres-Zeitraum von 1966–1980 bei 51 Kindern im Alter von 6 Monaten bis 15 Jahren wegen einer Ureterabgangsstenose eine Pyeloplastik vorgenommen (Tabelle 1).

43 dieser Kinder konnten retrospektiv analysiert werden. Es handelte sich um 27 Knaben und 16 Mädchen. Bei 40 dieser 43 Kinder wurde eine einseitige Operation vorgenommen und bei 3 Kindern war eine beidseitige Pyeloplastik erforderlich, so daß insgesamt 46 renale Einheiten einer Operation unterzogen wurden.

Die angewandten Pyeloplastik-Techniken sind aus der Tabelle 2 ersichtlich. Die Ureteropyelostomie nach Anderson-Hynes (1949) war die weitaus am häufigsten

Tabelle 1. Pyeloplastiken im Kindesalter 1966 – 1980

Anzahl der Patienten	51
Durchschnittsalter (6 Monate – 15 Jahre)	8 Jahre

Tabelle 2. Pyeloplastiken im Kindesalter

Op. methode bei 43 retrospektiv analysierten Patienten		♂	27
		♀	16
Einseitig operierte Patienten	40		
Beidseitig operierte Patienten	3		
(Renale Einheiten: 46)			
Anderson-Hynes		36	
Culp-DeWeerd		3	
Foley (Y-V-Plastik)		2	
Davis (intubierte Ureterotomie)		4	
Kombination Anderson-Hynes: Davis		1	
		46	

Tabelle 3. Urographische Befunde nach Pyeloplastiken im Kindesalter

	Renale Einheiten
Gut (Rückbildung der renalen Ektasie, glatter KM-Abfluß)	33 (71,7%)
Befriedigend (ungenügende Rückbildung der Ektasie)	9 (19,6%)
Unbefriedigend (Ektasie gleichbleibend oder verstärkt)	4 (8,7%)

durchgeführte Operationsmethode. Unsere günstigen Erfahrungen mit dieser Technik entsprechen damit, auch in Bezug auf die Frequenz, den Angaben in der Literatur.

Um eine möglichst objektive Beurteilung der Behandlungsergebnisse zu erreichen, wurden bei der retrospektiven Auswertung der Krankheitsfälle lediglich die prae- und postoperativen urographischen Befunde beurteilt (Tabelle 3). Wenn man die guten und die befriedigenden Resultate zusammenfaßt, lag die Erfolgsrate bei 91% und entspricht damit den in der Literatur mitgeteilten Ergebnissen, u.a. auch aus der Mayo Clinic mit 92% (Zincke et al. 1974).

Zusammenfassend läßt sich feststellen, daß im Kindesalter vor allem mit der Pyeloplastik nach Anderson-Hynes (1949) gute Ergebnisse bei der Behandlung der Ureterabgangsstenose zu erzielen sind.

Literatur

1. Ackermann R, Frohmüller H (1973) Erfahrungen mit der Intubations-Ureterotomie nach Davis und deren Indikation. Urologe A 12:112
2. Anderson JC, Hynes W (1949) Retrocaval ureter: A case diagnosed preoperatively and treated successfully by plastic operation. Brit J Urol 21:209
3. Culp OS (1961) Choice of operations for ureteropelvic obstruction: Review of 385 cases. Canad J Surg 4:157
4. Culp OS (1967) Management of ureteropelvic obstruction. Bull NY Acad Med 43:355
5. Culp OS, DeWeerd JH (1951) A pelvic flap operation for certain types of ureteropelvic obstruction: Preliminary report. Proc Staff Meet Mayo Clin 26:483
6. Culp OS, DeWeerd JH (1954) A pelvic flap operation for certain types of ureteropelvic obstruction: Observations after two years' experience. J Urol 71:523
7. Culp OS, Rusche CF, Johnson SH, Smith DR (1962) Hydronephrosis and hydroureter in infancy and childhood. J Urol 88:443
8. Foley FEB (1937) A new plastic operation for stricture at the ureteropelvic junction: report of 20 operations. J Urol 38:643
9. Homsy Y, Simard J, Debs C, Laberge I, Derreault G (1980) Pyeloplasty: to divert or not to divert. Urology 16:577
10. Johnston JH, Evans JP, Glassberg KI, Shapiro SR (1977) Pelvic hydronephrosis in children: a review of 219 personal cases. J Urol 117:97
11. Zincke H, Kelalis PP, Culp OS (1974) Ureteropelvic obstruction in children. Surg Gynec Obstet 139:873

Die operative Behandlung von Megaureteren und ihre Indikation

R. Ackermann, Würzburg

Die Bemühungen der letzten Jahre um eine einheitliche Nomenklatur und Klassifikation von Megaureteren zielen vor allem darauf ab, die zum Teil gegensätzlichen Ansichten über die Therapie dieser Mißbildungen zu beseitigen. Anhand der in Tabelle 1 angegebenen von Stockamp und Hohenfellner [4] vorgeschlagenen Einteilung der Megaureteren sollen im folgenden mit klinischen Beispielen die therapeutischen Möglichkeiten der verschiedenen Formen des Megaureters diskutiert werden. Diese Klassifikation unterscheidet zwischen einer primären und sekundären Form des Megaureters. Bei der primären Form liegt die Ursache, die zur Megasierung des Harnleiters führt, am Ureter selbst, während sie bei der sekundären Form, distal des Ureters, entweder im Bereich der Blase oder der Urethra lokalisiert ist.

Primärer Megaureter

Die mit einer Verminderung der Peristaltik einhergehende Dilatation des Harnleiters kann bei der primären Form entweder durch eine congenitale Obstruktion des Ureters, oder durch eine Mißbildung der Ureter-Blasenverbindung refluxiv bedingt sein. Dementsprechend wird zwischen primär obstruktiven und primär refluxiven Megaureteren unterschieden. Ein stenotisches distales Uretersegment ist die häufigste Ursache der primär obstruktiven Megaureterbildung. Eine primär obstruktive Megasierung des Harnleiters wird auch bei der distalen Ektopie der Harnleitermündung beobachtet. Diese Ursache ist am Beispiel eines 7jährigen Mädchens in Abb. 1

Tabelle 1. Klassifikation des Megaureters

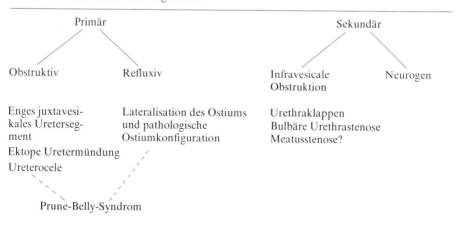

Regionale plastische und rekonstruktive Chirurgie im Kindesalter
Hrsg. von W. Kley und C. Naumann
© Springer-Verlag Berlin Heidelberg 1983

dargestellt. Als weitere obstruktive Ursache einer primären Megaureterbildung sind Ureterocelen zu nennen. Durch unvollständige Rückbildung der Chawallaschen Membran, einer Epithelscheide, die den endständigen Anteil eines Wollfschen Ganges vom Sinus urogenitalis trennt, entsteht eine Obstruktion direkt am Ostium, die die Bildung der Ureterocele bewirkt und eine Megasierung des Ureters zur Folge haben kann (Abb. 2).

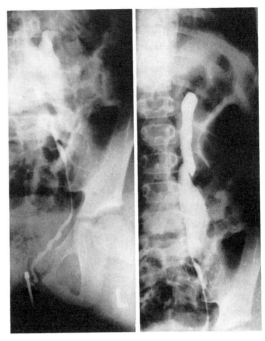

Abb. 1. Retrogrades Ureterpyelogramm links: Distale Ektopie der Uretermündung und primär obstruktiver Megaureter

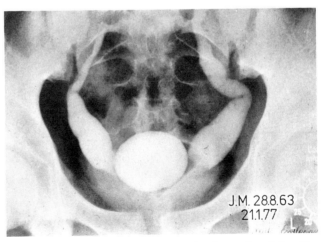

Abb. 2. Ausscheidungsurogramm: Taubeneigroße Ureterocele und primär obstruktive Megaureteren beidseits. Die ebenfalls vorhandene gleichgroße kontralaterale Ureterocele ist nicht dargestellt

Neben den erwähnten mechanischen Obstruktionen können funktionelle Störungen des Harntransportes wie sie beim vesicoureteralen Reflux bestehen, ebenfalls zur Entwicklung eines Megaureters führen. Die Mißbildung der Ureter-Blasen-Verbindung, die bei normaler Entwicklung den Rückfluß des Harns in den oberen Harntrakt verhindert, stellt die Ursache der Harntransportstörung dar. Pathologisch-anatomisch findet sich je nach Ausmaß der Mißbildung eine Lateralisation des Ostiums infolge einer verkürzten Pars intramuralis des Harnleiters und eine pathologische Konfiguration des Ureterostiums. Das Ausmaß der Mißbildung ist somit cystoskopisch erfaßbar. Hat der vesico-ureterale Reflux zur Bildung von Megaureteren geführt, finden sich meist hufeisenförmige und vor allem golflochartige Ostien.

Die operativen Therapiemöglichkeiten der primär obstruktiven und refluxiven Form des Megaureters sind in Tabelle 2 zusammengestellt. Für die Wahl des geeigneten operativen Verfahrens sind die in Tabelle 3 aufgeführten diagnostischen Informationen erforderlich. Das Ausscheidungsurogramm gibt Hinweise über das Ausmaß der Ektasie des oberen Harntraktes und eine Orientierung über die Ausscheidungsfunktion der betroffenen Niere. Bei Vorliegen eines refluxiven Megaureters kann häufig die Megasierung des Ureters nicht in ihrem tatsächlichen Ausmaß erkennbar sein. Das zum Nachweis des vesico-ureteralen Refluxes erforderliche Refluxcystogramm oder Miktionscysturethrogramm zeigt aber dann die Ektasie des oberen Harntraktes in seinem vollen Umfang. Ist die Megasierung des Ureters im Ausscheidungsurogramm nicht oder nur angedeutet erkennbar, weist dies auf eine gute Kontraktilität des Megaureters hin, vorausgesetzt, daß keine wesentliche Funktionseinschränkung der vorgeschalteten Niere vorliegt. Dies läßt sich durch Bestim-

Tabelle 2. Operative Therapie des Megaureters – primäre Form (obstruktiv-refluxiv)

Distale Ureterresektion und Ureteroneocystostomie

Längs- und Querverschmälerung des Ureters und Ureteroneocystostomie

Längs- und Querverschmälerung des Ureters mit Ureteroneocystostomie und Pyeloplastik (komplette Uretermodelage)

Supravesicale Harnableitung

Tabelle 3. Diagnostik bei Megaureter

1. Ektasie des Nierenbeckenkelchsystems und des Ureters (Urogramm)

2. Ausschluß einer infravesicalen Obstruktion, Ostiumkonfiguration (MCU, Urethrocystoskopie)

3. Ausmaß der Abflußbehinderung (perkutane Nephrostomie, Isotopennephrogramm)

4. Seitengetrennte Nierenfunktion (Jod-Hippuran Clearance)

5. Harnwegsinfektionen (bakteriologische Harnuntersuchung)

mung der seitengetrennten Nierenfunktion mit einer Radioisotopen-Clearance ausschließen. Diese Untersuchung liefert wichtige Hinweise über die Erfolgsaussichten einer plastischen Rekonstruktion der Ureter-Blasenverbindung, mit der sowohl beim refluxiven als auch beim obstruktiven Megaureter der betroffene obere Harntrakt erhalten werden kann, ohne daß eine unphysiologische und für den Pat. belastende supravesicale Harnableitung erforderlich wird. Der Kurvenverlauf des Nephrogramms liefert zum Ausscheidungsurogramm zusätzliche Information über das Ausmaß der Harnabflußstörung. Das Ausscheidungsurogramm wird aber durch die Isotopen-Nephrographie nicht ersetzt. Nach Untersuchungen von Haubensak [1] ist bei einer eingeschränkten Nierenfunktion von 2,3 mg% die Aussicht auf eine Funktionserhaltung oder -verbesserung der betroffenen Niere nach plastischer Rekonstruktion des oberen Harntraktes gering. Untersuchungen bei Erwachsenen haben ergeben, daß bei einer Einschränkung der Jod-Hippuran Clearance auf einen kritischen Wert von 60 ml/min, trotz technisch geglückter operativer Therapie mit einer stufenweisen oder rapiden Verschlechterung der Nierenfunktion zu rechnen ist [2]. In diesen Fällen ist die Sicherung des Harnabflusses und damit der Nierenfunktion durch verschiedene Verfahren der supravesicalen Harnableitung (z. B. Ileum conduit) zu diskutieren.

Bei eingeschränkter Nierenfunktion ist deshalb vor allem beim Kind vor der operativen Korrektur des Megaureters primär eine Entlastung des oberen Harntraktes über eine percutane Nephrostomie bzw. loop-Uretero- oder Pyelocutaneostomie vorzunehmen (Abb. 3). Unter einer solchen temporären Harnableitung verbessert

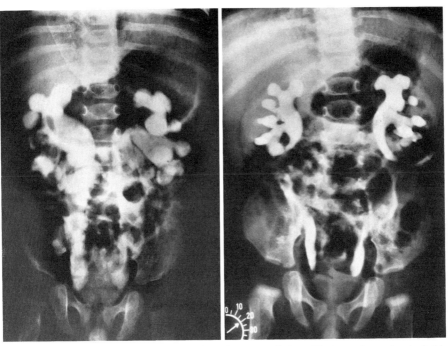

Abb. 3. Ausscheidungsurogramm vor und 2 Monate nach loop-Ureterocutaneostomie beidseits

Tabelle 4. Primäre Behandlung bei eingeschränkter Nierenfunktion

Dauerkatheter

Percutane Nephrostomie

Loop-Uretero- oder Pyelocutaneostomie

sich die Nierenfunktion häufig, so daß eine verzögerte operative Rekonstruktion des Megaureters noch möglich wird, und eine permanente supravesicale Harnableitung vermieden werden kann. Bei Vorliegen eines refluxiven Megaureters erfolgt die Entlastung entweder über einen Dauerkatheter oder über eine suprapubische Harndrainage (Cystofix) (Tabelle 4).

Bei erhaltener oder nicht wesentlich eingeschränkter Nierenfunktion besteht die Therapie der Wahl des obstruktiven oder refluxiven primären Megaureters in der Streckung des meist geschlängelten ektatischen Harnleiters, der distalen Resektion des überschüssigen Ureteranteiles und in der Ureteroneocystostomie. Das letztere kann mit den von Politano-Leadbetter bzw. von Cohen beschriebenen Operationsverfahren erfolgen. Eine Verschmälerung des Ureterlumens durch partielle Längsresektion der Ureterwand, die sog. Uretermodelage, ist bei guter Kontraktilität der

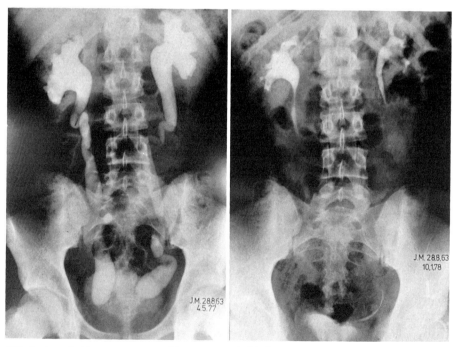

Abb. 4. Ausscheidungsurogramm: Megaureteren beidseits nach transurethraler Resektion von Ureterocelen (s. Abb. 2) Ausscheidungsurogramm 8 Monate nach bilateraler Ureteroneocystostomie nach Politano-Leadbetter ohne Harnleitermodelage

68

Ureterwand nicht unbedingt angezeigt. Eine Rückbildung der Ureterektasie nach plastischer Rekonstruktion der Ureter-Blasenverbindung wird auch ohne Ureter-modelage beobachtet (Abb. 4).

Beim Prune-Belly oder Fröhlich-Obrinsky-Syndrom finden sich neben der Aplasie der Bauchwandmuskulatur und Cryptorchismus meist multiple Mißbildungen der ableitenden Harnwege. Die fast regelmäßig nachweisbare Megasierung der Ureteren kann sowohl obstruktiv als auch refluxiv bedingt sein. Allerdings findet sich bei einem Teil der Patienten weder eine Ureterobstruktion noch ein massiver vescio-ureteraler Reflux.

Pathohistologisch findet sich bei diesen Patienten eine fibröse Umwandlung der Harnleiterwand, die im juxta-vesicalen Ureterabschnitt besonders ausgeprägt ist und die die verminderte Peristaltik erklärt. Die plastische Rekonstruktion führt in diesen Fällen kaum zu einer Verbesserung des Harntransportes, so daß sie kontraindiziert ist. Allerdings muß ein vesico-ureteraler Reflux und eine praevesicale Obstruktion ausgeschlossen werden.

Sekundärer Megaureter

Bei der sekundären Form des Megaureters kann die Ursache einerseits im Bereich der Blase liegen, z. B. können verschiedene Formen der neurogenen Blasenentleerungsstörung Ursache dafür sein. Andererseits kann die Megasierung auf eine Obstruktion der Urethra zurückzuführen sein. Der Zusammenhang zwischen Urethrastenose und konsekutiver Entwicklung von obstruktiven Megaureteren konnte von Osterhage [3] tierexperimentell an Schaffoeten geklärt werden. Die mit der Megasierung einhergehenden Veränderungen der Ureterwand der Schaffoeten sind in ähnlicher Weise auch beim Menschen zu beobachten. Abb. 5 zeigt die Befunde eines 10jährigen Jungen mit extremer Harnstauung bds. Im Miktions-Cysturethrogramm fallen die für Urethralklappen verdächtigen Kontrastmittelaussparungen proximal des Colliculus auf. Entsprechend ließ sich urethroskopisch eine ausgeprägte Urethralklappenbildung nachweisen. Bei diesem Befund war zunächst eine temporäre Dauerkatheterbehandlung erforderlich, die zur Rückbildung der Harnstauung in den oberen Harnwegen geführt hat. Nach Normalisierung der häufig eingeschränkten Nierenfunktion ist die transurethrale Klappenresektion vorzunehmen. In gleicher Weise kann eine Megasierung des Ureters auch durch kongenitale Urethrastenosen verursacht werden. Ungeklärt ist, inwieweit ausgeprägte Meatusstenosen zur Megasierung des Ureters führen.

Tabelle 5. Therapie des Megaureters – sekundär obstruktive Form

Beseitigung der infravesikalen Obstruktion

Transurethrale Resektion von Urethralklappen

Transurethrale Incision von Urethrastenosen und des Blasenhalses

Meatotomie

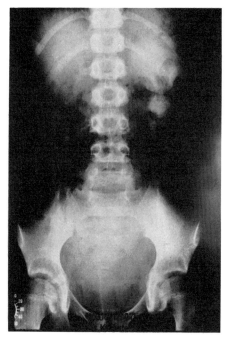

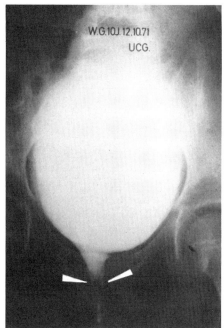

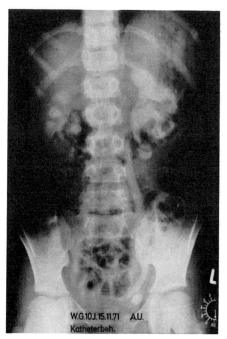

Abb. 5. Infusionsurogramm: extreme Harnstauung links und fehlende Kontrastmittelausscheidung rechts. Miktionscysturethrogramm: Urethralklappen Ausscheidungsurogramm nach Dauerkatheterbehandlung für einen Monat (unten)

Bei der sekundär obstruktiven Form ist das infravesicale Hindernis zu beseitigen, Urethralklappen werden durch transurethrale Resektionen entfernt. Kongenitale Urethrastenosen werden durch transurethrale Incision, d. h. interne Urethrotomie, evtl. auch durch Resektion behandelt. Zur Behandlung neurogener Blasenentleerungsstörungen ergeben sich verschiedene Möglichkeiten einer medikamentösen Therapie (Tabelle 5).

Literatur

1. Haubensak K (1974) Die Behandlung des beidseitigen Refluxes bei zunehmender Niereninsuffizienz im Erwachsenenalter. Akt Urol 5:83–88
2. Knipper A, Heckl W, Osterhage HR Möglichkeiten der Antirefluxplastik bei Nierenfunktionseinschränkungen. Im Druck: Therapiewoche
3. Osterhage HR (1982) Die Auswirkungen von Harnröhrenstrikturen auf den Harntrakt – Tierexperimentelle Untersuchungen an Schaffoeten. Schaffauer, Stuttgart New York
4. Stockamp K, Hohenfellner R (1980) Reflux und Megaureter. Verh Ber d Dt Ges Urol, 31. Tagung (1979). Springer, Berlin Heidelberg New York, S 222–227

Harnröhrenrekonstruktion nach Ombrédanne und Denis Browne

H. R. Osterhage, Würzburg

Die Rekonstruktion der Harnröhre nach Denis Browne und Ombrédanne ist ein zweitzeitiges Operationsverfahren zur Behandlung der Hypospadia penis. Voraussetzung für ein gutes Ergebnis ist die exakte Excision der Chorda bei der vorausgegangenen Aufrichtungsoperation. Die zweite Sitzung erfolgt dann meist nach Ablauf eines halben Jahres. Abhängig von der Länge der neuzubildenden Urethra führen wir entweder die Harnröhrenrekonstruktion nach Ombrédanne oder nach Denis Browne durch. Beide Operationsmethoden zeichnen sich durch ihre einfache operative Technik aus. Durch Modifikation der klassischen Operationsmethoden kann die Komplikationsrate und vor allem die Fistelrate gesenkt und ein ausgezeichnetes kosmetisches Ergebnis erzielt werden.

Die Harnröhrenrekonstruktion nach Denis Browne eignet sich für die Fälle, bei denen kein überschüssiges Hautdepot im Bereich der Vorhautschürze zur primären Bildung einer Harnröhre mehr vorhanden ist, insbesondere nach ausgedehnten Aufrichtungsoperationen.

In der Abb. 1 sehen Sie eine Hypospadia penis bei Zustand nach Aufrichtungsoperation.

Der Eingriff beginnt mit dem Anlegen einer suprapubischen Blasenfistel (Cystofix). Das Anlegen einer perinealen Blasenfistel ist heute weitgehend verlassen wor-

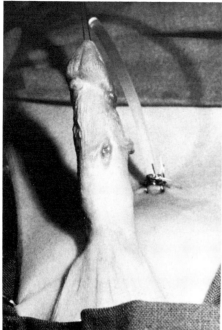
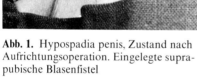
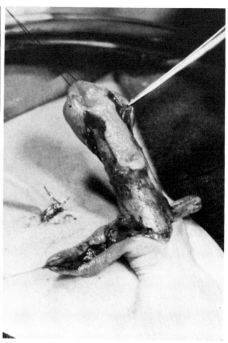

Abb. 1. Hypospadia penis, Zustand nach Aufrichtungsoperation. Eingelegte suprapubische Blasenfistel

Abb. 2. Ausgeschnittener Epithelstreifen. Aus diesem Epithelstreifen bildet sich nach Versenkung eine vollständige Harnröhre. Prinzip der Technik von Denis Browne

den. Die temporäre Harnableitung wurde bereits im vorigen Jahrhundert von Thiersch für die Harnröhrenrekonstruktion empfohlen und auch von anderen Autoren als unerläßlich gehalten.

Das Prinzip der 1949 von Denis Browne angegebenen Technik besteht in der Harnröhrenbildung durch einen versenkten Hautstreifen. Aus diesem Epithelstreifen bildet sich in gewöhnlich 9–12 Tagen durch Epithelialisierung eine vollständige Harnröhre, deren Umfang erfahrungsgemäß größer ist, als die ursprüngliche Breite des versenkten Hautstreifens.

In der Abb. 2 sehen Sie den Epithelstreifen, der unter Schonung der Corpora cavernosa ausgeschnitten wird. Um das Orificium urethrae externum auf die Glans zu verlagern, wird durch Excision von 2 dreieckigen Epithelbezirken die Glans seitlich des Hautstreifens angefrischt, damit die deckenden Hautlappen in Richtung der Glansspitze anwachsen können.

Aus diesem Epithelstreifen bildet sich eine vollständige Röhre.

Die Originalmethode nach Denis Browne wird heute nur noch selten angewandt und sei der Vollständigkeit halber aufgeführt. Nach Mobilisierung der seitlich des Epithelstreifens liegenden Penishaut werden zur Deckung des Epithelstreifens beide Hautlappen mit sogenannten Doppelsteppnähten breitflächig vereinigt. Für die Doppelsteppnähte wird Draht oder Nylon verwandt. Jeweils an der Austrittsstelle

72

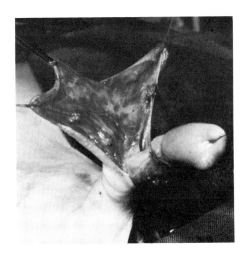

Abb. 3. Die Penishaut wird je nach Gefäßversorgung asymmetrisch incidiert, so daß zwei verschieden große Hautlappen resultieren

des Nylonfadens bzw. Drahtes erfolgt die Fixation der meist verwendeten Glasperlen durch eine kleine Plombe. Die freien Hautränder werden ferner durch Chromcatgut vereinigt. Zur Entlastung wird eine dorsale Incision der Penishaut durchgeführt. Zur Vereinigung der Penishaut können auch zwei Einzelnahtreihen oder fortlaufende intracutane ausziehbare Nylonnähte mit guten Ergebnissen angewandt werden.

Wir bevorzugen eine intracutane U-Naht, die so dicht aufeinanderfolgend als möglich gestochen wird. Die intracutane U-Naht hat den Vorteil, daß die Cutis nicht durchstochen wird, und die Gefahr der Fistelbildung damit geringer ist. Wir verwenden als Material Dexon 4×0, was ferner den Vorteil hat, daß die Fäden nicht entfernt werden müssen.

Der ausgeschnittene Epithelstreifen wird mit den von Marberger beschriebenen asymmetrischen Rotationslappen versenkt. Nach Ausscheiden des Epithelstreifens erfolgt die Circumcision und Mobilisierung der Penishaut (Abb. 3).

Die Penishaut wird je nach Gefäßversorgung asymmetrisch incidiert, so daß zwei verschieden große Hautlappen resultieren. Unter Belassung eines dorsalen Dreieckes wird die mobilisierte Penishaut incidiert.

Der größere der asymmetrischen Rotationslappen wird an den angefrischten Stellen der Glans zur Bildung des Orificium externum urethrae fixiert. Der Epithelstreifen wird somit „versenkt". Ist eine spannungslose Deckung nicht möglich, so gelingt dies meist unter Zuhilfenahme eines durch bogenförmige Incision gewonnenen Scrotallappens.

In Abb. 4 ist der versenkte Epithelstreifen spannungslos gedeckt. Bei der von Marberger beschriebenen Modifikation mit asymmetrischen Rotationslappen wird darauf geachtet, daß die Nahtreihe nicht in den Bereich des versenkten Epithelstreifens zu liegen kommt bzw. aus der Mittellinie herausverlagert wird. Hierdurch ließ sich die Häufigkeit der Fistelbildungen deutlich reduzieren.

Eine dorsale Incision des Penis, wie bei der Originalmethode beschrieben, ist bei dieser Modifikation nur selten nötig, da meist genügend Material mit Hilfe der Scrotalhaut zur spannungsfreien Deckung vorhanden ist.

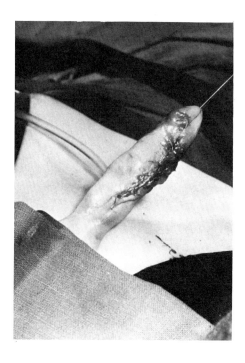

Abb. 4. Der größere der asymmetrischen Rotationslappen wird an der Glans zur Bildung des Orificium externum urethrae fixiert. Der Epithelstreifen wird somit „versenkt". Die Nahtreihe liegt außerhalb der Mittellinie

Ist es in seltenen Fällen auch mit einem Scrotallappen nicht möglich, eine spannungsfreie Deckung zu erreichen, so empfiehlt sich das von Michalowski angegebene Verfahren mit Einbettung des Penishautstreifens in das Scrotum, das die Vorteile der Cecilschen und Denis Browneschen Technik vereinigt.

Die Notwendigkeit eines Kompressionsverbandes ist nach wie vor umstritten.

Wir legen in jedem Fall einen Salben- bzw. Vaselinestreifen als circulären Kompressionsverband an. Der Verband wird in Richtung des rotierten Hautlappens angelegt. Nur bei Rekonstruktion über den Penoscrotalwinkel hinaus werden Drainagen verwandt. In diesen Fällen empfiehlt sich ein suspensoriumartiger Druckverband nach Frohmüller.

Die Harnröhrenplastik nach Ombrédanne ist in ihrer Originalmethode vielfach modifiziert worden und hat dadurch auch häufig ihren Namen gewechselt. Das Prinzip der 1911 von Ombrédanne beschriebenen Technik besteht in der Bildung einer penilen Harnröhre durch einen ventralen Penishautlappen, der zur Glans hochgeschlagen wird. Der entstandene Penisschaftdefekt wird unter Verwendung des dorsalen Vorhautblattes gedeckt. Diese „Knopfloch-Transposition" wurde 1941 auch von Nesbit favorisiert. Wegen der kosmetisch unschönen seitlichen Hautwülste haben wir diese Operationsmethode zugunsten der von Marberger beschriebenen Rotationstechnik verändert. Die Harnröhrenplastik verdient dennoch die Bezeichnung „Ombrédanne", da das Grundprinzip der primären Harnröhrenbildung unverändert ist.

Die primäre Harnröhrenbildung erfolgt durch Ausschneiden eines ventralen Hautlappens.

Wegen der Retraktion des Gewebes muß relativ „großzügig" Hautmaterial verwandt werden.

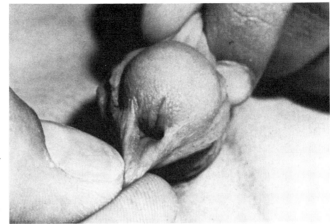

Abb. 5. Kosmetisches Ergebnis nach Harnröhrenrekonstruktion. Das Orificium externum urethrae liegt an der Glansspitze und ist ausreichend weit

Die Bildung der Harnröhre erfolgt durch Hochschlagen des ausgeschnittenen Hautlappens.

Die Harnröhre wird über dem Katheter zu einem Rohr verschlossen und danach wird der transurethral eingelegte Katheter wieder entfernt. Als Nahttechnik empfiehlt sich wiederum die U-Naht mit Dexon oder Vicrylfäden.

Der ventrale Hautdefekt wird nach Mobilisation der Penishaut und asymmetrischer Incision wiederum mit Rotationslappen gedeckt. Aus kosmetischen Gründen wird die dorsale Vorhautschürze relativ großzügig reseziert. Nach der Operation wird wiederum ein zirkulärer Kompressionsverband angelegt.

Der zirkuläre Kompressionsverband wird sowohl beim Ombrédanne als auch beim Denis Browne meist für 6 Tage belassen.

Zur postoperativen Nachsorge kommt um das Glied ein zirkulärer, wattierter „Tubegauz"-Stützverband. Dieser, mit Watte gefütterte Schlauchverband kann vom Pflegepersonal leicht gewechselt werden und erspart den sogenannten „Bettenbahnhof". Auch läßt sich in diesem Stützverband der meist nach einigen Tagen verklebte zirkuläre Kompressionsverband leicht befeuchten und damit schmerzlos entfernen.

Der suprapubische Katheter wird beim Ombrédanne meist am 7. Tag, beim Denis Browne nach 12 Tagen abgeklemmt und entfernt, wenn man sich davon überzeugt hat, daß die Miktion über die neue Harnröhre einwandfrei funktioniert.

Nach den vorbeschriebenen Methoden wurden bislang 28 Harnröhrenrekonstruktionen durchgeführt. In einem Fall trat eine Urinfistel nach Denis Brownescher Hypospadiekorrektur auf.

Der Meatus externus urethrae ließ sich bis zur Glansspitze verlegen.

Das kosmetische Ergebnis ist gut (Abb. 5).

Zusammenfassung

Abhängig von der Länge der neuzubildenden Urethra führen wir entweder die Harnröhrenrekonstruktion nach Ombrédanne oder nach Denis Browne durch. Der ventrale Hautdefekt wird mit den von Marberger beschriebenen asymmetrischen Rotationslappen gedeckt. Adjuvante Maßnahmen in der operativen Technik und Nachsorge können das Operationsergebnis positiv beeinflussen:

1. Suprapubische Harnableitung.
2. Intracutane U-Naht mit atraumatischem synthetischem resorbierbarem Nahtmaterial.
3. Zirkulärer Kompressionsverband. Dadurch wird eine gute Blutstillung erreicht und Drainagen werden meist überflüssig.
4. Wattierter Stützverband.

Literatur

1. Browne D (1949) An operation for hypospadias. Proc R Soc Med 42:466–468
2. Marberger H, Decristofero A (1975) Indikation, Technik und Ergebnisse der Hypospadie-korrektur-Operation nach unserer Modifikation der Denis-Brownschen Technik. Urologe A 14:117–120
3. Michalowski E, Modelski W, Kowalski A (1970) Erfahrungen und Ergebnisse bei der operativen Behandlung der Hypospadie. Urologe A 9:32–38
4. Ombrédanne M (1911) Hypospadia pénien chez l'enfant. La Presse médicale 84:843–844

Ergebnisse der Harnröhrenrekonstruktion nach Cecil-Michalowski

W. Sturm, G. Staehler und E. Schmiedt, München

Von den über 150 angegebenen Operationsverfahren zur Konstruktion bzw. Rekonstruktion der männlichen Harnröhre konnten sich nur wenige Methoden für die routinemäßige Anwendung durchsetzen. Eine weit verbreitete ist die von Denis Browne im Jahre 1949 angegebene Operationsmethode. Ihrem Vorteil, dem einzeitigen Vorgehen, stehen jedoch relativ hohe Komplikationsraten, die nach der Literatur zwischen 10 und 50% liegen, gegenüber. Dies deckt sich mit unseren eigenen Erfahrungen, denen zufolge die Hauptkomplikation, nämlich die Fistelbildung am Penoscrotalwinkel und am Penisschaft in 20% auftrat. Weitere Nachteile sind die relativ oft vorkommenden Wundheilungsstörungen am neugebildeten Meatus externus, der entweder infolge Nahtdehiscenz zu weit wird, weswegen der Harnstrahl dann streut und nicht mehr dirigiert werden kann oder aber stenotisch verengt.

Eine Alternative stellt unserer Meinung nach die von Cecil bereits im Jahre 1952 angegebene zweizeitige Operationsmethode dar, über deren Ergebnisse es im Folgenden zu berichten gilt.

Die Indikation zur Harnröhrenrekonstruktion nach Cecil, die an unserer Klinik seit 1970 in einer nach Michalowski modifizierten Methode angewandt wird, stellt sich bei folgenden Erkrankungen:

Regionale plastische und rekonstruktive Chirurgie im Kindesalter
Hrsg. von W. Kley und C. Naumann
© Springer-Verlag Berlin Heidelberg 1983

1. Bei hypospadischen Harnröhren, frühestens 2 Monate nach erfolgter Aufrichtung des Penis.
2. Bei nach Johanson I geschlitzten Strikturen der penilen Harnröhre.
3. Bei größeren Urethralfisteln, wie sie z. B. nach Perforation von paraurethralen Abscessen auftreten.

Während Cecil mit seiner Originalmethode die neue Harnröhre lediglich bis zum Sulcus coronarius bildet, kann mit der bei uns seit 1970 angewandten Modifikation die Plastik bis zur Glansspitze des Penis ausgeführt werden.

Cecil bildet in seiner Originalmethode eine Harnröhre aus Penishaut und näht dann dieses Rohr in die Scrotalhaut ein. Das nach Michalowski modifizierte Verfahren nützt die spontane Regeneration eines in das scrotale Unterhautzellgewebe versenkten Hautstreifens aus. Dieses Verfahren vereinigt also die Vorteile der Methoden von Cecil und Denis Browne. Damit können Vascularisationsschäden des versenkten Epithelstreifens und Fistelbildungen wegen Hautmangel vermieden werden.

Zur Technik

An der ventralen Penisfläche wird ein Hautstreifen, die Breite hängt von der Größe des Penis ab und schwankt zwischen 5 und 20 mm, umschnitten. Die parallel geführten Schnitte werden hinter dem Orificium vereinigt. Von diesem Punkt ab wird in der Raphe des Scrotums eine Längsincision durchgeführt.

Dann werden an der Glans penis mit der Schere zwei Dreiecke ganz flach vom Epithel befreit, damit eine genügend breite Anheilungsfläche an den Scrotalhauträndern entsteht, und der neugebildete Meatus an der Glansspitze zu liegen kommt. Jetzt müssen die Hautränder der eingeschnittenen Scrotal- und Penishaut mobilisiert werden. Nach sorgfältiger Blutstillung werden die Ränder der Penis- und der Scrotalhaut zusammengenäht. In die neu gebildete Harnröhre wird ein 12 Charr. dickes Röhrchen als Splint eingelegt.

Zu Beginn oder am Ende des Eingriffs wird eine suprapubische Blasenpunktionsfistel zur Harnableitung angelegt.

Zur Vermeidung einer Erektion verabreichen wir in den ersten 10 postoperativen Tagen Valium, bei Rezidiven Cyproteronacetat. Nach 12 Tagen kann der Kranke durch die neugebildete Harnröhre urinieren, die suprapubische Blasenpunktionsfistel wird dann wieder entfernt.

Frühestens 2–3 Monate nach der ersten Sitzung kann die Befreiung des Penis aus dem Scrotum, die sogenannte Ausmuffung erfolgen. Hierzu wird in ca. 1 cm Abstand parallel zur früher erfolgten Penoscrotalnaht am Scrotum incidiert. Die entsprechenden Hautränder werden anschließend miteinander vereint. In die Scrotalwunde legen wir eine subcutane Lasche ein.

Auch bei dieser zweiten Sitzung wird zur Harnableitung für ca. 4–5 Tage eine suprapubische Blasenpunktionsfistel angelegt. Von 1970 bis Juli 1981 wurden an der Urologischen Klinik der Universität München 101 Kranke nach der geschilderten Methode operiert. Es handelte sich um 62 hypospadische Harnröhren, 36 Kranke waren wegen rezidivierender bzw. langstreckiger Harnröhrenstrikturen nach Johanson I operiert worden, in 3 Fällen wurden größere Urethralfisteln, die sich infolge paraurethraler Abscedierungen gebildet hatten, verschlossen.

Bei 5 Kranken kam es zur Harnröhrenfistelbildung. In 4 Fällen wohl deswegen, weil die Patienten frühzeitig vor Abschluß der Wundheilung durch das neugebildete Rohr urinierten. 4 dieser Patienten konnten im zweiten Anlauf mit der Methode nach Cecil-Michalowski zu einwandfreien Ergebnissen gebracht werden, bei einem Kranken wurde der zweite Versuch vor 4 Wochen durchgeführt und ist noch nicht abgeschlossen.

Gerade bei Rezidivoperationen kommt ein großer Vorteil des Operationsverfahrens nach Cecil-Michalowski gegenüber der Methode von Denis Browne zum Tragen, denn es steht immer wieder genügend Scrotalhaut zur Deckung des Defektes zur Verfügung. In zwei Fällen traten Meatusstenosen auf, die durch einfache Meatotomie korrigiert werden konnten.

Bei einem Kranken wurde bei der Lösung des Penis zuviel Scrotalhaut excidiert, so daß die überschüssige Epidermis in einer weiteren Sitzung entfernt werden mußte.

Die Nachuntersuchung, die in einem Zeitraum von 3 Monaten bis 9 Jahren erfolgte, wurde nach folgenden Kriterien durchgeführt:
Propulsion des Harnstrahles,
Dirigierbarkeit des Harnstrahles,
Erektionsfähigkeit,
kosmetisches Ergebnis.

Von den 101 operierten Patienten standen 86 für die Nachuntersuchung zur Verfügung.

Subjektiv bestand bei allen 86 Nachuntersuchten Beschwerdefreiheit und Zufriedenheit mit dem Operationsergebnis.

Die Propulsion des Harnstrahles lag bei 6 Patienten unter 50 g/sec., bei allen übrigen Operierten war der Harnstrahl kräftig. Nur 3 Patienten klagten über einen gießkannenförmig streuenden und damit nicht dirigierbaren Strahl. Dies störte sie jedoch nicht, so daß sie sich zu keiner Korrektur entschließen konnten und lieber die Miktion im Sitzen durchführen.

9 Männer im geschlechtsreifen Alter gaben an, unter erektiler Impotenz zu leiden. Bis auf einen Fall handelt es sich um Operierte, die auch präoperativ bereits über eine Impotenz klagten. Das kosmetische Ergebnis war in allen Fällen befriedigend bis sehr gut.

Zusammenfassend kann gesagt werden, daß mit der bei uns seit 1970 durchgeführten Operation nach Cecil-Michalowski gute funktionelle Ergebnisse erzielt werden. Besonders die niedrige Fistelrate und die zufriedenstellenden kosmetischen Resultate veranlassen uns, diesem Verfahren in entsprechenden Fällen weiterhin den Vorzug zu geben.

Diskussion

H. Frohmüller, Würzburg: Wir verwenden die Harnröhrenkonstruktion nach Cecil an unserer Klinik seit 1965 und können bestätigen, daß es sich hierbei um eine hervorragende Methode handelt, vor allem wenn durch vorangegangene Operationen Hautdefekte im Penisbereich entstanden sind. Die Scrotalhaut reicht gewöhnlich immer noch aus, um eine einwandfreie Konstruktion der Harnröhre zu ermöglichen. Der Nachteil der Cecil-Plastik ist lediglich die Tatsache, daß es sich hierbei um eine dreizeitige Operationsmethode handelt.

Beim 2. Abschnitt der Urethralplastik nach Cecil, d.h. beim Auslösen des Penis aus dem Scrotum, halten wir übrigens eine Urinableitung über einen suprapubischen oder transurethralen Dauerkatheter nicht für notwendig, da zu diesem Stadium ja bereits eine einwandfreie, vollständige Harnröhre vorliegt.

Glattmusculärer Sphincterersatz bei ano-rectaler Inkontinenz

E. Schmidt, B. Höcht, H.-P. Bruch und Th. Hockerts, Würzburg

Die anale Inkontinenz stellt eine Herausforderung für den Chirurgen dar, an der er häufig scheitert und ihn zur Anlage eines endständigen Anus praeter zwingt.

Das Zusammenspiel des Schließmuskelsystems mit dem schwellfähigen Plexus haemorrhoidalis und der sensiblen Proctogluteahaut gewährleistet die anale Kontinenz. Die cerebro-spinal innervierten quergestreiften äußeren Sphincteren müssen plötzliche Druckerhöhungen im Abdomen reflektorisch abfangen, wobei die Puborectalisschlinge den ano-rectalen Winkel bildet und so den Abschluß des Analkanals zum Rectum sichert. Der Garant der Kontinenz ist der glattmusculäre vegetativ innervierte Musculus sphincter ani internus, dessen Aufgabe darin besteht, über 24 Std. des Tages einen unwillkürlichen Dauertonus aufrecht zu erhalten und so einen festen Verschluß des Analkanals zu bewerkstelligen. Rekonstruktionsversuche des Schließmuskelsystems beschränkten sich zunächst auf Einengungen des Analkanals durch Metallringe oder durch autologe Fascienstreifen, womit jedoch nur eine mechanische Engstellung ohne befriedigende Kontinenzleistung erzielt wurde. Der nächste Schritt bestand in der Rekonstruktion des cerebro-spinal innervierten Skelettmuskelsystems mittels Levatoro-Plastiken oder deren Ersatz durch gestielte Skelettmuskelplastiken. Bei den Levatoro-Plastiken wird zumeist die puborectale Schlinge gestrafft und damit der ano-rectale Winkel wieder aufgebaut.

Glattmusculärer Sphincterersatz

Durch ein neues, in den letzten Jahren an der Chirurgischen Universitätsklinik Würzburg entwickeltes Verfahren ist es nun möglich, die glattmusculären Bestandteile des Schließmuskelsystems durch freie Transplantation autologer Darmmuskulatur zu ersetzen. Die glatte Muskulatur besitzt gegenüber der Skelettmuskulatur eine wesentlich stärker ausgeprägte Halteökonomie. Sie ist trophisch relativ anspruchslos und atrophiert nach Denervation nicht. Physiologischerweise bestehen die wesentlichen Sphincteren aus glatter Muskulatur und der Musculus sphincter ani internus stellt aus anatomischer Sicht die direkte Fortsetzung der glatten Zirkulärmuskulatur des Rectums dar.

Regionale plastische und rekonstruktive Chirurgie im Kindesalter
Hrsg. von W. Kley und C. Naumann
© Springer-Verlag Berlin Heidelberg 1983

Tierexperimentelle Untersuchungen (1–5) haben gezeigt, daß frei transplantierte, autologe, von der Schleimhaut befreite Darmmuskulatur keine wesentlichen histologischen Veränderungen erfährt, rasch vascularisiert und voll in den Gewebeverband integriert wird.

Ein solcher Schließmuskelersatz wurde an der Chirurgischen Universitätsklinik Würzburg im Bereich einer kontinenten Colostomie bisher in mehr als 200 Fällen durchgeführt. Kontinenz eines endständigen Colostomas bedeutet, daß der Patient bis auf eine Entleerungsphase keines Colostomiebeutels mehr bedarf. Dies gelang in mehr als 80% der Patienten. Seit einigen Jahren wurde nun auch begonnen, den Muskulus sphincter ani internus von perineal in ähnlicher Weise zu ersetzen.

Zunächst wird eine etwa 10 cm lange gesunde Dickdarmmuskelmanschette durch eine Laparotomie mit oder ohne Schutzcolostomie gewonnen und von Fett und Schleimhaut befreit. Daraufhin wird der seromusculäre Darmzylinder längs aufgeschnitten. Das etwa 6 bis 8 cm lange Transplantat wird dann zirkulär um das im intersphincteren Spaltraum mobilisierte Rectum als Schließmuskelersatz unter einer Vorderdehnung von 100% aufgenäht. Diese intraoperative Vordehnung des isolierten geschrumpften Transplantates um 100% ist das Wesentliche an dieser Methode und garantiert erst eine maximale Kontraktionsfähigkeit und damit eine optimale Sphincterfunktion. Die Perfusionsmanometrie einer Sphincterplastik bei einem 12jährigen Mädchen 2 Jahre postoperativ zeigt, daß sich die Ruhedrucke im Analkanal allein durch die glattmusculäre Rekonstruktion in etwa im unteren Bereich der Norm bewegen (Abb. 1). Bei 7 Patienten konnte in 5 Fällen mit einem Kelly-Score von 12 bis 14 Punkten recht befriedigende Kontinenzergebnisse erreicht werden. Bei 2 Patienten liegt die Operation erst wenige Wochen zurück, so daß noch keine Wertung gestattet ist. Beim zuletzt operierten Patienten wurde der After nicht mehr zirkulär umschnitten, sondern wurde der Analkanal von einer dorsalen Incision durch stumpfe Präparation im Gebiet des intersphincteren Raumes zirkulär umfahren. Durch den so geschaffenen ringförmigen Kanal konnte dann der Schließmuskelersatz eingezogen werden.

Zwischenzeitlich berichten auch andere Kliniken von guten Erfahrungen mit perinealen glattmusculären Sphincterplastiken (6) und Variationen dieser Technik.

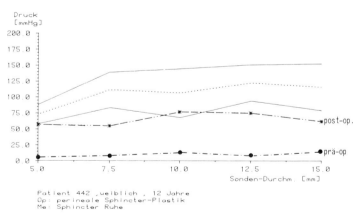

Abb. 1. Perfusionsmanometrisch ermittelte Ruhedrucke im Analkanal bei einem 12jährigen Mädchen 2 Jahre nach glattmusculärer Sphincterplastik

Die Zahl der Patienten ist jedoch noch zu gering und die Beobachtungsdauer zu kurz, um eine endgültige Wertung vornehmen zu können. Der nun mögliche Ersatz des Musculus sphincter ani internus aus körpereigener glatter Muskulatur erscheint jedoch zur Wiedererlangung der analen Kontinenz in vielen Fällen wesentlich zu sein. In besonders schwierigen Fällen muß sicherlich – eventuell in mehreren Sitzungen – die Rekonstruktion oder der Ersatz von glattmusculären *und* quergestreiften Sphincteren erfolgen. Bei sensorischer Inkontinenz bedarf es zusätzlich noch der Wiederherstellung der sensiblen Analkanalzone mittels gestielter Hautplastiken.

Literatur

1. Schmidt E (1978b) Die chirurgische Behandlung der analen Inkontinenz mittels frei transplantierter autologer, körpereigener Darmmuskulatur. Chirurg 49:320–321
2. Schmidt E, Bruch H-P (1979a) Dickdarmmuskelautotransplantation zur Behandlung der Incontinentia alvi. Z Kinderchir 22:187
3. Schmidt E, Bruch H-P, Greulich M, Rothhammer A, Romen W (1979b) Kontinente Colostomie durch freie Transplantation autologer Dickdarmmuskulatur. Chirurg 50:96
4. Schmidt E, Kujath P, Bruch H-P (1980b) Blasensphinkterersatz durch glattmuskuläre Transplantate. Urologe A 19:182
5. Bruch H-P, Schmidt E, Wolter J (1980) Umwandlung zur kontinenten Colostomie durch sekundäre Sphinkterplastik. Chirurg 51:442
6. Hofmann S – v. Kap-Herr, Koltai I (1981) Neue Wege zur Behandlung der ano-rektalen Inkontinenz. Z Kinderchir 32:258

Diskussion

E. Schmid, Stuttgart: Das von E. Schmidt angegebene Verfahren eines glattmusculären Sphincterersatzes bei ano-rectaler Inkontinenz hat mich beeindruckt und zum Nachdenken angeregt. Hierbei kam mir der Einfall, Überlegungen anzustellen, ob dieses Operationsverfahren funktionell nicht vervollkommnet werden könne durch den Transfer und mikrochirurgischer Anastomosierung der funktionell entbehrlichen Stirnmuskulatur.

Herr Prof. Körner, den ich zunächst auf die operationstechnische Realisierbarkeit dieser Idee ansprach, bejahte meine Frage. Anstelle der ausgefallenen ano-rectalen oder uretralen Sphinctermusculatur könnte die durch Willkürimpulse steuerbare, relativ kräftige Stirnmuskulatur, die man außerdem zur Doppelschlinge gestalten könnte, mit den Nervenstümpfen und Gefäßen mikrochirurgisch im Becken anastomosiert werden.

Solche Eingriffe wären besonders bei Jugendlichen indiziert, im besonderen um Mißbildungen zu korrigieren.

E. Schmidt, Würzburg: Zunächst die Frage des Vorsitzenden Prof. Lutzeier: halten Sie es für möglich, durch glatt-musculäre Transplantate auch ein kontinentes Ileum- oder Colon-Conduit zu erzielen?

Antwort Schmidt: Wir haben eben erst auf diesem Gebiet tierexperimentelle Untersuchungen begonnen. Vom gedanklichen Ansatz halte ich jedoch ein kontinentes Ileum-Conduit mittels autologer frei transplantierter Muskulatur durchaus möglich.

Antwort Ackermann: siehe Ackermann selbst.

Rückantwort auf die Ausführungen von Herrn Ackermann:

Schmidt: ich bedaure es sehr, daß ich zu diesen Untersuchungen nicht herangezogen wurde. Es ist selbstverständlich möglich, auch bei einfachen Operationsmethoden etwas falsch zu machen. So wird häufig nicht die nötige Vordehnung gewählt. Außerdem ist es wichtig, die freien Transplantate nicht vorher, sondern intraoperativ während des Einnähens vorzudehnen.

Wir konnten in mehr als 200 tierexperimentellen Untersuchungen beweisen, daß keine narbigen Stenosen resultieren. Dies zeigen histologische, perfusionsmanometrische und elektronenmikroskopische Untersuchungen. Auch bei mehr als 500 Patienten mit einer kontinenten Colostomie nach dieser Methode ist es zu keiner narbigen Umwandlung und somit zu einer Stenose gekommen, wie das von Herrn Ackermann bei seinen Tierversuchen beobachtet wurde. Wichtig ist natürlich auch eine komplette Entfernung der Schleimhaut. Werden Schleimhautreste zurückgelassen, so führen diese zur Transplantatzerstörung und damit sicherlich auch zu einer narbigen Stenose.

II. Nervus facialis

Diagnose und Prognose der Facialisparese im Kindesalter

W. Thumfart, Erlangen

Einleitung

Das Erkennen einer Facialislähmung ist insbesondere im Kleinkindes- und Säug-lingsalter erst bei intensiver Beobachtung der Mimik möglich. Noch schwieriger zu erkennen sind beidseitige Paresen. Meist kommt die Facialisparese nur beim ausge-prägten Lachen oder Weinen des Säuglings nach außen zur Geltung. Zum anderen können Facialisparesen durch muskuläre Erkrankungen vorgetäuscht werden, wie im Falle einer Hemiatrophia faciei. Da im Kindesalter die Facialislähmung etwa 1% des gesamten neurologischen Krankengutes ausmacht, ist der N. facialis unter den Hirnnerven der am häufigsten krankhaft befallene.

Die ätiologische Vielfalt (Tabelle 1) läßt deutlich werden, daß die Abklärung ei-ner Facialisparese im Kindesalter ganz vordringlich eine neuro-pädiatrische Dia-gnostik verlangt. Der HNO-Arzt wird darum immer die Zusammenarbeit mit dem Pädiater suchen und kann darüber hinaus traumatischen, raumfordernden oder ent-zündlichen Prozessen bei entsprechender Indikation mit plastisch-chirurgischen Maßnahmen begegnen.

Methodik und Material

Im eigenen Krankengut (Tabelle 2) betragen die kindlichen Facialisparesen ca. 10%. Von den in Tabelle 1 angegebenen ätiologischen Möglichkeiten sind es neben der sog. Bellschen Parese vor allem congenitale, otogene und durch Embryopathie

Tabelle 1. Einteilung der kindlichen Facialisparesen. (Nach Paine; aus Neuhäuser 1969)

1. Kongenital (Möbius – Syndrom)	7. Entzündungen:
2. Geburtstrauma	a) otogene Paresen
3. Postnatale traumatische Paresen	b) Meningo-Encephalitis
4. Schädelerkrankungen	c) viral-bakteriell
5. Intrakranielle Erkrankungen	8. Familiär-rezidivierende Paresen
6. Extrakranielle Nervenkompression	9. Idiopathische Facialisparesen (Bell)
	10. Eosinophiles Granulom

Regionale plastische und rekonstruktive Chirurgie im Kindesalter
Hrsg. von W. Kley und C. Naumann
© Springer-Verlag Berlin Heidelberg 1983

Tabelle 2. Kindliche Facialisparesen

	(n = 34; 1976 – 1981)
Idiopathisch (Bell)	13
Congenital	7
Otogen	4
Embryopathie	2
Hirnschädigung	2
Herpes zoster	1
Iatrogen	1
Facialishämangiom	1
Octavusneurinom	1
Felsenbeinquerfraktur	1
„Sinugen"	1

Tabelle 3. Facialisdiagnostik am Kind

Klinische Untersuchung

1. Anamnese
2. Prüfung der Mimik
3. HNO-Status, insbesondere Otoskopie
4. Audiometrie (Impedanzmessung)
5. Röntgen: (T) NNH, Schüller, Stenvers. Konsiliarische (Neuro-) Pädiatrische Untersuchung (Lumbalpunktion)

bzw. frühkindliche Hirnschädigung entstandene Lähmungen. Der in der Kindheit seltene Herpes zoster konnte in einem Fall als Ursache ermittelt werden.

Selten waren iatrogene Lähmungen, Facialishämangiom, ein Octavusneurinom und in diesem Zeitraum nur eine Felsenbeinquerfraktur mit Neurotmesis des VII. und VIII. Hirnnerven. Eine Facialisparese heilte nach Kieferhöhlensanierung aus und wurde darum als sinugen verursacht betrachtet.

Die Diagnostik der kindlichen Facialislähmungen (Tabelle 3) stützt sich zunächst neben der sorgfältigen Anamnese in Bezug auf Ursache und Zeitdauer der Lähmung auf die klinische Beurteilung zur Differenzierung einer zentralen Parese, die wegen der gekreuzten Innervation von Stirnast- und Augenastkernen nur den Mundast betrifft, von einer peripheren Lähmung, die wiederum inkomplett oder komplett alle drei Hauptäste des N. facialis betreffen kann. Anhand des von Stennert angegebenen Schemas (Abb. 1) wird der Ruhetonus mit Bestimmung der Lidspaltenbreite, des Mundwinkeltiefstandes etc. und die Motilität der Gesichtsmuskulatur festgehalten. Dies dürfte jedoch erst im Lebensalter über fünf bis sechs Jahre möglich werden. Daraus ergibt sich durch Ja- oder Nein-Antworten ein Pareseindex von 0–10, wobei 10 die schwerste Lähmung darstellt.

Der weitere Untersuchungsgang erfordert einen sorgfältigen HNO-Status, insbesondere die Otoskopie zum Ausschluß einer otogenen Ursache, ferner die audiometrische Untersuchung und fachbezogene Röntgendiagnostik. Wie eingangs erwähnt, ist unbedingt die pädiatrische bzw. die neuro-pädiatrische Untersuchung bei Ausschluß otogener Ursachen erforderlich. Als Beispiel für die Bedeutung der

84

Ruhetonus	Lidspalten-Differenz		< 3mm		3mm und mehr
	Ektropion		nein		ja
	Nasolabial-Falte verstrichen (sofern auf gesunder Seite ausgebildet)		nein		ja
	Mundwinkel-Tiefstand		< 3mm		3mm und mehr
Motilität	Stirnrunzeln (Faltenbildung bzw. Heben der Augenbraue) [>50%]		möglich		nicht möglich
	Rest-Lidspalt	in Schlaf-Haltung	nein		ja
		bei max. Innervation	nein		ja
	Zähnezeigen	Eckzahn oben und unten	sichtbar		nicht sichtbar
		2. Schneidezahn oben in ganzer Breite	sichtbar		nicht sichtbar
	Mundspitzen (Abstandsverkürzung Filtrum-Mund-winkel gegenuber der gesunden Seite)		50% und mehr		<50%
				Parese-Index	

Abb. 1

Röntgenuntersuchung möge ein 14jähriges Mädchen dienen, bei dem erst nach Auftreten der Facialislähmung eine einseitige, vorher unbekannte Taubheit festgestellt wurde. Die Tomogramme der Felsenbeine wie auch die Stenvers-Aufnahmen der inneren Gehörgänge zeigten eine weitgehende Zerstörung des Felsenbeines. Zugrunde lag ein ausgedehnter Tumor des linken VII. und VIII. Hirnnerven, der eine Facialisopferung erforderte.

Die Bedeutung des Audiogramms erläutert ein Beispiel, bei dem eine Schalleitungsschwerhörigkeit links nach Sanierung der oberen Luftwege persistierte. Die Tympanoskopie führte schließlich auf ein tympano-mastoidales Facialishämangiom, das noch keine ausgeprägte Facialisparese verursacht hatte.

Elektrodiagnostik des N. facialis

Die exakte Diagnose und insbesondere Prognose einer kindlichen Gesichtslähmung wird erst durch die elektrodiagnostischen Methoden ermöglicht (Tabelle 4). Eine erste Aussage über die Restfunktion des Nerven kann mittels des Nervenerregbarkeitstests getroffen werden. Eine Seitendifferenz der Nervenerregbarkeit durch

Tabelle 4. Elektrodiagnostik des N. facialis

Nervenerregbarkeitstest (NET) Maximal-Stimulations-Test (MST)
Elektromyographie (Oberflächen-, Nadel-, Drahtableitung)
Neuromyographie (NMG, Elektroneurographie)
Trigeminofacialer Reflex (TFR)

Oberflächenelektroden von über 3,5 mA gilt nach Jongkees als pathologisch. Bei der kindlichen Facialisparese eignen sich objektive Testverfahren im Sinne der Elektromyografie und Neuromyografie jedoch besser. Die Ableitung des Elektromyogramms kann mit Oberflächenelektroden erfolgen, die naturgemäß weniger aggressiv auf die kleinen Patienten wirken. Da die Ableitung sich auf willkürliche Innervation der Muskulatur stützt, müssen die untersuchten Kinder jeweils zum Saugen mittels eines Schnullers oder zum Weinen veranlaßt werden. Bei älteren Kindern ist eine wesentlich differenziertere Aussage durch die Elektromyografie mittels Nadelelektroden und die Neuromyografie mit Stimulation des Nerven und Ableitung des Muskelantwortpotentiales möglich. Im Seitenvergleich stützt sich die Diagnose hier auf den Amplitudenvergleich des Neuromyogrammes, wobei ein Abfall der Amplitude innerhalb der ersten sechs Tage auf weniger als 5% des Normwertes nach Esslen eine schlechte Prognose beinhaltet.

Die Nadelelektromyografie, in typischer Weise am Mundwinkel bzw. der Oberlippe ausgeführt, sollte nach Ablauf der zur Degeneration des Gesamtnerven erforderlichen Zeit, also ca. 12 Tage nach Auftreten der Parese bzw. unmittelbar nach Versagen des Nerverregbarkeitstests, angewendet werden. Durch die Ableitung der Muskelaktivität bei Willkürinnervation kann eine Restwillkür ohne weitere Denervierungszeichen im Sinne der Neurapraxie mit günstiger Prognose von einer schweren degenerativen Lähmung mit ungünstiger Prognose differenziert werden (Abb. 2).

Noch weniger belästigend ist die Ableitung des Elektromyogramms mit einer Kupferdrahtelektrode von nur 80 μ Durchmesser (Abb. 3), die mittels einer Kanüle in die Oberlippe appliziert wird. Die Kanüle kann unmittelbar entfernt werden, die Drähte bleiben durch widerhakenförmige Biegung der Enden in der Muskulatur. Die Beeinträchtigung der kleinen Patienten ist denkbar gering (Abb. 4). Die Ableitung ist der Oberflächenableitung überlegen, da Einzelpotentiale mit dieser Methode beurteilt und so die Denervierungszeichen differenziert werden können. Darüberhinaus sind länger dauernde Ableitungen möglich. Die EMG-Parameter reichen vom normalen Interferenzmuster bis zur totalen Degeneration, die als erloschene Willküraktivität mit typischen Denervierungszeichen in Form pathologischer Spontanaktivitäten gesehen werden kann (Tabelle 5).

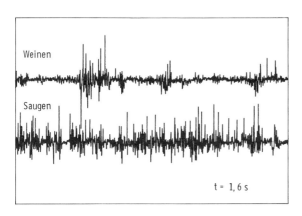

Weinen

Saugen

t = 1,6 s

Abb. 2. Drahtableitung vom M. orbicularis oris eines Säuglings mit deutlichem Willkürmuster: Neurapraxie

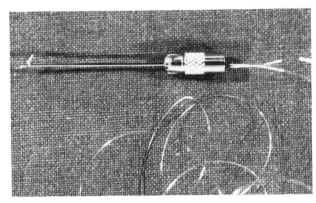

Abb. 3. Kupferdrahtelektrode zur EMG-Ableitung am Kind. Die Kanüle wird unmittelbar nach Insertion entfernt. Die widerhakenförmigen Drahtenden halten die Elektrode im Muskel. Die Entfernung erfolgt durch geringen Zug

Noch vor der Wiederkehr der mimischen Funktion zeigt sich so im Elektromyogramm, z. B. nach Facialisplastik, eine deutliche Aktivität bei erfolgreicher operativer Versorgung, daneben können die nicht so erwünschten Mitbewegungen nach Facialisplastik im EMG eindeutig gesichert werden (Thumfart).

Aus Neuromyogramm und Elektromyogramm ist die Art der Nervenläsion in Form der Neurapraxie mit günstiger Prognose oder der Axonot- bzw. Neurotmesis mit ungünstiger Prognose und zu erwartender Defektheilung feststellbar (Tabelle 6). Ein chirurgisches Eingreifen kann so unmittelbar ohne weitere Wartezeiten indiziert werden.

Tabelle 5. EMG-Parameter zur Beurteilung der Funktion des Gesamtnerven

Normales Interferenzmuster
Übergangsmuster
Einzelentladungsmuster (bis 5 MAP)
Einzelentladungen
Elektrische Stille
Pathologische Einstichaktivität
Spontanaktivität

Tabelle 6. Lähmungstyp in Abhängigkeit von EMG und NMG

Art. d. Lähmung	EMG	NMG
Neurapraxie	Willküraktivität	Auslösbar
Axonotmesis	Fehlende Willkürakt. Denervierungszeichen	Pathol. verändert oder fehlend
Neurotmesis	Elektrische Stille, Denervierung	Frühzeitig fehlend

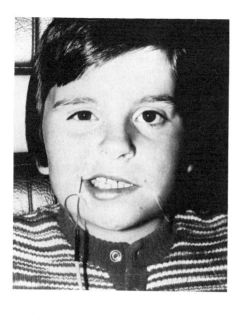

Abb. 4. Elektromyographie des M. orbicularis oris mit Kupferdrahtelektroden und Oberflächenelektroden

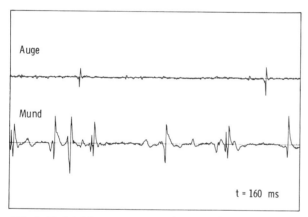

Abb. 5. Nadelelektromyogramm einer vorwiegend degenerativen kindlichen Facialisparese: Spontanaktivität

Topodiagnostik

Für operative Maßnahmen ist darüber hinaus die Lokalisation der Nervenschädigung erforderlich. Da der motorische N. facialis in seinem Kanal parasympatische und sensorische Fasern mit sich führt, kann durch die Bestimmung der Tränensekretion, des Stapediusreflexes und die Gustometrie die Läsionsstelle im Verlauf des Nerven näher differenziert werden (Tabelle 7).

Für den Schirmer-Test wird lediglich ein Filterpapierstreifen in den Unterlid-Bindehautsack eingehängt und über drei bis fünf Minuten im Seitenvergleich ge-

Univ.- HNO-Klinik
Erlangen

FAZIALISUNTERSUCHUNGEN

G.
Name
M.
Vorname geb.
30.09.81
Datum Prüfer

paretische Seite: rechts
Paresenbeginn: 09.09.81

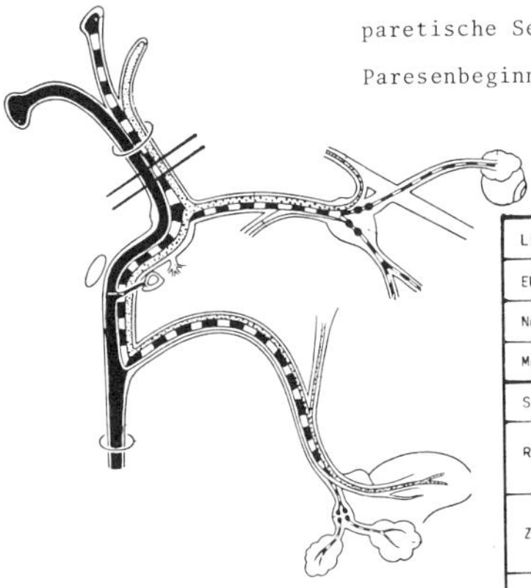

Klinische Prüfung (Statik/Motorik)

Lidspalten-Differenz		< 3mm		≥ 3mm	X
Ektropion		nein	X	ja	
Nasolabial-Falte verstrichen		nein		ja	X
Mundwinkel-Tiefstand		< 3mm		≥ 3mm	X
Stirnrunzeln		möglich		nicht mög.	X
Rest-Lidspalt	Schlaf	nein		ja	X
	max. Inn.	nein		ja	X
Zähnezeigen	Eckz. ob. + unt.	sichtb.		nicht sicht.	X
	2. Schneidez. o. in ganzer Br.	sichtb.		nicht sicht.	X
Mundspitzen Mundw. abst.		< 50 %		≥ 50 %	X
				Parese-Index	9
Synkinesien		nein		ja	

Schirmer	
re	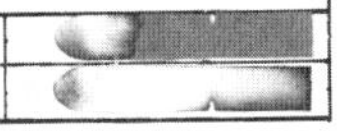
li	

Staped. Reflex			
re			li
path	norm	norm	path
X		X	

Neurotest		
re (mA)	ms	(mA) li
negativ	Stirn	1.8
negativ	Auge	2.0
negativ	Mund	2.0

El. Gustometrie				
re		(μA)		li
path	norm		norm	path
X		Chorda	X	
X		Gaumen	X	

EMG: Nur Denervierungszeichen in allen Gesichtsmuskeln der rechten Seite. Keine Restwillkür

STIM. EMG: nicht mehr auslösbar

TFR: ausgefallen

Diagnose: Degenerative Fazialisparese (Axonotmesis) rechts

Prognose: mäßig, Defektheilung zu erwarten

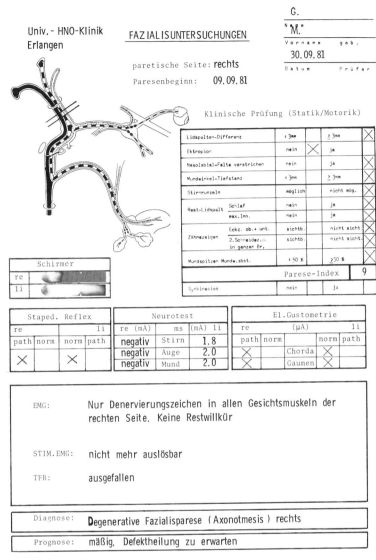

Abb. 6. Beurteilungsbogen (Beispiel)

messen. Eine Seitendifferenz von über 30% gilt als pathologisch, so daß in diesem Fall der Läsionsort proximal des Ganglion geniculi angenommen werden muß. Die Gustometrie kann diesen Befund durch die Messung der Geschmacksfasern des weichen Gaumens untermauern. Der Befall der Chorda tympani läßt sich im Seitenvergleich im Zungenspitzenbereich ermitteln.

Die Auslösung des Stapediusreflexes durch Beschallung des gesunden Ohres und Ableitung der Trommelfellschwankungen bei Innervation des M. stapedius

Tabelle 7. Topodiagnostik des N. Facialis

Schirmer-Test	(N. petrosus sup. maior, N. intermedius)
Stapediusreflexmessung	(N. stapedius)
(Elektro-) Gustometrie	(Chorda tympani, N. petrosus sup. maior)
Sialometrie (-chemie)	(Chorda tympani)

über den N. facialis der gelähmten Seite läßt dazu mögliche Schädigungslokalisationen im Bereich proximal des Ganglion geniculi, proximal des M. stapedius oder im mastoidalen bzw. extratemporalen Bereich des Nerven festlegen.

Die ermittelten Befunde werden in einem Beurteilungsbogen festgehalten, der als Grundlage für Vergleichsuntersuchungen bzw. Indikation zu operativen Maßnahmen gelten kann (Abb. 6). Handelt es sich um einen niederen Pareseindex und seitengleichen Schirmer-Test mit gut auslösbarer Restwillkür bzw. noch vorhandenem Neuromyogramm, so besteht eine Neurapraxie des N. facialis mit guter Prognose bei konservativer Therapie. Liegt dagegen ein höhergradiger Pareseindex mit seitendifferentem Schirmer-Test und nicht mehr auslösbarem Neuromyogramm bzw. Denervierungszeichen im EMG vor, so muß eine degenerative Facialisparese angenommen werden.

Daraus kann unmittelbar, ohne zeitliche Verzögerung, an entsprechender Stelle des Nervenverlaufes, eine operative Versorgung indiziert werden, über die Professor Helms anschließend berichten wird.

Literatur

Esslen E (1977) The acute facial palsies: Investigations on the localisation and pathogenesis of meato-labyrinthine facial palsies. Springer, Berlin Heidelberg New York
Jongkees LBW (1981) Functional testing of the facial nerve. In: The cranial nerves. Springer, Berlin Heidelberg New York, S 412–417
Paine RS (1957) Facial paralysis in children. Pediatrics 19:303–316
Stennert E (1981) Facialisparese bei Neugeborenen und Kleinkindern. Arch Oto Rhinol Laryng 231:228–241
Thumfart W, Eitschberger E, Wigand ME (1980) Funktionelle Spätergebnisse nach Eingriffen am Nervus facialis. Arch Oto Rhinol Laryngo 227:478–481

Facialischirurgie bei Kindern

J. Helms, Mainz

Für die Chirurgie des N. facialis sind Dysproportionalitäten im postnatalen Schädelwachstum von Bedeutung, da chirurgische Landmarken ihren Wert verlieren können, wenn sich die topographische Zuordnung wachstumsbedingt ändert.

Der N. facialis verläuft beim Neugeborenen intradural und in der noch kleinen Pyramide analog zur Situation beim Erwachsenen in den inneren Gehörgang hinein zum Ganglion geniculi und in seinem tympanalen Anteil bis unter den horizontalen Bogengang. Innenohr und Pauke haben annähernd adulte Größe [7]. Da der Warzenfortsatz noch fehlt, ist das Knie unter dem Antrum nur wenig ausgeprägt. Das Foramen stylomastoideum liegt oberflächlich, etwa 5 mm hinter und unterhalb des Paukenhinterrandes [8].

Für die Chirurgie des Facialis bei Kindern resultieren Orientierungsschwierigkeiten im mastoidalen Verlauf bis zum Foramen stylomastoideum und somit sowohl für die Ohr- als auch für die Parotischirurgie. Die Identifikation des N. facialis an seinem Austritt aus dem Felsenbein stellt ein Problem der Facialischirurgie bei Kindern dar. Es soll deshalb demonstriert werden, wie die Lage des Foramen stylomastoideum sich nach der Geburt bis zum Erwachsenenalter verändert.

Der Proc. postauditorius squamae deckt nach Körner [5] beim Neugeborenen als dünne Wand das fast ganz der Pars petrosa und nur zu einem kleinen Teil der Pars squamosa angehörende Antrum von außen. Er berührt mit seinem unteren Rande den äußeren Rand des Antrumbodens, ohne noch mit ihm verschmolzen zu sein. Die noch bestehende Fissura mastoideo-squamosa schließt sich oft in den ersten Lebensmonaten. Die Pars petrosa des Felsenbeins und die Pars squamosa verschmelzen dabei und wachsen gemeinsam zum Warzenfortsatz aus.

Dieses Wachstum mit der Ausbildung des Mastoids führt zu einer Caudalverlagerung des Foramen stylomastoideum. Die Mastoidspitze verdeckt schließlich diesen Austrittspunkt des N. facialis und damit nimmt die Distanz zwischen Weichteiloberfläche und Foramen stylomastoideum zu. Die Volumenzunahme des Warzenfortsatzes mit der Ausbildung pneumatischer Zellen ist an diesem Entwicklungsprozeß beteiligt (Abb. 1–3).

Etwa im 5. Lebensjahr hat der Warzenfortsatz nach Körner [5] seine bleibende Struktur und Gestalt erhalten, doch schreitet die Pneumatisation mit etwas langsamerem Wachstum proportional zur Größe des Schädels fort. Auch im höheren Lebensalter werden noch Umbauprozesse beobachtet.

In der Foetalzeit entwickelt sich der knöcherne Facialiskanal durch Differenzierung der entsprechenden Gewebe so weit, daß bei der Geburt in der Regel eine knöcherne Kanalbildung abgeschlossen ist. Die bekannten Dehiscenzen, die jedem Ohroperateur bekannt sind, persistieren gelegentlich [2, 3, 4].

Das Nervengewebe selber unterliegt nach der Geburt ebenfalls einem Wachstumsprozeß, der im folgenden nach den Untersuchungen von Kullmann u. Mitarb. [6] referiert wird. Der Durchmesser der myelinisierten Fasern ändert sich während des Lebens nicht. Die Zahl der Neurone nimmt im Laufe des Erwachsenenalters ab.

Regionale plastische und rekonstruktive Chirurgie im Kindesalter
Hrsg. von W. Kley und C. Naumann
© Springer-Verlag Berlin Heidelberg 1983

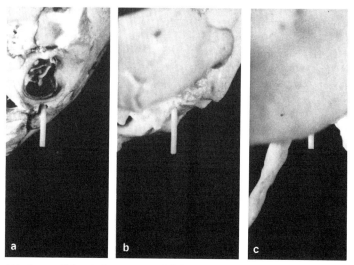

Abb. 1a–c. Felsenbeinpräparate, Blick auf die Region des Foramen stylomastoideum von vorne beim: **a** Neugeborenen; **b** 7 Jahre alten Kind; **c** Erwachsenen

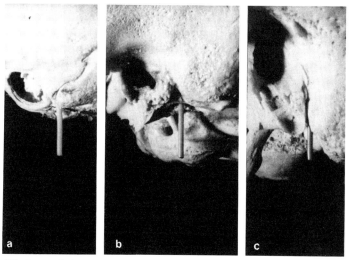

Abb. 2a–c. Felsenbeinpräparate, Blick auf die Region des Foramen stylomastoideum von der Seite beim: **a** Neugeborenen; **b** 7 Jahre alten Kind; **c** Erwachsenen

Während bei Kindern zwischen dem 2. und 7. Lebensjahr etwa 19.000 Neurone pro mm² gezählt wurden, ergaben sich in einem Fall bei einem 89jährigen Patienten 9.000 Neurone pro mm².

Der Durchmesser des makroskopisch erkennbaren N. facialis beträgt bei der Geburt etwa 0,7 mm und beim alten Menschen etwa 1,2 mm. Da die Neuronenzahl bei der Geburt schon vollständig vorhanden ist, liegt die Annahme nahe, die späte-

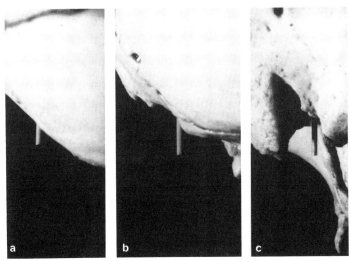

Abb. 3a–c. Felsenbeinpräparate. Blick auf die Region des Foramen stylomastoideum von hinten beim: **a** Neugeborenen; **b** 7 Jahre alten Kind; **c** Erwachsenen

re Querschnittszunahme auf eine Bindegewebsvermehrung und auf eine nachgewiesene Vermehrung der Blutgefäße zurückzuführen. Diese Vermehrung des Bindegewebes hat den chirurgischen Vorteil, daß der Nerv im späteren Lebensalter sehr widerstandsfähig gegen Zug und Dislokation ist, während er beim Kind als vulnerabler angesehen werden muß (Tabelle 1).

Alberti u. Mitarb. [1] beobachteten 150 kindliche Facialisparesen in 10 Jahren. Darin fanden sich in 31% Traumen als Ursache, 28% waren Bellsche Paresen und 16% Folgen von Ohrentzündungen. In 11% der Fälle war die Facialisparese angeboren, 6% war bedingt durch eine Parotisoperation und in 2% der Fälle war eine Ohroperation Ursache des Nervenschadens. Die größten Gruppen stellten also die traumatische und Bellsche Parese dar. In 10% der Felsenbeinfrakturen bei Kindern wird eine periphere Facialisparese beobachtet. Im wesentlichen werden diese Traumata ausgelöst durch Auto- und Skiunfälle, 8mal war in der Gruppe eine Zangengeburt als Ursache der Parese verzeichnet (Tabelle 2).

Auf die Indikation zur Facialisoperation bei Kindern soll nicht ausführlich eingegangen werden. Sie unterscheidet sich m.E. nicht prinzipiell von der Indikation beim Erwachsenen. Eine traumatische Facialisparese und Facialisparesen als Folge

Tabelle 1. Facialisdurchmesser. (Nach Kullmann, Dyck, Cody 1971)

7 Mon.:	0,75 mm
2½ J.:	0,85 mm
7 J.:	1,20 mm
10 J.:	1,12 mm
17 J.:	1,18 mm
69 J.:	1,23 mm

93

Tabelle 2. Facialisparese bei Kindern. (Nach Alberti und Biagioni) (n = 130)

Trauma	31%
Bell	28%
Otitis media	16%
Congenital	11%
Parotis-Op.	5%
Ohr-Op.	2%
Andere	7%

Tabelle 3. Operationen am N. Facialis (1976 – 1981). Univ. HNO-Klinik Mainz

Kinder	12	
Erwachsene	94	= 106

Tabelle 4. Operation am N. Facialis bei Kindern 1976 – 81. Univ. HNO-Klinik Mainz

	(n = 12)
Längsfraktur	5
Querfraktur	4
Mißbildung	1
Rekonstr. n. Tumor-Op. (geplant)	1
Rekonstr. n. iatrog. Schaden (Parotis)	1

von Mittelohrerkrankungen bedürfen einer frühzeitigen chirurgischen Intervention, heute in Abhängigkeit von neurophysiologischen Tests. Die Bellsche Parese ist nach wie vor in ihrer Behandlung Grund für ausführliche klinische Untersuchungen und zum Teil heftige wissenschaftliche Diskussionen. Eine angeborene Facialisparese sollte nach einer entsprechend qualifizierten neuroradiologischen Untersuchung mit einem Neurochirurgen diskutiert werden. Ein möglicherweise in der hinteren Schädelgrube vorhandener Nervenstumpf kann durch ein Implantat zur Reneurotisation der evtl. noch vorhandenen Gesichtsmuskulatur verwendet werden (Tabelle 3 u. 4).

Ähnlich wie beim Erwachsenen gilt auch für die Facialischirurgie bei Kindern, daß ein erfahrener Mikrochirurg bei korrekter Indikation in der Regel eine erstaunlich große und besonders bei Kindern modifizierungsfähige Regenerationsleistung des Facialis nach sachgerechter Operation beobachten wird.

Literatur

1. Alberti PW, Biagioni E (1972) Facial paralysis in children. A review of 150 cases. Laryngoscope 82:1013–1020

2. Alexander G (1926) Entwicklungsgeschichte, Anthropologie, Varietäten. Handbuch HNO-Heilkunde, Bd. VI: Die Krankh. des Gehörorgans I. Denker A, Kahler O (Hrsg). Bergmann, München, S 69–131
3. Anson BJ (1965) Die Embryologie und Anatomie des Facialiskanals und des Facialisnerven. Arch Ohr Nas Kehlk Heilkd 184:269–284
4. Anson BJ, Donaldson JA et al. (1973) Surgical anatomy of the facial nerve. Arch Otolaryngol 97:201–213
5. Körner O (1926) Angewandte Anatomie des Ohres. Handbuch der HNO-Heilkunde, Bd. VI. Die Krankheiten des Gehörorgans I. Denker A, Kahler O (Hrsg) Bergmann, München S 169–210
6. Kullmann G, Dyck PJ, Cody DTR (1971) Anatomy of the mastoid portion of the facial nerve. Arch Otolaryngol 93:29
7. Marx H (1938) Anatomische Vorbemerkungen. Kurzes Handbuch der Ohrenheilkunde. G. Fischer, Jena, S 16
8. Ray J (1970) Particularités de l'anatomie du nerf facial chez le nouveau-né. Ann d'Otolaryng (Paris) 87:92–93

Nervus facialis-Rekonstruktion bei malignem Melanom der Wange

R. Schmelzle, Tübingen

Das maligne Melanom gehört zu den Tumoren unseres Fachgebietes mit hohem Malignitätsgrad. Seine chirurgische Therapie betrifft im Gesichtsbereich zum einen die Entfernung des Tumors, zum anderen aber auch die Mitentfernung des anscheinend gesunden Gewebes der unmittelbaren Tumorumgebung, wobei ein ausreichender Sicherheitsabstand notwendig ist. Hinzu kommt die Entfernung der Lymphknoten im Ausbreitungsgebiet bei aggressiv vertikal wachsenden Tumoren mit hoher Eindringtiefe und bei fortgeschrittenen Stadien. Die Entfernung des Primärtumors im Gesunden sollte meist ohne nennenswerte Schwierigkeiten gelingen. Anders ist dies bei Rezidiven am Ort der primären Tumorentstehung oder bei solitären und multiplen regionären Metastasen. Zur Entfernung des Primärtumors mit großer Sicherheitstiefe gehört neben der Neck dissection auch die Parotidektomie, wenn Parotislymphknoten im Abflußgebiet des Tumors liegen. Dies ist häufig der Fall, wenn man bedenkt, daß in unserem Krankengut zu etwa 70% Patienten vertreten sind, bei denen der Tumor eine Eindringtiefe von Level IV und V nach Clark aufwies und fortgeschrittene Stadien vorlagen (Wiedemann). Rezidive und regionäre Metastasen werden in aller Regel ebenfalls sehr radikal operiert. Dabei heißt radikales Operieren funktionell wichtige Strukturen des Gesichtes, wie z.B. den Nervus facialis in seinem extratemporalen Verlauf, zu entfernen. Eine Maßnahme, die bei 16 von 75 während der letzten Jahre in unserer Abteilung an Melanom operierten Patienten notwendig wurde, weil Metastasen im Bereich der Parotis gefunden wurden (Abb. 1). 7 dieser Metastasen lagen im Zentrum der Parotis und 9 lagen im Randbereich der Parotis präauriculär und retromandibulär. Die Metasta-

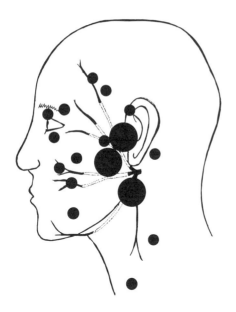

Abb. 1. Melanommetastasen (große Punkte) im Bereich der Glandula parotis und des Nervus facialis und Lokalisation der Primärtumoren im Gesichts- und Halsbereich bei 16 Patienten (s. Text)

sen traten bei 10 Patienten innerhalb der ersten zwei Jahre nach Entfernung des Primärtumors auf und bei 4 Patienten zwischen 4 und 16 Jahre danach. In 2 Fällen wurde der Primärtumor nicht gefunden. Da auch nach Metastasenentfernung die Überlebenszeit nach unseren Erfahrungen zu schließen, viele Jahre betragen kann, ist es gerechtfertigt, nach Resektion des Nervus facialis eine Rekonstruktion vorzunehmen, um den Patienten die Nachteile der Gesichtslähmung zu ersparen.

Methodik

Bei 4 Patienten wurden insgesamt 11 Facialisäste nach Resektion des Nervus facialis anläßlich einer Melanomoperation sofort, bei einer Patientin 1 Jahr nach der Tu-

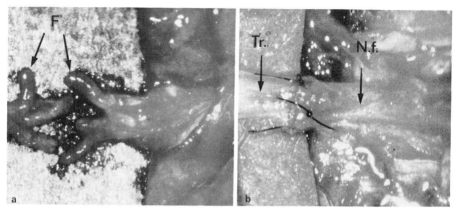

Abb. 2. a Faszikelpräparation von Nervtransplantat u. Facialisast. **b** Mikronervnaht mit 10.0 Nahtmaterial (Vergr. ca. 20fach) „F" Faszikel, „Tr" Transplantat, „N.f." Nervast des Facialis

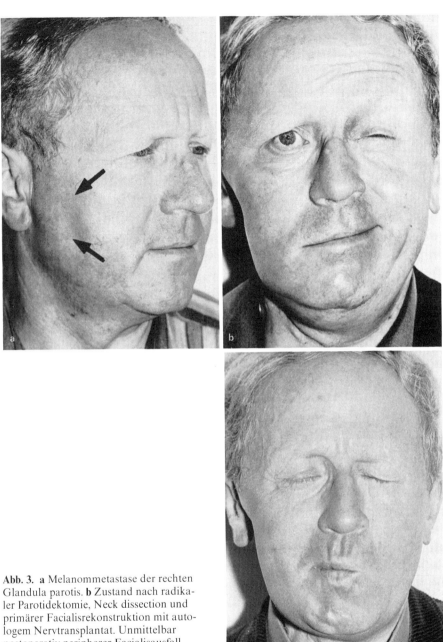

Abb. 3. a Melanommetastase der rechten
Glandula parotis. **b** Zustand nach radika-
ler Parotidektomie, Neck dissection und
primärer Facialisrekonstruktion mit autologem Nervtransplantat. Unmittelbar
postoperativ peripherer Facialisausfall.
c Zustand etwa 8 Monate postoperativ
zeigt weitgehend normale Facialisfunktion

morentfernung ein Ast rekonstruiert. Für die interfasciculäre Nervtransplantation wurden autologe Nerventransplantate der aus dem Punctum nervosum austretenden Nerväste oder der Nervus suralis verwendet. Die Nervenstümpfe wurden nach Entfernung des Epineuriums in ihre Faszikel bzw. Faszikelgruppen aufgeteilt. Durch perineurale Nähte wurden die korrespondierenden Faszikel des Facialisstumpfes und seiner peripheren Anteile mit den Nervtransplantaten vereinigt (Abb. 2). In der Regel verwendeten wir 10×0 nicht resorbierbares Nahtmaterial, ausnahmsweise wurde 8×0 Nahtmaterial verwendet. Der Abfluß des Wundsekrets wurde durch Redondrainagen besorgt. Es erfolgte antibiotische Abdeckung mit Clindamycin und Ruhigstellung durch Kopfverbände über etwa 8 Tage.

Ergebnisse

4 von 5 Patienten überleben den Eingriff seit einem, zwei, drei und vier Jahren. Eine Patientin verstarb etwa ein halbes Jahr nach der Rekonstruktion an Fernmetastasen. Bei den 4 lebenden Patienten wurden insgesamt 10 Facialisäste erfolgreich rekonstruiert. Bei einem Patienten besteht eine obere Mundastschwäche, bei einem Patienten kommt es vereinzelt zu unkontrollierten Zuckungen im Ausbreitungsgebiet des Ramus marginalis. Die willkürliche Innervation funktioniert in den Ausbreitungsgebieten aller Transplantate (Abb. 3 a–c). Allerdings wurden erhebliche zeitliche Unterschiede, die zwischen 6 und 16 Monaten lagen, beobachtet. Auch wenn man die Länge der Transplantate und den Abstand der Resektionsstelle zum Erfolgsgebiet in Beziehung bringt, bleiben Unterschiede in der Regenerationsgeschwindigkeit. Die Nervfunktion konnte durch krankengymnastische Übungen günstig beeinflußt werden.

Diskussion

Die Methoden der Facialisrekonstruktion sind bei Anwendung der mikrochirurgischen Präparation und Nahttechnik (Samii 1973; Hausamen, Samii, Schmidseder 1973) auf Melanompatienten anwendbar. Das Melanom gilt zwar als Tumor mit sehr hohem Malignitätsgrad, doch zeigen die unterschiedlichen klinischen Verläufe, daß Überlebenszeiten von 5 und 10 und mehr Jahren vorkommen können, obwohl die Patienten nicht tumorfrei sind. Sicherlich wird die Indikation zur Resektion des Nervus facialis in einem logischen Zusammenhang mit dem Tumorausmaß zu sehen sein. So sollte bei prophylaktischem Vorgehen weiterhin das Prinzip der konservativen Parotidektomie gelten. Muß jedoch aus kurativen Gründen eine radikale Parotidektomie erfolgen, ist es gerechtfertigt, eine Sofortrekonstruktion des Nervus facialis durchzuführen. Die Reinnervation beginnt häufig schon nach wenigen Monaten und bringt für den Patienten zum einen erhebliche funktionelle und zum anderen auch ästhetische, aber auch psychologische Vorteile. Wählt man die Methode der interfasciculären autologen Nerventransplantation mit Vereinigung der korrespondierenden Faszikel des Nervus facialis mit den Nervtransplantaten (Samii 1976), so hat man eine Methode, die mit einem relativ geringen zeitlichen Aufwand ein hohes Maß an Funktion garantiert. Möglicherweise könnte durch andere Methoden, wie z. B. die Diversifikationsmethode (Miehlke und Stennert 1981) unter Anschluß des Nervus hypoglossus (Stennert 1979) an den Ramus marginalis ein funktionell noch besseres Ergebnis erzielt werden, vielleicht auch bei der zusätzlichen Anwendung der Anastomosierung von der gesunden Gegenseite her eine bessere Koordination möglich werden, doch wäre der zeitliche Aufwand besonders bei der sogenannten Cross-face-Plastik (Scaramella 1971; Anderl 1973; Samii 1976) erheblich größer und würde im unmittelbaren Anschluß an die eigentliche Tumoroperation ausgeführt, eine erhebliche Belastung des Patienten bedeuten. Zum anderen ist zu sagen, daß durch die konsequente krankengymnastische Nachbehandlung die Koordination der Bewegungen verbessert wird. Die Sofortrekonstruktion ist als Methode gesehen der Spätrekonstruktion überlegen. Wenn nicht zwingende Gründe vorliegen, sollte bei Melanompatienten deshalb nicht die Spät-, sondern die Sofortrekonstruktion angestrebt werden. Wir wissen aus eigener Erfahrung, daß Spätrekonstruktionen technisch aufwendiger und zeitraubender sind als Primärrekonstruktionen. Trotzdem sollte die Spätrekonstruktion auch noch nach Jahren empfohlen werden (Rosemann 1981).

Zusammenfassung

Die Möglichkeiten und Vorteile der Facialisrekonstruktion durch interfasciculäre autologe Nerventransplantate werden bei Melanompatienten vorgestellt. Die Indikation zur Facialisrekonstruktion ergibt sich dann, wenn eine radikale Parotidektomie mit Facialisresektion notwendig wird. Notwendig wird diese Resektion meist dann, wenn Melanommetastasen in der Parotis auftreten, was in unserem Krankengut in 21% der Melanome im Gesichtsbereich der Fall war.

Literatur

Anderl H (1973) Reconstruction of the face through Cross-Face-Nerve transplantation in facial paralysis. Chir Plast 2:17
Hausamen JE, Samii M, Schmidseder R (1973) Repair of the mandibular nerve by means of autologous nerve grafting after resection of the lower jaw. J Max-Fac Surg 1:74
Miehlke A, Stennert E (1981) Neue Wege zur optimalen Rekonstruktion des Nervus facialis in seinem Verlauf durch die Gesichtsregion. In: Implantate und Transplantate in der Plastischen- und Wiederherstellungschirurgie. Cotta, H und Martini AK (Hrsg) 74 Thieme, Stuttgart
Rosemann G (1981) Freie Nerventransplantationen bei lange bestehender Gesichtslähmung. In: Implantate und Transplantate in der Plastischen- und Wiederherstellungschirurgie Cotta, H und Martini AK (Hrsg) 81 Thieme, Stuttgart
Samii M (1972) Die operative Wiederherstellung verletzter Nerven. Arch Chir 332:355
Samii M (1976) Die Wiederherstellung peripherer Nervenverletzungen mit freien Transplantaten. In: Plastisch-chirurgische Maßnahmen bei Spätfolgen nach Unfällen. Hollwich F und Walter C (Hrsg) 1974 Thieme, Stuttgart
Scaramella L (1971) L'anastomosi trai due nervi faciali. Arch Otol 82:209
Stennert E (1979) Hypoglosso-facial Anastomosis: its significats for modern facial Surgery; combined approach in extra temporal facial nerve reconstruction. Clin Plast Surg 6:471
Wiedemann H Nachuntersuchungen an Melanompatienten der Abteilung für Kiefer- und Gesichtschirurgie der Universität Tübingen. Med Inaug Diss (in Vorbereitung)

Diskussion

H. Drepper, Münster-Hornheide: Im klinischen Stadium I des malignen Melanoms der Gesichtshaut (T₁₋₄, N0 M0) kann man nach unserer Erfahrung, die auch von Schaffordt-Koops bestätigt wurde, davon ausgehen, daß sich die Tumorzellen nur subcutan und in den oberhalb der Facialisebene gelegenen Lymphbahnen und Lymphknoten ausbreiten. Tiefer gelegene Weichteile werden in aller Regel erst sekundär befallen. Die Melanombehandlung in diesem Stadium hat bei totaler Parotidektomie mit Resektion des N. facialis keine besseren Ergebnisse erbracht als die subtotale Parotidektomie mit Erhaltung des N. facialis. Nur bei unmittelbarem Befall des Nerven im Stadium II halten wir eine Entfernung des Nerven für angezeigt.

G. Schlöndorff, Aachen: Bei Metastasen in der Parotis resezieren wir den Nerven und schließen die Rekonstruktion sofort an. Das macht den verstümmelnden Eingriff für den Patienten akzeptabler.

Die operative Versorgung des kombinierten Schädel-Gesichtstraumas im Kindesalter mit Rekonstruktion des Nervus facialis

W. Draf, Fulda

Unter kombiniertem Schädel-Gesichtstrauma verstehen wir Läsionen, bei denen es gleichzeitig zu einer offenen Schädelhirnverletzung, zu einer Traumatisierung des Gesichtsschädelskeletts und der bedeckenden Weichteilstrukturen gekommen ist.

Da bei Kindern der blutungsbedingte Volumenmangel schnell lebensbedrohliche Folgen haben kann, sind vorläufige Blutstillung und Schockbehandlung möglichst am Unfallort, spätestens nach Aufnahme in der Klinik vorzunehmen. Gleichzeitig kann die interdisziplinäre Diagnostik erfolgen. Für den Patienten ist es von Vorteil, wenn die Kollegen aus den verschiedenen Fachgebieten sich *direkt* beraten und aus diesem Gespräch aufgrund des klinischen und radiologischen Befundes der Operationsplan resultiert.

Dank der Fortschritte der modernen Anaesthesie steht der Operateur nur in Ausnahmefällen unter Zeitdruck, so daß wir im allgemeinen eine definitive Primärversorgung anstreben. In diese wird neben den Maßnahmen, die verletzungsbedingte Komplikationen verhindern sollen, die weitestgehende funktionelle Rekonstruktion mit einbezogen. *Der Verschluß einer offenen Schädelverletzung* mit Beseitigung von Knochensplittern und Fremdkörpern zur Vermeidung einer endokraniellen Infektion steht in der Reihenfolge der Operationsschritte an erster Stelle. Dies ist schon deshalb empfehlenswert, da ein die Duraplastik erschwerendes Hirnödem mit zunehmenden Abstand zum Unfallereignis ausgeprägter wird. Beim Hirnhautverschluß halten wir uns an die von Kley (1968) und von Boenninghaus (1974) angegebenen Prinzipien.

Die *Gesichtsschädelverletzung* wird von innen nach außen, beginnend mit der knöchernen Infrastruktur versorgt. Zweckmäßigerweise arbeiten dabei Hals-Nasen-

Regionale plastische und rekonstruktive Chirurgie im Kindesalter
Hrsg. von W. Kley und C. Naumann
© Springer-Verlag Berlin Heidelberg 1983

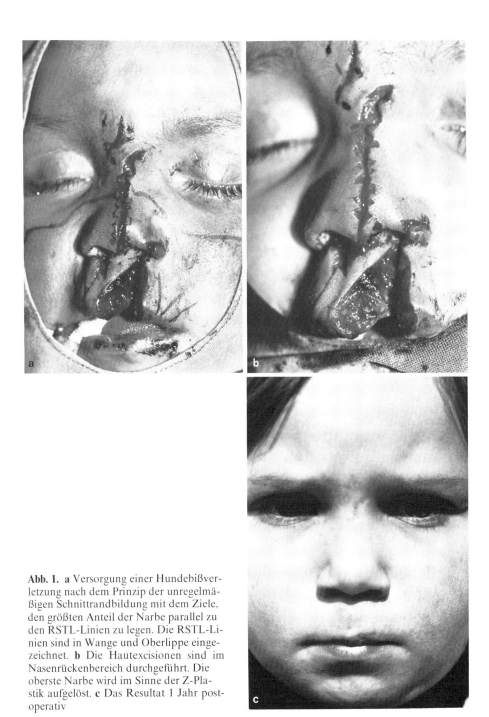

Abb. 1. a Versorgung einer Hundebißverletzung nach dem Prinzip der unregelmäßigen Schnittrandbildung mit dem Ziele,
den größten Anteil der Narbe parallel zu
den RSTL-Linien zu legen. Die RSTL-Linien sind in Wange und Oberlippe eingezeichnet. **b** Die Hautexcisionen sind im
Nasenrückenbereich durchgeführt. Die
oberste Narbe wird im Sinne der Z-Plastik aufgelöst. **c** Das Resultat 1 Jahr postoperativ

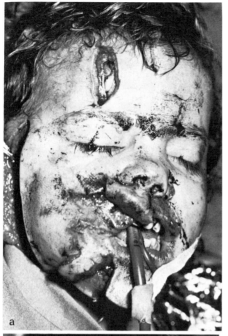

Abb. 2a–e. Ausgedehntes kombiniertes Schädel-Gesichtstrauma bei einem 1½jährigen Kind mit einer Verletzung durch eine Rübenhackmaschine. **a** Man sieht eine offene Schädel-Hirnverletzung im rechten Frontalbereich, eine erhebliche Nasen-Oberlippenläsion, Gesichtsweichteilverletzungen, sowie eine tiefe Schnitt- Rißwunde in der rechten Parotisregion mit Durchtrennung sämtlicher Facialisäste. **b** Zustand nach totaler Parotidektomie rechts mit Darstellung der zentralen und peripheren Facialisäste, welche durch Kunststoffplättchen markiert sind. **c** Die Kontinuität des Nervus facialis ist durch Interposition von 2 Autonerventransplantaten, sowie durch die End-zu-End-Anastomose des Facialismundastes wieder hergestellt (Markierung der Anastomosebereiche durch Kunststoffplättchen). **d** Zustand 3 Wochen nach der primären Wundversorgung einschließlich Facialisplastik. **e** Zufriedenstellende äußere Narbenbildung und Facialisfunktion 1 Jahr nach dem Unfall

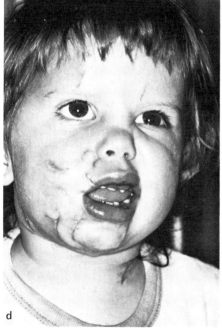

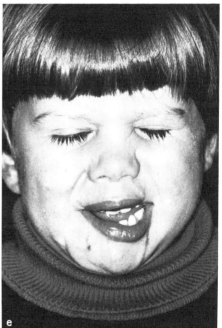

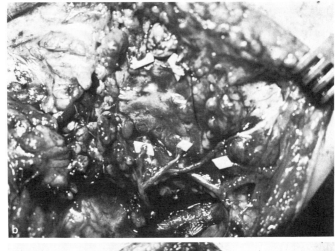

Abb. 2 b

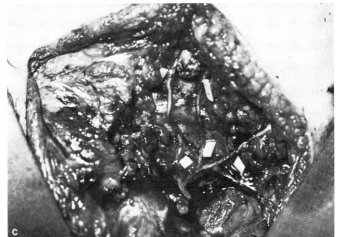

Abb. 2 c

Ohren- und der Kiefer-Gesichtschirurg zusammen. Für das Kindesalter ist zu berücksichtigen, daß Frakturteile des Gesichtsschädels bereits 3–4 Tage nach einem Trauma wieder fixiert sind, also eine möglichst schnelle Reposition wünschenswert ist (Krausen und Samuel 1979).

Inwieweit das *Nasennebenhöhlensystem* enttrümmert werden muß, sollte in jedem einzelnen Fall diskutiert werden. Mit Scheunemann und auch Kley, die dazu auf der 11. Jahrestagung dieser Gesellschaft 1973 Stellung genommen haben, erscheint uns dies als Absolutforderung nicht mehr gerechtfertigt, vorausgesetzt, daß der Verletzte konsequent nachbeobachtet wird (Samii und Draf 1978). Die vollständige, womöglich doppelseitige „Ausräumung" der Nasennebenhöhlen bei schweren Mittelgesichtsfrakturen bedeutet oft eine über das Trauma hinausgehende zusätzliche Schwächung des Gesichtsschädelskekletts mit Erschwerung der Rekonstruktion, insbesondere der kieferchirurgischen Aufhängung. Weiterhin zeigt nach unseren Erfahrungen ursprünglich gesunde Nasennebenhöhlenschleimhaut auch nach schweren Traumen eine gute Ausheilungstendenz, so daß 6–8 Wochen nach einem Unfall nicht selten spontan röntgenologisch eine normale Strahlentransparenz resultiert. Ist dies nicht der Fall, sollte durch die *sekundäre* Enttrümmerung der verletzten Nasennebenhöhlen eine Infektionsquelle für das Endokranium nach Duraplastik ausgeschaltet werden. Zu diesem Zeitpunkt ist der Gesichtsschädel bereits einigermaßen stabilisiert.

Dem Wiederaufbau der *Nase* und der Nasenscheidewand mit Haut und Schleimhaut kommt aus ästhetischen *und* funktionellen Gründen große Bedeutung zu.

Für die Versorgung der *Gesichtsweichteile* nach plastisch-chirurgischen Grundsätzen sollte man sich genügend Zeit nehmen, da dadurch oft auch schwere Verletzungen so geschlossen werden können, daß die Unfallfolgen nach einiger Zeit kaum mehr sichtbar sind.

Der *Nervus facialis* mit seiner so wichtigen Funktion der Willkür- und emotionalen Gesichtsmotorik muß dabei besonders berücksichtigt werden.

Wird ein bewußtloser Patient in die Klinik gebracht, kann die Gesichtsnervenfunktion nicht überprüft werden. Liegt eine mehr oberflächliche Verletzung der Gesichtsweichteile vor, besteht bei der Suche nach einzelnen Facialisästen die Gefahr einer zusätzlichen Nervenläsion, weshalb wir in solchen Fällen darauf verzichten. Bei tiefgehenden Schnittverletzungen im Parotisbereich dagegen sollte der Gesichtsnerv mit den proximalen und distalen Stümpfen der verletzten Äste freigelegt und die Kontinuität wiederhergestellt werden. Gerade beim Kind mit sehr dünnen Facialisästen ist die sofortige Nervenversorgung anzuraten. Sie hat dann gute Erfolgschancen, da man die Nervenstrukturen noch relativ leicht finden kann. In einem Sekundäreingriff einige Wochen später ist dies im Narbengewebe erheblich erschwert, wenn nicht unmöglich.

Nach nochmaliger Überprüfung der Blutstillung und möglichst anatomiegerechter Adaptation der Muskulatur erfolgt der *Hautverschluß*.

Je besser bereits durch die Subcutannaht die Wundränder adaptiert sind, desto unauffälliger wird die Narbe. An Stellen, die unter stärkerer Spannung stehen, benutzen wir durchaus auch nicht resorbierbares, farbloses Nahtmaterial 5–6 × 0. Sind Weichteilverletzungen nicht so ausgedehnt, ergibt die Berücksichtigung der RSTL-Linien (Borges 1973) mit der Excision kleiner Hautdrei- und -vierecke zur Erzeugung einer unregelmäßigen Narbenlinie bessere Ergebnisse als eine senkrecht zu den RSTL-Linien liegende, direkte Wundrandadaptation (Abb. 1 a–c). Bei ausgedehnten Verletzungen ist dies wegen dem damit verbundenen Hautverlust nicht oder nur an einigen Stellen praktikabel. Hier wird man möglichst präzise adaptieren und nach Abschluß der Narbenbildung etwa 1 Jahr nach der Verletzung über eventuell notwendige Narbenkorrekturen entscheiden.

Die Versorgung des kombinierten Schädel-Gesichtstraumas im Kindesalter darf an einem Beispiel (Abb. 2 a–e) dargestellt werden. Ein 1,5jähriges Kind kam auf dem elterlichen Bauernhof in eine Rübenhackmaschine und erlitt dabei eine offene Schädelhirnverletzung im rechten Frontalbereich, eine erhebliche Nasenläsion, eine Abscherung des mittleren Oberkieferalveolarkamms sowie eine tiefe Schnitt-Rißwunde in der rechten Parotisregion mit Durchtrennung sämtlicher Facialisäste. Die Adaptation der Alveolarkammanteile mit Schienung erfolgte durch unseren Kieferchirurgen, Herrn Kollegen Heieis.

Anschließend wurde durch die von der Verletzung vorgegebene Hautöffnung der Hauptstamm des Nervus facialis am Foramen stylomastoideum aufgesucht und auch der oberflächliche Parotislappen reseziert. Es zeigte sich, daß 3 großkalibrige Facialisäste durchtrennt waren. Nach einigem Suchen gelang es, die peripheren Stümpfe ebenfalls zu finden. Eine solche periphere Gesichtsnervenverletzung ist prognostisch insofern günstig, als die Regeneration gerichtet für die verschiedenen Muskelgruppen erfolgen kann und deshalb ausgeprägte Mitbewegungen weniger zu erwarten sind. Der Facialismundast konnte durch End-zu-End-Anastomose, die beiden anderen Äste für Stirn, Auge und Wange durch Implantation eines Autonerventransplantats in ihrer Kontinuität wiederhergestellt werden.

Als letzter Schritt wurden die Nase rekonstruiert und die Wundränder teilweise intracutan adaptiert. Ein halbes Jahr nach dem Unfall waren sowohl die äußere Narbenbildung, wie auch die Facialisfunktion zufriedenstellend.

Zusammenfassend ist festzustellen, daß sich die Versorgung des kombinierten Schädel-Gesichtstraumas im Kindesalter nicht grundsätzlich von dem unterscheidet, was wir beim Erwachsenen tun. Wir sollten jedoch auch, oder gerade beim Kind den Vorteil des Operierens ohne Zeitdruck nutzen und in möglichst allen Teilen eine definitive Erstversorgung anstreben. Durch atraumatische, wenn erforderlich mikrochirurgische Operationstechnik kann Vieles an Funktion erhalten, Vieles wiederhergestellt, insbesondere aber Rücksicht auf den wachsenden Organismus genommen werden.

Literatur

1. Boenninghaus HG (1974) Traumatologie der Rhinobasis und endokranielle Komplikationen. In: Naumann HH (Hrsg) Kopf- und Halschirurgie, Bd 2 / Teil 2 Thieme, Stuttgart, S 533–578
2. Borges AF (1973) Elective incisions and scar revision. Little Brown and Company, Boston
3. Kley W (1968) Die Unfallchirurgie der Schädelbasis und der pneumatischen Räume. Arch Ohr Nas Kehlk 191:1–216
4. Kley W (1974) Diskussionsbemerkung zu Scheunemann (1974). In: Naumann HH und Kastenbauer ER: Plastisch-chirurgische Maßnahmen nach frischen Verletzungen. Thieme, Stuttgart, S 81
5. Krausen AS, Samuel M (1979) Pediatric jaw fractures Indication for open reduction. Otolaryng Head Neck Surg 87:318–322
6. Samii M und Draf W (1978) Indikation und Versorgung der frontobasalen Liquorfistel aus HNO-chirurgischer und neurochirurgischer Sicht. Laryng Rhinol 57:689–697
7. Scheunemann H (1974) Prinzipien der Behandlung von offenen Frakturen des Kiefer-Gesichtsschädels. In: Naumann HH und Kastenbauer ER: Plastisch-chirurgische Maßnahmen nach frischen Verletzungen. Thieme, Stuttgart, S 65

III. Trauma

Die operative Behandlung und Nachbehandlung kindlicher Verbrennungen

B. Höcht, Th. Hockerts und B. Gay, Würzburg

Ausgedehnte Verbrühungen und Verbrennungen stellen im Kindesalter immer eine ernste und oft lebensbedrohende Situation dar. Sie zählen mit zu den katastrophalsten Ereignissen, mit denen Intensivmediziner und Chirurg konfrontiert werden.

Während es sich beim Kleinkind fast ausschließlich um Verbrühungen handelt, kommen beim größeren Kind auch Feuerverbrennungen und Verletzungen mit elektrischem Strom dazu. Im Kleinkindesalter gibt es bei den Verbrühungsunfällen zwei hauptsächliche Unfallursachen:

1. Das Herunterreißen von heißer Flüssigkeit vom Tisch und Herd. Sie machen 62% aller kindlichen Verbrühungen aus. Betroffen sind dabei besonders das Gesicht, der Hals, die vordere Thoraxwand und die oberen Extremitäten. Der Altersdurchschnitt dieser Gruppe liegt bei 18–24 Monaten.
2. Das Hineinfallen in am Boden stehende Gefäße und Behälter. Betroffen sind dabei vor allem die Gesäß- und Genitalregion sowie die angrenzenden Rücken- und Oberschenkelbezirke. Diese Unfallursache macht 22% aller kindlichen Verbrennungsunfälle aus. Der Altersdurchschnitt liegt hier bei 3–4 Jahren.

Wenngleich die Allgemeinbehandlung jeder Verbrennung mit Bekämpfung des Verbrennungsschocks im Vordergrund steht, so ist die Lokalbehandlung nicht weniger wichtig, da sie für das weitere Schicksal, das Auftreten einer Infektion und einer Sepsis mitverantwortlich ist.

In der klinischen Lokalbehandlung muß grundsätzlich zwischen der konservativen und der operativen Behandlung unterschieden werden. Bei der konservativen Therapie kommen entweder die geschlossene oder die offene Wundbehandlung in Frage, bei der operativen Behandlung muß man sich zwischen der akuten, primären Frühexcision und der sekundären Nekrosenabtragung mit Defektdeckung entscheiden. Welche der jeweiligen Alternativbehandlungsweisen angewandt werden, hängt auch von der Erfahrung des behandelnden Teams ab, muß aber auch die personellen, räumlichen und technischen Möglichkeiten der Klinik berücksichtigen. Gerade hier zeigt sich oft der große Unterschied zwischen den Empfehlungen der Verbrennungszentren und den Möglichkeiten in der Klinik außerhalb der wenigen spezialisierten Zentren. Die chirurgische Forderung, eine offene in eine geschlossene Wunde umzuwandeln, hat vielfach zur geschlossenen Wundbehandlung geführt. Des-

Regionale plastische und rekonstruktive Chirurgie im Kindesalter
Hrsg. von W. Kley und C. Naumann
© Springer-Verlag Berlin Heidelberg 1983

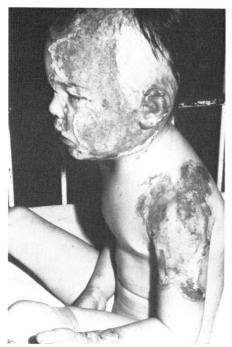 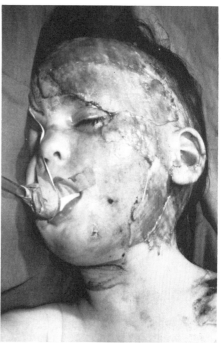

Abb. 1. III° Verbrühung im Gesicht, Schulter und Armbereich. 10. Tag nach dem Unfall

Abb. 2. Spalthauttransplantation am 12. Tag. Lagerung und Fixierung des Kindes im Bett vor der Extubation

weiteren soll das natürliche, feuchte Milieu nach Salbenverbänden für die geschädigten, empfindlichen Zellen besser sein als die Austrocknung in einem Schorf. Als Nachteil der geschlossenen Behandlung hat es sich aber gezeigt, daß es unter den Verbänden leichter zu Infektionen und Macerationen kommen kann, so daß evtl. noch verbliebene, gesunde Epithelinseln zerstört werden können. Als weiterer Nachteil sehen wir bei kleinen Kindern den häufigen, oft schmerzhaften Verbandswechsel und die nicht unbedenklichen Hyperpyrexien, die durch einen Hitzestau bei großflächigen Verbänden hervorgerufen werden können.

Aus diesem Grunde bevorzugen wir die offene Wundbehandlung. Ihr Ziel ist die Ausbildung eines trockenen Wundschorfs, der einen schlechten Nährboden für Bakterien darstellt. Ihr Vorteil ist das Fehlen der häufigen Verbandswechsel und die Möglichkeit der kontinuierlichen Wundbeobachtung. Diese offene Wundbehandlung führen wir mit Polyvidon-Jod und Savlon durch. Unter diesen Maßnahmen heilen oberflächliche, dermale Schäden innerhalb von 10 Tagen ab.

Die Frage nach der Akutexcision oder der Frühexcision bis zum 4. Tag und der verzögerten Nekrosenabtragung zwischen dem 10. und 14. Tag mit anschließender Defektdeckung wird unterschiedlich beantwortet. Während in vielen spezialisierten Verbrennungszentren die Frühexcision bis zum 3. Tag befürwortet wird, sehen andere darin keinen entscheidenden Vorteil, da eine Senkung der Letalität als entscheidendes Kriterium nicht nachgewiesen werden konnte. Der Vorteil der aggressi-

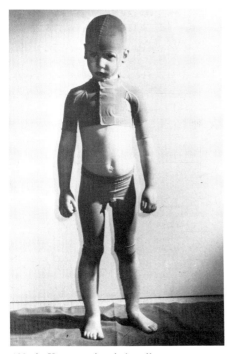
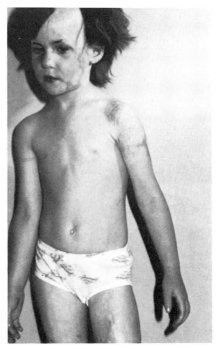

Abb. 3. Kompressionsbehandlung

Abb. 4. Endergebnis nach 15monatiger Kompressionsbehandlung

ven Frühexcision ist ohne Zweifel die deutliche Verkürzung der Behandlungsdauer um 10 Tage und die Ausschaltung des Verbrennungstoxins. Dieses jedoch spielt im Kindesalter keine entscheidende Rolle, da hier Flammenverbrennungen deutlich gegenüber den Verbrühungen zurückstehen. Als Problem der Frühexcision muß es angesehen werden, daß das verbrannte Kind in der Frühphase seiner Erkrankung durch Operationstrauma und Blutverlust zusätzlich belastet wird, während es gerade dabei ist, nach Überwindung der Schockphase sich zu stabilisieren. Dazu kommt, daß eine sichere Abgrenzung zwischen oberflächlich dermaler und tiefer, transplantationsbedürftiger Verletzung nie mit Sicherheit gegeben werden kann. Eine sehr frühzeitige Excision könnte auch nur oberflächlich dermal verletzte Bezirke, die eine gute Regenerationsfähigkeit aufweisen, mit entfernen.

Aus diesem Grund bevorzugen wir die verzögerte Nekrosenabtragung zwischen dem 10. und 12. Tag. Alle bis dahin spontan epithelisierten Bezirke werden als oberflächlich dermal angesehen. Was bis spätestens zum 12. Tag nicht spontan epithelisiert ist, betrachten wir als tief dermal und operationsbedürftig. Ein längeres Zuwarten könnte zwar noch eine Epithelisierung erreichen, es hat sich jedoch gezeigt, daß gerade dann oft hypertrophe und keloidartige Narben entstehen.

Ausnahme dieser Behandlungsrichtlinien stellen bei uns Verbrennungen der Hand, des Fußrückens, des Gesichtes sowie umschriebene, sicher drittgradige Defekte von weniger als 10% der Körperfläche dar.

Bei der operativen Nekrosenabtragung bevorzugen wir die tangentiale Excision, die teilweise mit dem Dermatom, teilweise mit dem Skalpell durchgeführt wird, bis man in die Schichten kommt, wo punktförmige, nahe aneinanderliegende capilläre Blutungen ein gesundes Gewebe anzeigen.

Alle excidierten Bezirke müssen anschließend gedeckt werden. Ist der Defekt nicht so ausgedehnt, wird man immer versuchen, die Deckung in der gleichen Sit-

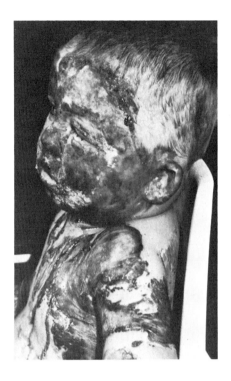

Abb. 5. Verbrennung von Gesicht, beiden Armen und Thorax durch Explosionsverletzung. 5. Tag nach dem Unfall

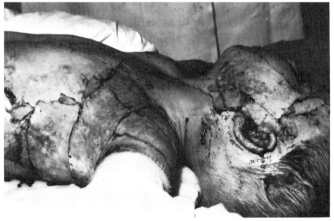

Abb. 6. Spalthauttransplantation am 12. Tag. Lagerung und Fixierung des Kindes im Bett

110

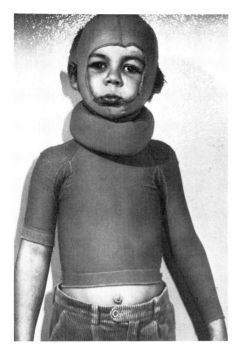 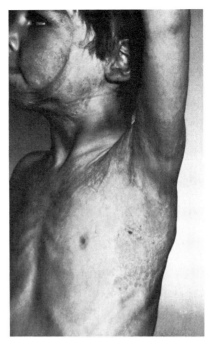

Abb. 7. Kompressionsbehandlung

Abb. 8. Abschlußkontrolle nach 15 monatiger Kompressionsbehandlung

zung mit Eigenhaut zu erreichen, sei es als Spalthaut oder als enges Meshgraft in einer Expansionsrate von 1:1,5. Eine größere Expansionsrate hat sich uns bei der Behandlung der kindlichen Verbrennungen nicht bewährt, da das kosmetische Ergebnis nie befriedigend war. Ist der Defekt so ausgedehnt, daß eine einmalige Eigenhautdeckung nicht möglich ist, so versorgen wir in der ersten operativen Sitzung Gesicht, Hals oder Hände mit Eigenspalthaut und decken den Rest mit Spenderhaut von Mutter oder Vater, die wir parallel entnehmen; die Spenderhaut wird alle 5–7 Tage gewechselt und schrittweise durch Eigenhaut ersetzt bis schließlich der gesamte Defekt mit Eigenhaut versorgt ist. Spenderhaut ist auf jeden Fall der Kunsthaut aus Polyurethanschaumstoff vorzuziehen, da dieser die histologischen Eigenschaften der menschlichen Haut fehlen und zum anderen die Kunsthaut täglich gewechselt werden muß. Wird die Haut als Spalthaut transplantiert, so bevorzugen wir die offene Transplantatbehandlung. Sie hat den Vorteil, daß bis zum 3. Tag nach der Transplantation Verschiebungen der Transplantate noch beseitigt werden können, zum anderen Serome und Hämatome unter der Haut gut entfernt werden können. Das Auflegen der Haut erfolgt im Bett, nachdem das Kind in einer endgültigen Lage fixiert ist, erst dann wird das Kind extubiert. Meshgraft-Transplantate werden mit Salbentuellverbänden versorgt, der erste Verbandswechsel erfolgt hierbei 48 Std nach der Operation.

Neben der akuten chirurgischen Behandlung der Verbrennung soll die Nachbehandlung nicht vergessen werden. Keloide und Kontrakturen sind oft die enttäuschenden Spätergebnisse nach zunächst befriedigendem Operationsergebnis. Aus diesem Grunde haben wir seit 1975 146 Kinder, bei denen Hauttransplantationen durchgeführt werden mußten, mit Kompressionsanzügen nachbehandelt. Das Kompressionskleidungsstück wird bereits intraoperativ angemessen. Am Ende der stationären Behandlung tragen die Kinder dann bereits ihren Kompressionsanzug. Die Dauer der Kompressionsbehandlung wird nicht einheitlich angegeben. Wir selbst haben alle über 15 Monate nachbehandelt. Wichtig ist dabei, daß die Kompression Tag und Nacht durchgeführt wird. Aus diesem Grunde haben alle Kinder mindestens 2 Anzüge, um ein lückenloses Auswechseln zu gewährleisten.

Diskussion

J. Uffenorde, Würzburg: Cortisonbehandlung als systemische oder lokale Nachbehandlung bei Verbrennungen?

Chirurgische Maßnahmen zur Wiederherstellung der Handfunktion nach schweren Verbrennungen im Kindesalter

A. K. Martini, Heidelberg

Verbrennungen stehen in der kindlichen Unfallstatistik nach dem Verkehrsunfall an zweiter Stelle. Häufigste Ursachen sind:

1. offene Flammen   60%,
2. Verbrühungen   25%,
3. elektrische Verbrennungen 10%,
4. heiße Gegenstände   5%.

Während bei den Verbrennungen durch offene Flammen und heiße Flüssigkeit der Schaden hauptsächlich streckseitig liegt, betrifft die Gewebeschädigung bei den anderen Unfallarten die Greiffläche. Hier ist die Haut zwar dicker, die Schädigung ist jedoch meist durch die Tiefenwirkung des Stromes, bzw. der heißen Gegenstände groß, so daß in diesen Fällen die dritt- und viertgradigen Verbrennungen mit Schädigung der tiefen Strukturen häufig auftreten. Ausgedehnte Verbrennungen der Hand hinterlassen schwere Deformitäten, besonders dann, wenn die Primärversorgung mangelhaft bleibt und die Heilung spontan erfolgt, oder wenn die Gewebszerstörung primär zu groß ist.

Abweichend von der Therapie beim Erwachsenen müssen beim Kind folgende Punkte berücksichtigt werden: Einerseits bedingt die gute Regenerationskraft des jugendlichen Organismus eine ausgezeichnete Heilungspotenz und niedrige Komplikationsrate, andererseits ist mit einem Rezidiv nach einer Narbenkorrektur zu rechnen.

Regionale plastische und rekonstruktive Chirurgie im Kindesalter
Hrsg. von W. Kley und C. Naumann
© Springer-Verlag Berlin Heidelberg 1983

Unfallbedingte Wachstumsstörungen wie nach Stromverbrennungen, oder sekundär entstandene Fehlstellungen können durch die Diskrepanz zwischen dem Knochenwachstum und dem narbigen Weichteilmantel im Laufe der Zeit zunehmen. In diesem Sinne ist die OP-Indikation frühzeitig zu stellen; eine abwartende Haltung verschlimmert häufig die Situation.

Kinder sind in der glücklichen Lage, ihren Funktionsverlust zu kompensieren und leicht mit den vorhandenen Defekten fertig zu werden. Die Gefahr der Zunahme einer Funktionseinschränkung und der Störung des psychischen Gleichgewichts muß jedoch im Auge behalten werden.

Die konservative Behandlung von Verbrennungsfolgen ist angezeigt, wenn der Unfall erst einige Wochen oder Monate zurückliegt. Hier können Lagerungs- und Redressionsschienen, kombiniert mit krankengymnastischer Übungsbehandlung die Kontrakturen verhindern. Als vorbeugende Maßnahme empfiehlt sich die Langzeit-Kompressionsbehandlung mit maßgerechten Handschuhen zur Verhinderung bzw. Beseitigung von hypertrophen Narbenplatten.

Die Indikation zur Operation stellen wir:
1. Bei Einschränkung der Handfunktion, bedingt durch Narbenkontrakturen, Fehlstellungen, Sensibilitätsverlust oder anderen Ursachen.
2. Bei Vorhandensein einer instabilen und leicht verletzlichen Narbe.
3. Bei kosmetischer Beeinträchtigung durch keloidartige Verdickungen der verbrannten Haut.

Da die Hände, wie auch das Gesicht, zum äußeren Erscheinungsbild des Menschen gehören, und nicht verdeckt werden können, dürfen ästhetische Gesichtspunkte auch bei Kindern nicht außeracht gelassen werden.

Die korrigierenden Maßnahmen haben als Ziel:
1. Die Wiederherstellung der Greiffähigkeit, bzw. die Beschaffung eines Ersatzgriffes.
2. Die Beschaffung einer elastischen und belastungsfähigen Hautdecke.

Wiederherstellende Maßnahmen

Bei den sekundären Eingriffen haben wir es in erster Linie mit der Verbrennungsnarbe zu tun. In besonderen Fällen kommen jedoch Eingriffe an Knochen, Gelenken, Sehnen, Nerven oder gar der Fingerersatz in Betracht. In Abhängigkeit von der Lokalisation, Art und Ausdehnung der Narbe sowie von der Zielsetzung des Eingriffes kommen folgende Methoden zur Anwendung:
1. Z-Plastiken zur Beseitigung isolierter Narbenstränge auf der Beugeseite der Fingergelenke oder zur Korrektur der Schwimmhautbildung.
   Spätkontrollen zeigen, daß die Narben nach Beseitigung der Spannung innerhalb der hypertrophen Haut wesentlich abflachen.
2. Nahlappenplastiken finden bei der Handverbrennung nur eingeschränkte Verwendung, wenn die Nachbarhaut unversehrt ist, wie z.B. zur Kommissurbildung durch Schwenklappen, oder zur Deckung eines beugeseitigen Defektes am Finger durch Kreuzfingerlappen.
3. Freihauttransplantation: Die Hauttransplantate sollen den funktionellen Beanspruchungen gewachsen sein. Wir ziehen zur Defektdeckung auf der Beugeseite

entweder ein Vollhauttransplantat oder den Stiellappen vor, wogegen auf der Streckseite dicke Spalthaut zur Verwendung kommt. Dünne Spalthauttransplantate, Meshgraft und Reverdinläppchen sind anspruchslos und wachsen schneller an, haben aber den Nachteil der schlechten Belastbarkeit und der Schrumpfungsneigung, so daß der ästhetische und funktionelle Effekt unbefriedigend bleibt. Die Vollhauttransplantate dagegen werden langsamer revascularisiert, schrumpfen jedoch weniger und bleiben elastisch und belastungsfähig.

Eine ausgedehnte derbe Narbenplatte am Handrücken verhindert die Beugefähigkeit der Fingergrundgelenke, so daß sich mit der Zeit auf der Beugeseite neben den Beugesehnen mächtige, in die Haut übergehende Narbenzügel entwickeln, die wie die Saiten eines Bogens vorspringen und zur Beugekontraktur des Mittelgelenkes führen; Krallenfinger sind das Ergebnis. Wird die Narbenplatte auf der Streckseite in dieser Phase operativ entfernt und die Durchtrennung der Kontraktursträngе vorgenommen, so lassen sich die Mittelgelenke strecken. Man findet eine intakte und gut durchblutete Sehnenscheide als gutes Transplantatlager. Eine dorsale Capsulotomie der Grundgelenke kann erforderlich werden. Zur Deckung des Hautdefektes am Handrücken eignet sich aus den genannten Gründen am ehesten ein ¾-Spalthauttransplantat. Zur Gewinnung dicker Spalthaut verwenden wir gern das Trommeldermatom nach Padget-Hound in der modifizierten Form nach Reese (Abb. 1). Dieses Dermatom hat im Vergleich zu den beiden anderen bekannten Dermatomen zwei wesentliche Vorteile:

Zum einen erhält man Hautstreifen von völlig gleichmäßiger Dicke, da das Dermatom druckunabhängig arbeitet und

zum anderen erhält man bei voller Ausnutzung der Dermatombreite einen großen Hautlappen, so daß es in vielen Fällen gelingt, bereits mit einem einzigen Transplantat den gesamten Handrücken einschließlich sämtlicher Langfinger zu decken.

Bei schweren Verbrennungsfolgen reicht die Beseitigung der Narbenplatte allein nicht aus. Die weiteren Maßnahmen haben je nach Ausdehnung des Schadens individuell zu erfolgen. Liegt der Schaden lange Zeit zurück, oder ist die Gewebeschädigung primär durch die Verbrennung bzw. sekundär durch die Infektion ausgedehnt, kommt es oft zur Zerstörung der Streckaponeurose oder des Sehnengleitlagers und somit zur Bildung verschiedener Kontrakturen. Wird die Streckaponeurose zerstört, entwickelt sich die sogenannte „Knopflochdeformität". Ist die Greiffläche beschädigt, kommt es zur Beugekontraktur der Fingergelenke und in extremen Fällen sogar zur Verwachsung sämtlicher Langfinger mit der Hohlhand (Abb. 2). Diese Deformitäten erfordern ein schnelles Handeln, da hier der Funktionsverlust zu groß ist, und die Erfolgschancen auf eine wiederkehrende Funktion mit der Zeit geringer werden.

4. Fernlappenplastik: Sind weitere operative Maßnahmen erforderlich, wie z.B. Arthrodesen oder Nerven- bzw. Sehnentransplantationen, oder zeigt der Wundgrund eine ungenügende Vascularisation, wie z.B., wenn Knochen oder Sehnen freiliegen, ist die Fernlappenplastik indiziert. Als Spenderstelle kommt in erster Stelle der gegenseitige Oberarm im Sinne eines Colson-Lappens in Betracht (Abb. 3). Wir verwenden die Innenseite zur Deckung von Defekten an der Greiffläche und die Außenseite des Oberarmes zur Deckung von streckseitig liegenden Defekten. Es handelt sich bei dem Colson-Lappen um einen entfetteten Brücken-

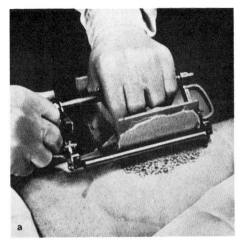
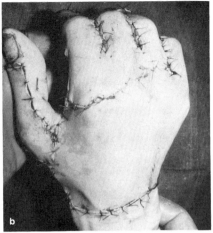

Abb. 1. a Das Reese-Dermatom. **b** Die gesamte Streckseite der Hand ist mit dicker Spalthaut gedeckt

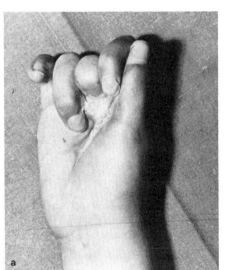
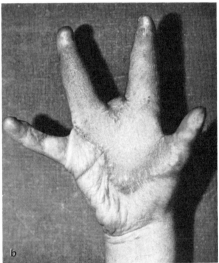

Abb. 2. a Narben-Beugekontraktur sämtlicher Langfinger mit Adduktionskontraktur des Daumens. **b** Z. n. Lappenplastik und Vollhauttransplantation zum Kleinfinger

lappen, der gegenüber einer gestielten Plastik vom Abdomen erhebliche Vorteile auf dem Sektor der Kosmetik, der Funktion und der Sensibilität aufweist. An zweiter Stelle kommt der gestielte, axial versorgte Leistenlappen in Frage. Fortschritte in der Mikrogefäßchirurgie ermöglichen es uns in zunehmendem Maße, die Transplantation von Haut und Unterhautfettgewebe mit mikrovasculärer Anastomose unter Einschluß eines sensiblen Hautnerven durchzuführen. Hierdurch entfällt die lästige Zwangshaltung, die langzeitige Ruhigstellung und der

115

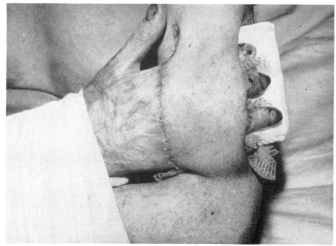

Abb. 3. Colson-Lappen

sekundäre Korrektureingriff. Der Dorsalis-pedis-Lappen eignet sich bestens für die Hand, da das subcutane Fettgewebe dieses Lappens dünn ist und die Hautstruktur der der Hand ähnelt.

Die Verwendung einer Lappenplastik bleibt den Ausnahmefällen vorbehalten, da der Eingriff zu aufwendig ist und der kosmetische Effekt auch unter Berücksichtigung der Entnahmestelle nicht immer befriedigend ist.

5. Weitere Maßnahmen: In Anbetracht der Tatsache, daß Stromverbrennungen bei Kindern nicht selten sind und die Behandlung dieser Fälle problematisch ist, möchten wir die Besonderheiten dieser Verbrennungsart hervorheben:

Während die Schädigung der Haut bei Starkstromverbrennungen relativ gering ist und sich auf die Ein- bzw. Austrittsmarke beschränkt, ist der gesamte Arm mit einer Schädigung der Gefäße, Nerven und Muskulatur betroffen. Bei der Erstversorgung müssen sofort tiefreichende Entlastungsschnitte angelegt werden und sobald sich die Herz- und Kreislaufsituation stabilisiert hat, müssen die nekrotischen Anteile entfernt werden. Gelingt es uns bereits bei der Erstversorgung den Arm zu erhalten, so müssen primär viele Muskeln entfernt werden. Der Weichteildefekt wird mit einem Fernlappen gedeckt. Die Wiederherstellung der Greiffunktion ist insofern erschwert, als häufig nur sehr wenige Kraftspender zur Verfügung stehen, so daß eine Sehnenverlagerung nur wenig Anwendung findet. In solchen Fällen ist die Tenodese sämtlicher Fingerbeuger die Therapie der Wahl, so daß der Faustschluß durch die Extension des Handgelenkes möglich gemacht wird. Hier bietet auch die mikrochirurgische Technik mit freier Muskeltransplantation unter Gefäß- und Nervenanschluß eine weitere elegante Behandlungsmöglichkeit. Die Nervenschädigung kann begrenzt sein, so daß eine spontane Regeneration möglich ist. Bleibt diese jedoch aus, ist eine Nerventransplantation zur Überbrückung des Nervendefektes und zur Wiederherstellung der Sensibilität erforderlich. Elektrische Verletzungen führen bekanntlich zur Wachstumsstörung durch thermische Schädigung der Epiphysenfuge und durch die Durchblutungsstörungen der wachsenden Knochen. So lassen sich Verkürzungen der Phalangen

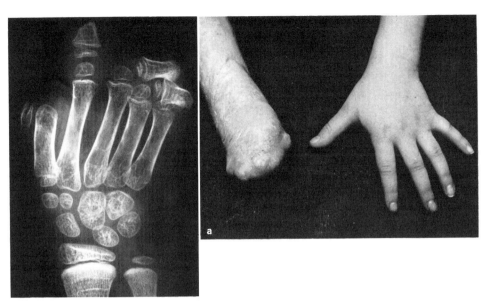

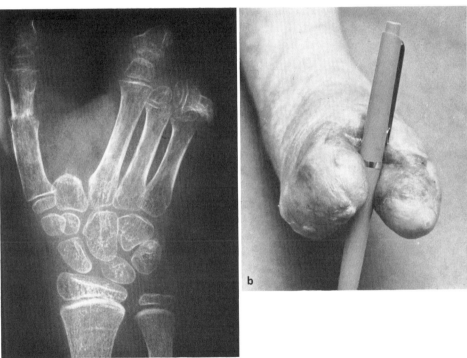

Abb. 4. a Z. n. 4. gradiger Verbrennung der rechten Hand und das dazugehörige Röntgenbild. **b** Z. n. Aufstockungs-OP des Daumens

im Laufe der Zeit beobachten. Sind die Fingergelenke zerstört, oder ist die Wiederherstellung des Sehnengleichgewichtes nicht mehr möglich, so müssen instabile und luxierte Fingergelenke auch im Kindesalter arthrodedisiert werden. Bei den im Rahmen einer Rekonstruktion erforderlichen Arthrodesen bedarf es hinsichtlich der Wachstumsstörung keiner Erklärung. Derartige Eingriffe dürfen deshalb nur nach Abklärung aller zur Verfügung stehenden anderen Operationsmethoden in Erwägung gezogen werden.

Viertgradige Verbrennungen führen zum totalen Gliederverlust und zur Funktionslosigkeit des Handrestes, besonders dann, wenn sich der Unfall bereits im Kleinkindalter ereignet hat, so daß es im Laufe der Zeit zu zusätzlichen Deformitäten durch Wachstumshemmung gekommen ist. Der Behandlungsplan hat in solchen Fällen individuell zu erfolgen. Das Ziel ist die Erreichung einer primitiven Greiffunktion. Das Bild (Abb. 4) zeigt die rechte Hand eines 8jährigen Mädchens, das sich im Alter von 8 Monaten eine viertgradige Verbrennung der rechten Hand zugezogen hatte. Es erfolgten mehrere Operationen mit Z-Plastiken, Hauttransplantationen und Arthrolysen zur Kommissurvertiefung und Aufrichtung des Fingerstumpfes. Eine Greiffunktion war unmöglich. Wir haben den Daumenstumpf durch die Transposition des Zeigefingerrestes verlängert und damit die Greiffähigkeit verbessert; die Greiffläche weist eine volle Sensibilität auf.

Das Problem der Wiederherstellung einer schwer verbrannten und deformierten Hand ist vielschichtig. Bei der Indikationsstellung spielt das Individuelle eines jeden Falles eine große Rolle. Durch das Wachstum können immer wieder erneute Eingriffe erforderlich werden, deshalb muß das Kind bis zur Beendigung des Wachstums in regelmäßiger Kontrolle bleiben. Nur so ist die optimale Rehabilitation nicht nur in funktioneller Hinsicht, sondern auch im Interesse des äußeren Erscheinungsbildes gewährleistet.

Zusammenfassung

Nach schweren Verbrennungen der kindlichen Hand bleiben oft zusätzlich, neben den störenden Narben, Wachstumsstörungen und Fehlstellungen zurück, die die Handfunktion erheblich beeinträchtigen können.

Zur Beseitigung der Verbrennungsnarben ist zunächst die genaue Beurteilung des Zustandes und der funktionellen Beanspruchung erforderlich. Verschiedene plastische Maßnahmen kommen in Frage, die man manchmal sinnvoll zu kombinieren hat.

Die OP-Indikation und die operativen Techniken werden besprochen und anhand einiger Beispiele erläutert. Im Vordergrund steht die Diskussion der freien und gestielten Hautplastik sowie die Bildung eines Ersatzgriffes.

Literatur

1. Colson P (1969) Notre expérience de „Lambeaux greffes" en chirurgie repartrice de la main. In: Müller F (Hrsg) Verbrennungskrankheit. Schattauer, Stuttgart New York
2. Förster W (1979) Folgezustände frühkindlicher Handverbrennungen. Unfallheilkunde 82:379–383

3. Martini AK (1978) Kontrakturen an der Hand nach Verbrennungen. Orthop Praxis 7/ XIV:513–516
4. Zellner PR (1972) Die elektrische Verletzung der kindlichen Hand. Z Kinderchir Suppl Bd 11:786–790
5. Zellner PR, Feldkamp G (1978) Die Brandverletzung der kindlichen Hand. Handchirurgie 10:197–205

Diskussion

W. Langer, Hannover: Revidieren Sie immer den Unterarm bei Stromverletzungen der Hand, um Nekrosen der Muskulatur festzustellen?

Wiederherstellungschirurgie bei Hundebißverletzungen des Gesichtes im Kindesalter

O. Staindl und C. Chmelizek-Feurstein, Salzburg

Zu den reizvollsten Aufgaben der plastischen und rekonstruktiven Chirurgie zählt wohl die Wiederherstellung der Integrität des Gesichtes nach unfallbedingten Verletzungen.

Hundebisse im Gesichtsbereich stellen einen Verletzungstyp dar, den wir in überwiegender Mehrzahl im Kindesalter beobachten können. (Bei Erwachsenen finden sich derartige Traumen vorwiegend an den Extremitäten.)

Bedauerlicherweise ist gerade bei Hundebißverletzungen die Auffassung noch immer weit verbreitet, daß diese nicht einer primären chirurgischen Versorgung zugeführt werden sollten. Werden derartige Wunden jedoch ihrer spontanen Selbstheilung durch Ausgranulieren überlassen, kommt es in nahezu allen Fällen zu wulstförmigen, keloidartig verdickten Narben und somit zu entstellenden Ergebnissen, deren Korrektur gelegentlich sehr schwierig ist und eine Vielzahl von Operationsgängen erfordern kann.

Grundsätzlich sind drei verschiedene Verletzungstypen nach Hundebiß im Gesichtsbereich zu unterscheiden, die jeweils ein unterschiedliches chirurgisches Vorgehen erfordern.

1. Einfache Bißverletzungen, die lediglich die Stichkanäle der Zähne und leichte Gewebequetschungen aufweisen.

2. Tiefe Gewebeein- und -ausrisse, jedoch *ohne Gewebeverlust*.
Sie entstehen durch die Hakenwirkung der Zähne des sich verbeißenden Tieres.

3. Glatte Gewebeabbisse
Sie finden wir vor allem an prominenten Teilen des Gesichtes wie Nase, Lippen und Ohrregion.

Zu Punkt 1: Einfache Verletzungen, die nur die Bißkanäle der Zähne und Quetschungen des Gewebes aufweisen, werden der Spontanheilung überlassen. Eine spätere Narbenkorrektur ist in den allerseltensten Fällen notwendig.

Zu Punkt 2: Bei großen Gewebeein- und -ausrissen, jedoch ohne Gewebeverlust, führen wir immer die primäre plastische Wundversorgung unter dem Gesichtspunkt der ästhetischen Wiederherstellung durch.

Ein Eingriff wird in Intubationsnarkose vorgenommen. Zunächst wird die Bißverletzung mit Betaisodonalösung sorgfältig ausgewaschen. Die dabei auftretenden frischen Blutungen werden nicht sofort gestillt, sondern eine Zeit lang dem „Ausbluten" überlassen. Das spontane Versiegen kleinerer Blutungen ist anzustreben. Solche die nicht von selbst zum Stillstand kommen, werden mit der bipolaren Coagulationspinzette gestillt.

Es werden niemals Wundrandexcisionen durchgeführt. Alle vitalen Gewebeanteile müssen sorgfältig erhalten werden. Zur Vermeidung von unregelmäßigen Hautkontrakturen werden subcutan gleichmäßig verteilte Spannungszonen geschaffen. Dies erfordert gelegentlich ein weites Unterminieren um den Verletzungsbereich.

Alle über 2 bis 3 cm messenden Verletzungen werden durch zusätzliche Unterteilung der Wundränder und kleine Z-Plastiken aufgegliedert. Der Wundverschluß erfolgt mehrschichtig, wobei auf eine genaue Adaptation der durchtrennten Coriumschicht mit resorbierbarem Nahtmaterial Wert gelegt wird. Die Epidermis

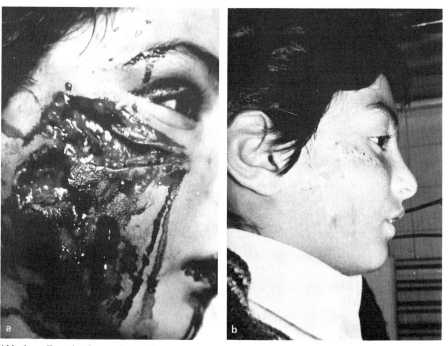

Abb. 1. a Gewebeein- und -ausrißverletzung der linken Wange bei einem 10jährigen Knaben. **b** Postoperatives Ergebnis

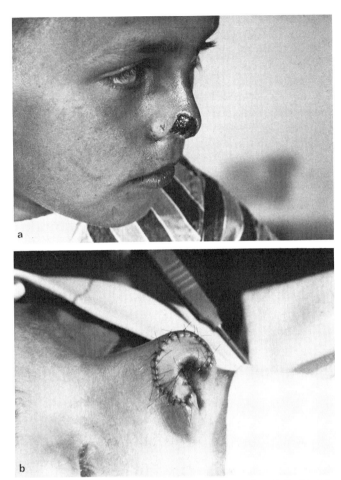

Abb. 2. a Abbißverletzung der linken Nasenspitze bei einem 7jährigen Knaben. **b** Defektdek-
kung erster Operationsakt mit Vollhauttransplantat

selbst wird mit atraumatischen Nähten der Stärke 6–0 adaptiert. Diese Nähte sollen
möglichst spannungsfrei angelegt werden. Sie können durch einen oberflächlichen
Zugpflasterverband noch zusätzlich entlastet werden.

Bei größeren Verletzungen ist das Einlegen einer Miniredondrainage empfehlenswert.

Die Abb. 1a zeigt eine massive Ein- und Abrißverletzung an der linken Wange
und der perioralen Region nach einem Hundebiß bei einem 10jährigen Knaben.
Die chirurgische Versorgung wurde nach den dargelegten Grundsätzen vorgenommen. Die Wundheilung erfolgte p. p. Die Narbenbildung ist relativ zart und im Ni-
veau der Gesichtshaut (Abb. 1 b).

Zu Punkt 3: Bei Abbißverletzungen, die zu echten Gewebe- und Substanzverlu-
sten geführt haben, wird von einer primären Wundversorgung zunächst Abstand

121

genommen. Wir decken derartige Verletzungen vorerst mit einem oberflächlichen Epithelverband.

In einem späteren Operationsgang werden derartige Defekte, entsprechend den lokalen Anforderungen unter Ausschöpfung der unterschiedlichsten plastisch-rekonstruktiven Maßnahmen gedeckt.

Ein Beispiel dafür zeigt die Abb. 2a. Es handelte sich um eine Abbißverletzung der linken Nasenspitze bei einem 7jährigen Knaben.

Zwei Wochen nach dem Trauma wurden zunächst – als erster Schritt – die fehlenden Hautweichteile der Nase durch ein freies, der Retroauriculärregion entnommenes Vollhauttransplantat gedeckt (Abb. 2b).

Es verblieb ein Defekt des Nasenflügels an seinem freien Rand.

Drei Monate nach Einheilung des Vollhauttransplantates wurde dieser mit einem freien Composite graft, welches der linken Ohrmuschel entnommen wurde, ausgeglichen (Abb. 3a).

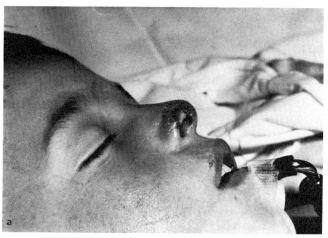

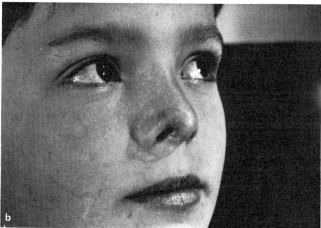

Abb. 3. a Defektdeckung zweiter Operationsakt mit freiem Composite graft.
b Postoperatives Resultat

In beiden Fällen erfolgte die Einheilung der Transplantate p. p. (Abb. 3 b).

Neben den chirurgischen Maßnahmen erscheinen uns noch folgende Punkte wesentlich:

1. Eine Tetanus-Schutzimpfung ist in allen Fällen bei Hundebißverletzungen vorzunehmen.
2. Zur Vermeidung einer Infektion werden immer Antibiotica verabreicht.
3. Über die Notwendigkeit einer Tollwutschutzimpfung bestehen heute unterschiedliche Auffassungen.

Glücklicherweise sind unter allen Hundebißverletzungen jene, die durch an Tollwut erkrankte Tiere hervorgerufen sind, äußerst selten. Da jedoch die durch ein Rhabdovirus hervorgerufene Lyssaerkrankung beim Menschen fast ausnahmslos tödlich verläuft, sollte gerade bei Gesichtsbissen im Kindesalter in jedem Fall mit der Wutschutzbehandlung sofort begonnen werden, ohne Rücksicht auf den Verdachtsgrad an Tollwut beim beißenden Tier.

Tiere, die einen Menschen gebissen haben, sollten nicht getötet, sondern in Quarantäne beobachtet werden.

Die Tollwutschutzimpfung erfolgt heute mit Tollwutvaccine, inaktiviert, „Merieux". Sie wird am 1., 3., 7. und 14. Tag nach der Bißverletzung vorgenommen. Von der WHO wird die Auffrischungsimpfung am 30. und 90. Tag empfohlen.

4. Eine prä- und postoperative genaue Fotodokumentation sollte nicht unterlassen werden. Sie kann bei Rechtsstreitigkeiten für den Patienten nützlich sein, dient aber auch der Qualitätskontrolle des behandelnden Chirurgen.

Literatur

1. Bösel B, Hartung K (1976) Praktikum des Infektionsschutzes, Hildegard Hoffmann-Verlag, Berlin, S 250–254 3. Aufl.
2. Converse JM (1950) Reconstruction of nasolabial area by composite graft from concha. Plast Reconstr Surg 5:247–253
3. Meyer R (1970) Plastische Chirurgie bei Verstümmelungen an Kopf und Hals. Helv Chir Acta 37:296–303
4. WHO – Empfehlung bei Bösel und Hartung. Literaturangabe Nr. 1

Diskussion

H. Weerda, Freiburg: Sie lehnen die Wundexcision ab. Bei schräg in die Haut laufenden Wunden gibt es häufig häßlich aufgewulstete Narben. Wir würden bei genügender Mobilität des Gewebes, etwa in der Wange, solche schrägen Wunden durch Excision begradigen. Es würde so eine weitere Narbenkorrektur unnötig.

O. Staindl, Salzburg: *Zu Probst:* Das Vorgehen bei der Wundreinigung wurde zwar im Vortrag weggelassen, steht jedoch im definitiven Manuskript, nämlich Auswaschen der Wunde mit Betaisodonalösung und weicher Bürste.

Zu Weerda: Wir verfolgen konsequent das Konzept, alle Gewebeanteile zu erhalten und unter Umständen an jenen Stellen, wo, bedingt durch Gewebequetschungen, ungünstige Narben entstehen, in einer 2. Sitzung die Narbenkorrektur vorzunehmen.

Die chirurgische Behandlung einer umschriebenen narbigen Alopecie beim Kind nach Geburtstrauma

R. Schmelzle, Tübingen

Einleitung

Das Cephalhämatom gehört zu den bekanntesten Geburtstraumen. Es entwickelt sich zwischen Schädelkalotte und Periost der bedeckenden Weichteile des Schädels. Die Veränderung ist relativ harmlos und heilt, wenn keine Infektion hinzukommt, ab. Verletzungen der Weichteildecke über dem Cephalhämatom sind, auch wenn sie sehr klein sind, als Eintrittspforte für Infektionserreger anzusehen. Deshalb wird auch vor Punktionen des Hämatoms gewarnt (Obladen 1981). Infektionen sind deshalb so gefürchtet, weil Nekrosen der Kopfschwarte und des knöchernen Schädeldaches vorkommen. Langwierige Behandlungen und Narbenbildungen sind einige Nachteile dieser teilweise lebensbedrohlichen Komplikation. Der vorliegende kasuistische Beitrag bezieht sich auf einen Patienten mit einer großflächigen narbigen Alopecie, welche nach erfolgreich behandelter Infektion eines Cephalhämatoms zurückblieb und chirurgisch behandelt werden konnte.

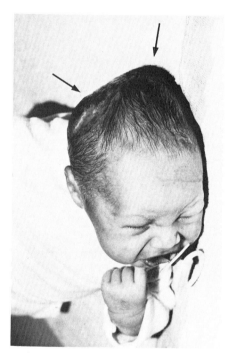 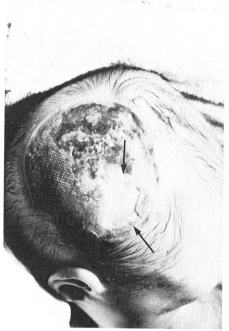

Abb. 1. Cephalhämatome parietal beim Neugeborenen. Beginnende Nekrotisierung rechts

Abb. 2. Großflächige Nekrose nach Infektion im Bereich eines Cephalhämatoms, die Schädelkalotte liegt teilweise frei (*Pfeile*)

Regionale plastische und rekonstruktive Chirurgie im Kindesalter
Hrsg. von W. Kley und C. Naumann
© Springer-Verlag Berlin Heidelberg 1983

Kasuistik

Das Kind wurde durch Kiellandzange entbunden, im Beckeneingang gedreht und aus hohem Geradstand entwickelt. Vorausgegangen war der Versuch einer Vakuumextraktion. Am Tag nach der Geburt wurde es nach Tübingen in die Univ. Kinderklinik verlegt (Abb. 1 u. 2). Ein flukturierendes Hämatom reichte vom rechten bis zum linken Scheitelbein, ein Ödem bis zur Stirn und den Lidern. Es bestanden Zeichen der Demarkation von Teilen der äußeren Haut über dem Hämatom rechts, röntgenologisch Impressionsfrakturen im Bereich der Lamdanaht, der großen Fontanelle und des Os temporale rechts. Es kam rasch zur Infektion des Cephalhämatoms. Es wurden hämolysierende Staphylokokken und Colibakterien als Infektionserreger nachgewiesen. 3 Wochen nach der Geburt wurde das demarkierte, nekrotische Gewebe abgestoßen, so daß die Schädelkalotte über dem Os parietale rechts freilag. Die Wunde wurde lokal behandelt, systemisch erfolgte eine antibakterielle Chemotherapie. Nach 3 Monaten war die Behandlung abgeschlossen und es kam zu einer sekundären Epithelisation des Defektes, nachdem sich ein Granulationsrasen gebildet hatte. Die Narbe vergrößerte sich mit dem Kopfwachstum und war im Alter von 10 Jahren etwa 10 auf 12 cm groß. Die Haut war pigmentiert, nicht behaart, etwas trocken und dünn und auf der Unterlage wenig verschieblich. Sie wies keine Entzündungen auf und war widerstandsfähig gegenüber mechanischen Belastungen, wie sie im Bereich dieser Kopfregion auftreten.

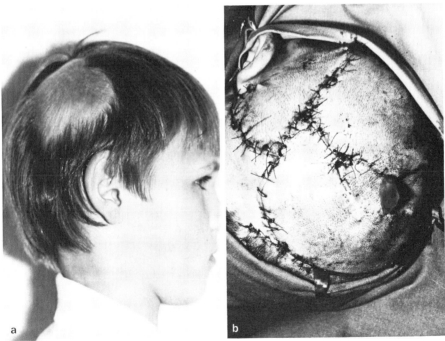

Abb. 3. a Narbige Alopecie unmittelbar präoperativ. **b** Defektdeckung durch behaarte Kopfhautlappen

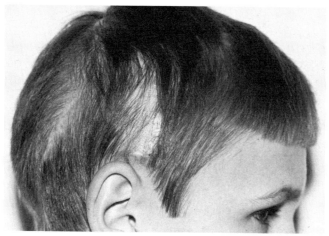

Abb. 4. Operationsergebnis, normaler Haarwuchs, relativ schmale Narbenbildungen im Bereich der Anschlußflächen der Kopfhautlappen

Operatives Vorgehen

Das Prinzip der chirurgischen Therapie bestand in der schrittweisen Excision. Im Alter von 10 Jahren wurde der Alopeziebereich zum ersten Mal chirurgisch verkleinert. Dabei zeigte sich, daß eine Periost- bzw. Bindegewebsschicht den Knochen vollständig abdeckte, so daß die Schädelkalotte bei dieser und den Folgeoperationen nicht freigelegt werden mußte. Im Alter von 11 Jahren wurde die Fläche auf etwa 50% der ursprünglichen Narbengröße reduziert, indem ein occipital gestielter Lappen seitlich in den Defekt einrotiert wurde. Die restlichen Excisionen und die plastische Deckung wurde 6 Monate später durchgeführt. Es wurden 3 behaarte Kopfhautlappen gebildet, welche temporal, frontal und occipital jeweils basal gestielt waren. Sie wurden innerhalb ihrer Verschiebeschicht von der Unterlage abgelöst und in den Defekt rotiert und dort spannungsfrei vernäht. Der postoperative Heilverlauf war komplikationsfrei. Der Beobachtungszeitraum beträgt jetzt 2½ Jahre. Die Narben im Bereich der Anschlußstellen der einzelnen Lappen sind nur wenige Millimeter breit.

Diskussion

Bei dem vorgestellten Fall einer narbigen Alopecie handelt es sich um eine seltene, erworbene Veränderung, welche als Endzustand eines reparativen Heilungsvorganges nach partieller Kopfhautnekrose, bedingt durch ein infiziertes Cephalhämatom, anzusehen ist. Die differentialdiagnostische Abgrenzung dieser Alopecie gegenüber anderen Formen, wie der Decubitalalopecie, der Trichotillomanie, den toxischen Alopecien, der Alopecia areata bei unbekannter Ätiologie (Müller 1973) ergab sich eindeutig aus den Krankenblattunterlagen der Univ. Kinderklinik Tübingen. Aufgrund der narbigen Ursache war eine klare Indikation zur Operation gegeben, wobei wir aus psychologischen Gründen zwischen dem 10. und 12. Lebensjahr operieren mußten, und nach den Prinzipien der Defektdeckung im Erwachsenenalter vorgegangen wurde (Schmelzle und Riediger 1982). Möglicherweise hätte man bei längerem Zuwarten eine noch günstigere Narbenbildung im Bereich der Anschlußstellen der Lappen erreicht, weil mit dem Kopfwachstum, der Kopfumfang beträgt beim 12jährigen im Mittel 54 cm und im Alter von 18 Jahren zwischen 55 und 56 cm (Nellhaus 1968), auch ein Wachstum der Narbe zu erwarten ist. Dieser Nachteil ist jedoch klein im Vergleich zu den psychologischen Vorteilen. Das beschriebene operative Vorgehen wäre möglicherweise auch bei anderen Alopecieformen des Kindes, welche konservativ nicht behandelt werden können, angezeigt.

Zusammenfassung

Es wird ein Kind vorgestellt, bei welchem nach Infektion im Bereich eines Cephalhämatoms der seltene Fall einer partiellen großflächigen Kopfhautnekrose auftrat, so daß eine narbige Alopecie entstand. Diese wurde zwischen dem 10. und 12. Lebensjahr schrittweise verkleinert. Dieser Lebensabschnitt ist für die Operation deshalb günstig, weil auf der einen Seite der psychologische Vorteil einer erfolgreichen Operation sehr groß ist, die Narbenbildung andererseits sehr günstig, weil das Kopfwachstum nahezu abgeschlossen ist.

Für die Überlassung des Krankenblattes danken wir Herrn Prof. Dr. J. Berierich

Literatur

Nellhaus G (1968) Composite International & Interracial Graphs Pediatrics 41:106
Obladen M (1981) Persönliche Mitteilung
Muller SA (1973) Alopecia: Syndroms of genetic significance. J Invest Dermatol 60:475
Schmelzle R, Riediger D (1982) Plastisch-rekonstruktive Maßnahmen nach Excision von malignen Tumoren der Kopfhaut. In: Fortschr d Kiefer Gesichtschir Bd 27. Thieme, Stuttgart

Mikrochirurgische Replantation im Kiefer-Gesichtsbereich – Klinische Ergebnisse und experimentelle Untersuchungen

J. Reuther, Würzburg, U. Steinau und O. Ehlert, Frankfurt

Die Weiterentwicklung der Mikro-Gefäßchirurgie hat für die Replantationschirurgie besonders bei Kindern und Jugendlichen wesentliche Fortschritte ermöglicht. Während die Fallzahlen erfolgreicher Replantationen von abgetrennten Gliedmaßen, insbesondere von Fingern immer größer werden, sind Mitteilungen über Replantationen von Gesichtsweichteilen Einzelfallberichte.

Erstmals berichtete James (1976) bei einem 3jährigen Mädchen nach Hundebißverletzung über die teilweise Einheilung der Weichteile nach mikrochirurgischer Replantation.

Klinische Beobachtung

Wir selbst hatten Gelegenheit, bei einem jugendlichen Patienten nach einem schweren Motorradunfall die Replantation mit Mikrogefäßchirurgie durchzuführen. Bei der Aufnahme fanden wir neben anderen Verletzungen eine vollständige Abtrennung der Ober- und Unterlippe, der Kinnweichteile mit Unterkieferknochen von regio 34 bis 46 und des Mundbodens mit großen Muskelanteilen. Der vollkommen devitalisierte Weichteil-Knochenblock war an einer 1 cm breiten Hautbrücke ohne subcutanes Fettgewebe und ohne jegliche Blutzufuhr in Höhe des Zungenbeins gestielt (Abb. 1a).

In endotrachealer Narkose führten wir die operative Wundversorgung in typischer Weise intraoral durch. Der Knochen wurde auf der rechten Seite mit zwei Zugschrauben und links mit Osteodrahtsynthesen adaptiert.

Die arterielle Versorgung konnte mikrochirurgisch bei 16facher Vergrößerung durch End-zu-End-Vereinigung der freipräparierten Arteria facialis mit der Arteria labialis communis auf der rechten Seite wiederhergestellt werden. Zur venösen Drainage konnten wir in dem Wundgebiet auf der rechten und linken Seite jeweils eine ca. 1 mm dicke Vene anastomosieren. Nach Beendigung der mikrochirurgischen Operation war das Replantat rosig und es kam aus kleinen Wunden im Zentrum des Replantats zu hell-roten Blutungen.

Wegen Blutaspiration blieb der Patient endonasal intubiert und erhielt zur Verbesserung der Mikrozirkulation routinemäßig stündlich 500 E Heparin i.v. und 3mal über 24 Std 1000 ml Rheomacrodex.

Aufgrund der über 4stündigen Ischämiezeit und trotz sofortiger Kühlung sowie Perfusion des Knochenweichteilblocks mit heparinisierter Ringer-Lactat-Lösung kam es im postoperativen Verlauf zu einem massiven Ödem des Replantats (Abb. 1b). Zur Verbesserung der Drainage setzten wir daher in den ersten 10 Tagen p.op. in 2stündlichem Rhythmus jeweils 4–6 Blutegel auf dem Replantat an.

Unter dieser Therapie blieb das Gewebe gut durchblutet. Ausgenommen einer Nahtdehiscenz im Bereich der linken Unterlippe war die Wundheilung ungestört. 3 Monate nach dem Unfall waren die Frakturen knöchern durchbaut, das kosmetische Ergebnis sehr zufriedenstellend. Auch die Schleimhaut im Bereich der Lippen und des Alveolarkamms sowie die replantierte Muskulatur waren vollständig eingeheilt (Abb. 1c).

Neben der sicheren Beherrschung der mikrochirurgischen Operationstechnik ist der Erfolg für eine Replantation direkt von der Dauer der Ischämie der betroffenen Gewebsmasse, der Umgebungstemperatur sowie vom Alter und Geschlecht des Patienten abhängig. Besonders bei Replantation muskelstarker Gewebe kann trotz oder gerade wegen gut durchgängiger Gefäßanastomosen ein klinischer Zustand resultieren, der unter anderem als „Tourniquet oder Kompressionssyndrom", „Myo-

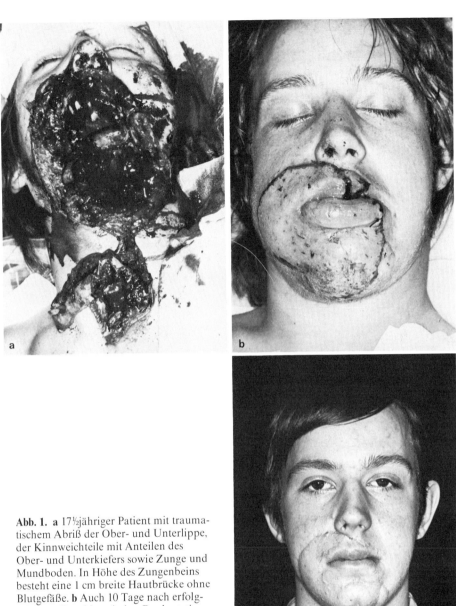

Abb. 1. a 17½jähriger Patient mit trauma-
tischem Abriß der Ober- und Unterlippe,
der Kinnweichteile mit Anteilen des
Ober- und Unterkiefers sowie Zunge und
Mundboden. In Höhe des Zungenbeins
besteht eine 1 cm breite Hautbrücke ohne
Blutgefäße. **b** Auch 10 Tage nach erfolgreicher mikrochirurgischer Replantation
besteht noch eine deutliche ödematöse
Schwellung des gesamten Knochenweichteilblocks. **c** 3 Monate nach der Replantation mit mikrochirurgischen Gefäßanastomosen zufriedenstellendes aestheti-
sches Ergebnis

nephropathisches-metabolisches Syndrom" oder auch „Postischaemiesyndrom" bezeichnet wird (Frankenthal 1919; Minami 1923; Bywaters et al. 1944; Eiken et al. 1964; Haimovici 1979). Selbst wenn intensivmedizinische Maßnahmen die lebensbedrohlichen kardialen und nephrologischen Komplikationen verhindern, ist das Überleben des Replantats nicht garantiert. Eine ischämische Mikroangiopathie und eine irreversible Rhabdo-Myopathie können auch nach Tagen zum Sistieren der Perfusion, d. h. zu dem von Ames et al. (1968) beschriebenen „no-reflow-phenomenon", führen. Strock und Majno (1969 a, b) zeigten an der Rattenskelettmuskulatur, daß dieses Phänomen multifaktoriell verursacht wird:

In der Postischämiephase kommt es zu einem arteriellen Spasmus durch Sauerstoffmangel, der zu einer verzögerten Perfusion mit minderdurchbluteten Muskelkompartiments führt. Als weitere Faktoren kommen Capillarobstruktionen durch Mikroemboli, anoxisch geschwollene Granulocyten und Endothelschäden mit Schwellung und Blasenbildung zur Geltung. Ischämiebedingte Lecks im Capillarendothel führen zu Plasmaaustritt in das Interstitium. Das entstehende Ödem verändert den Verlauf der Endstrombahn durch Traktion und Kompression erheblich. Durch Flowminderung kommt es zur Thrombose im venösen Anteil der Endstrombahn.

Experimentelle Untersuchungen

Angeregt durch unsere klinische Beobachtung des massiven postischämischen Ödems haben wir versucht in einer experimentellen Studie zur Klärung dieses Erscheinungsbildes beizutragen.

Bei 41 männlichen Wistarratten mit einem Körpergewicht zwischen 400 und 450 g führten wir in Äthernarkose eine einseitige subtrochantäre Oberschenkelamputation durch. In die A. u. V. femoralis wurde ein Polyäthylenkatheter eingeführt und die Extremitäten zunächst 2 Std bei Raumtemperatur gelagert. Anschließend wurden folgende Lagerungs- und Perfusionsmethoden durchgeführt:
1. Lagerung weiterhin bei Raumtemperatur,
2. Lagerung bei Kühlung auf + 4 °C,
3. Perfusion mit oxygenierter Ringerlactatlösung,
4. Perfusion mit *nicht* oxygenierter Hämoglobinlösung,
5. Perfusion mit oxygenierter Hämoglobinlösung,
6. Retrograde – transvenöse Perfusion mit oxygenierter Hämoglobinlösung.

Neben der physikalischen Lösung von Sauerstoff in Ringer-Lactat-Lösung stand uns mit der stromafreien Hämoglobinlösung nach Bonhard (1976) (Tabelle 1) eine isonkotische Trägerlösung mit ausgezeichneten rheologischen Eigenschaften und ohne Thrombogenität zur Verfügung, bei welcher der Sauerstoff in physiologischer Weise an Hämoglobin gebunden ist.

Als empfindlichste Parameter des Muskelstoffwechsels wurden das zellständige energiereiche Phosphat ATP und das Lactat nach der Kältebiopsiemethode ermittelt. Außerdem wurden Kalium und die Blutgase im Perfusat bestimmt.

An 20 Tieren wurden nach 4stündigem Gummibandtourniquet folgende Perfusionen über 4 Std durchgeführt:

Tabelle 1. Zusammensetzung der pyridoxalphosphatierten stromafreien Hämoglobinlösung nach Bonhard der Fa. Biotest, Frankfurt. Die Lösung wurde auf Ausgangswerte $p\,O_2 : 193 \pm 38$ und $p\,CO_2 : 39 \pm 12$ mm Hg oxygeniert

HB	60	g/l
Glucose	14	g/l
NA^+	140	mmol/l
K^+	5	mmol/l
Ca^{++}	1,5	mmol/l
MG^{++}	1	mmol/l
CI^-	100	mmol/l
HCO_3^-	25	mmol/l
pH	7,4	

1. Eigenblutperfusion,
2. oxygenierte Hämoglobinlösung,
3. *nicht* oxygenierte Hämoglobinlösung,
4. oxygenierte Ringerlactatlösung.

Daran anschließend wurden von allen 4 Gruppen Muskelproben aus den tibialen Kompartiments zur elektronen-optischen Aufarbeitung gewonnen.

Ergebnisse

Der Auswascheffekt der Hämoglobinlösung nach 2stündiger normothermer Ischämie und anschließender Perfusion zeichnete sich bereits 1 Stunde nach Perfusionsbeginn durch Abfall des Kalium im Perfusat von $10,8 \pm 0,6$ mval/l auf $6,3 \pm 0,4$ mval/l ab. Dagegen schnitten alle übrigen Perfusionslösungen wesentlich ungünstiger ab, d. h. die Zellmembranläsionen konnten mit diesen Lösungen nicht behoben werden. Korrelierend zu diesen Befunden verlaufen die Bestimmungen des PO_2 und des PCO_2 im Perfusat, entnommen am venösen Schenkel (Abb. 2).

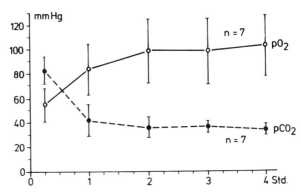

Abb. 2. Die initial stark ausgeprägte Acidose im venösen Perfusat wird unter weiterer Perfusion mit oxygenierter HbPP-Lösung rasch ausgeglichen. Als Zeichen ausreichender Oxygenierung des Muskelgewebes bleiben die O_2 und CO_2-Partialdrucke bald weitgehend konstant

Daß die Veränderungen der Gasanalysen auch direkt mit einer Aktivierung des Muskelzellstoffwechsels einhergehen, dokumentiert der Verlauf des energiereichen Phosphates ATP. Nach initialem Abfall des ATP während der 2stündigen normothermen Ischämie auf Werte unter 5 mmol/gr Feuchtgewicht, kann nur der Sauerstoff in der physiologischen Bindung an Hämoglobin eine Resynthese in der unmittelbaren Postischämiephase bewirken (Abb. 3).

Weder die klinisch von Harashina und Buncke (1975) als einzig wirksame Lagerungsmethode empfohlene trockene Kühlung bei 4 °C, noch die physikalisch oxygenierte Ringer-Lactat-Lösung sind in der Lage, die kontinuierliche Entspeicherung der Energiereserven bzw. die Zellmembranschädigung aufzuhalten.

Die elektronenoptischen Befunde aus Proben der tibialen Muskelkompartiments der Ratten nach 4stündiger normothermer Ischämie und anschließender 4stündiger Perfusion bestätigen die biochemischen Ergebnisse. Die Perfusion mit oxygenierter Ringer-Lactat-Lösung führt zu grotesken Zerstörungen der mitochondrialen Strukturen. Die Skelettmuskelfasern weisen ein hochgradiges Ödem und irreversible Destruktionen auf (Abb. 4).

. Unter denselben Versuchsbedingungen zeigt auch die physiologische Eigenblutperfusion erhebliche Läsionen sowohl der kapillären als auch der cellulären Strukturen mit deutlichem Sludge-Phänomen.

Im Gegensatz dazu ist nach Perfusion mit oxygenierter Hämoglobinlösung die Architektur der Skelettmuskelzellen trotz initialer Schädigung nur geringgradig verändert. Die Transparenzzunahme der Mitochondrien und ein geringes pericapilläres Ödem deuten auf eine reversible Schädigung hin (Abb. 5).

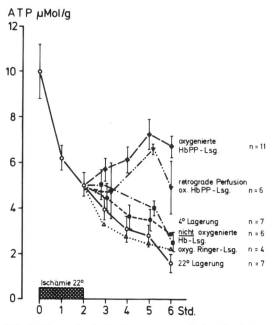

Abb. 3. Unter der 2stündigen warmen Ischämiezeit kommt es zu einem schnellen Abfall des intracellulären ATP-Spiegels in der Rattenmuskulatur. Nur die orthograde Perfusion mit oxygenierter HbPP-Lösung führt zu einer Resynthese in der direkten Postischämiephase

Auch der klinische Vergleich (Abb. 6) der mit der Hämoglobinlösung (links) und der oxygenierten Ringer-Lactat-Lösung (rechts) perfundierten Rattenhinterläufe zeigt eindeutig, daß nur durch Sauerstoff in physiologischer Bindung die Membranzerstörung in den betroffenen Gewebsschichten verhindert werden kann.

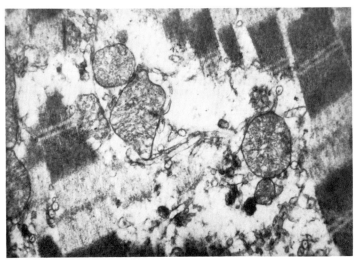

Abb. 4. Präparat aus dem M. tibialis anterior der Ratte bei 20 000facher Vergrößerung nach 4stündiger normothermer Tourniquetischämie und anschließender 4stündiger Perfusion mit oxygenierter Ringerlactatlösung. Hochgradige ödematöse Verquellung und Zerstörung der Skelettmuskelfaserstruktur

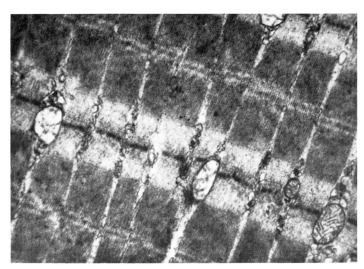

Abb. 5. Präparat aus dem M. Tibialis anterior der Ratte bei 10 000facher Vergrößerung nach 4stündiger normothermer Ischämie und anschließender 4stündiger Perfusion mit oxygenierter HbPP-Lösung. Regelrechte Struktur der Skelettmuskelfasern mit geringgradiger Vergrößerung der Mitochondrien und leichter Aufhellung ihrer Matrix

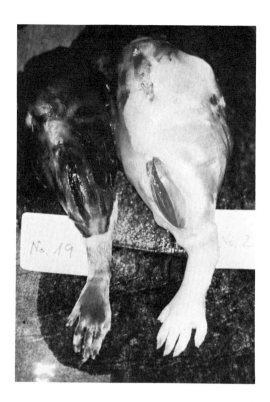

Abb. 6. Klinischer Befund des Amputats nach 4stündiger normothermer Ischämie und anschließender 4stündiger Perfusion mit oxygenierter HbPP-Lösung Nr. 19 und oxygenierter Ringerlactatlösung Nr. 2.
Nr. 19 weitgehend normale Strukturen; Nr. 2 massive ödematöse Verquellung der Muskulatur, des subcutanen Gewebes und der Haut

Diskussion

Unsere experimentellen Untersuchungen zeigen, daß nur die orthograde Perfusion mit oxygenierter Hämoglobinlösung in der Lage ist, eine ausreichende Resynthese der energiereichen Phosphate und eine Auswaschung der musculären Endstrombahn in der Postischämiephase zu gewährleisten. Das „no reflow phenomenon" wird aufgrund dieser Befunde ursächlich wahrscheinlich durch eine Zellmembranauflösung durch den Mangel an physiologisch gebundenen Sauerstoff ausgelöst, und erst sekundär tragen die von Strock und Majno (1969) beschriebenen Phänomene zu einer Potenzierung der Schädigung bei.

Im Gegensatz dazu führen alle anderen untersuchten Methoden (trockene Kühlung bei $+4\,°C$, oxygenierte Ringerlactatlösung, nicht oxygenierte Hämoglobinlösung) zu einer weiteren Entspeicherung des energiereichen Phosphatpools und einem intracellulären Lactatstau. Daneben ist mit allen untersuchten Perfusionsmethoden einschließlich der Eigenblutperfusion kein annähernd gleich guter Spüleffekt zu erreichen wie mit der oxygenierten Hämoglobinlösung.

Zur Verhinderung von Organschäden, vor allem an Niere und Leber, muß das im Gefäßsystem vorhandene freie Hämoglobin nach Einsetzen der Reperfusion venös abgesaugt werden.

Die Perfusion mit oxygenierter Hämoglobinlösung (HbPP, Bonhard) kann daher als sehr gutes Verfahren zur Durchströmung ischämisch vorgeschädigter Muskelkapillaren und zur Protektion der Skelettmuskelzellen im ischämischen Intervall empfohlen werden.

Zusammenfassung

Die Weiterentwicklung der mikrovasculären Operationstechniken hat für die Replantationschirurgie völlig neue Dimensionen eröffnet. Angeregt durch eine eigene Beobachtung, bei der die vollständige Einheilung der amputierten Ober- und Unterlippe mit Anteilen von Mandibula und Maxilla sowie Zungenmuskulatur gelang, wurden unterschiedliche Perfusionsmethoden zur Verhinderung des Postischämiesyndroms experimentell untersucht. Dabei konnte nur mit der oxygenierbaren Hämoglobinlösung (HbPP, Bonhard) eine ausreichende Resynthese der energiereichen Phosphate und ein guter Auswascheffekt der musculären Endstrombahn erreicht werden. Diese Lösung kann z.Z. als günstigstes Verfahren zur Perfusion ischämisch geschädigter muskelstarker Replantate empfohlen werden.

Literatur

Ames A, Wright RL, Kowada M, Thurston JM, Majno G (1968) Cerebral Ischemia. II. The No-Reflow Phenomenon. Amer J Path 52:437–447

Bonhard K (1976) Sauerstoff transportierende Therapeutika aus abgelaufenem Konservenblut. Kongress Dtsch Ges f Bluttransfusion und Immunhämatologie

Bywaters EGL (1944) Ischemic muscle necrosis. J Amer Med Assoc 124:1103–1109

Eiken O, Nabseth DC, Mayer R, Deterling RA (1964) Limb Replantation. Arch Surg 88:48–65

Frankenthal L (1919) Über Verschüttungen. Virch Arch Path Anat Phys 222:322–345

Haimovici H (1979) Muscular, renal, and metabolic complications of acute arterial occlusions: Myonephropathic-metabolic syndrome. Surgery Vol 85, No 4:461–468

Harashina T, Bunke HJ (1975) Study of washout solutions for microvascular replantation and transplantation. Plast Reconstr Surg 56:542–548

James NJ (1976) Survival of large replanted segment of upper lip and nose. Plast Reconstr Surg 58:623

Minami S (1923) Über Nierenveränderungen nach Verschüttungen. Virchows Arch Path Anat Phys 245:247–267

Strock PE, Majno G (1969a) Vascular responses to experimental tourniquet ischemia. Surg Gyn Obst 129:309–318

Strock PE, Majno G (1969b) Microvascular changes in acutely ischemic rat muscle. Surg Gyn Obst 129:1213–1224

Septumluxation unter der Geburt

D. Collo, Mainz

Der Zusammenhang zwischen Geburtstrauma und Nasendeformität ist seit einer Publikation von Anton vor 89 Jahren bekannt. Große Bedeutung – da mit sofortigen therapeutischen Konsequenzen verknüpft – kommt beim Neugeborenen der Diagnostik von Nasenscheidewandveränderungen zu. Durch die Arbeiten von Gray, Jeppesen, Windfield u. a. gilt es als gesichert, daß intra-uterine Traumen und Verletzungen der Nase beim Passieren des Geburtskanales oder durch iatrogene Manipulation, vor allem durch Zange und Vakuumextraktor zu Deformierungen des Nasengerüstes oder Septumdislokationen führen können. Dabei lassen sich entsprechend dem Entstehungsmechanismus zwei Arten unterscheiden:

1. Septumdislokationen, die durch intrauterine Traumen erklärbar sind. Diese bereits im Mutterleib fixierten Deviationen werden durch chronischen Druck erzeugt, der durch andere Teile des Feten, eine Zwillingsschwangerschaft oder Myome entstehen kann. Eine derartige, bei Geburt vorfindbare Septumdeviation ist nicht reponierbar, in solchen Situationen findet man gleichzeitig häufig Deformitäten der Nasenpyramide oder des Oberkiefers.
2. Septumdislokationen, die durch den Geburtsvorgang selbst bedingt sind. Diese Septumdislokationen entstehen durch ein Trauma der Nase bei der inneren Drehung des Kopfes im Becken. Dabei erfolgt die Dislokation der unteren Septumkante aus der Prämaxilla-Vomer-Rinne in die rechte Nasenhöhle bei der ersten Hinterhauptslage und umgekehrt. Der Grund dafür besteht in dem relativen Mißverhältnis zwischen Beckendurchmesser und größtem Kopfumfang des Kindes (Abb. 1).

Eine derartige Septumdislokation findet ihre eigentliche Ursache in der Tatsache, daß oft der occipito-nasale, nicht wie allgemein angenommen, der occipito-mentale Durchmesser des Neugeborenen der größte ist [2]. Diese Dislokation findet sich häufig bei erstgeborenen Kindern und Kindern Mehrgebärender, deren Austreibungsperiode verlängert war. Kinder, die durch Sectio caesarea geboren wurden, zeigen dagegen nie derartige Septumdeformitäten.

Die Diagnose der Septumdislokation beim Neugeborenen ist leicht zu stellen. Die Nasenlöcher sind in der Regel durch die Dislokation asymmetrisch geformt, die Nasenspitze zeigt zu der der Deviation entgegengesetzten Seite (Abb. 2). Durch einfaches Anheben der Nasenspitze ist die Septumdislokation zu erfassen. Aussagekräftig ist der Kompressionstest nach Jeppesen und Windfield [5]. Dabei drückt man mit dem Zeigefinger die Nasenspitze des Neugeborenen oberkieferwärts, bis man den Widerstand des Septumknorpels fühlt. Ist das Septum dislociert, läßt sich die Nasenspitze tief eindrücken und komprimieren (Abb. 3).

Die Untersuchung der Nasenhöhlen mit dem Säuglingsspeculum hat sich anzuschließen.

Aus dem geschilderten Entstehungsmechanismus der geburtstraumatischen Septumdislokationen ergibt sich die Konsequenz, Neugeborene routinemäßig noch in der Klinik zu untersuchen, um bei der Diagnose einer geburtstraumatisch beding-

Regionale plastische und rekonstruktive Chirurgie im Kindesalter
Hrsg. von W. Kley und C. Naumann
© Springer-Verlag Berlin Heidelberg 1983

ten Dislokation sofort die Reposition des von der Prämaxilla abgewichenen Septums anzuschließen und damit die zu diesem Zeitpunkt meist noch diskrete Dislokation zu beseitigen. Dabei hat es sich als zweckmäßig erwiesen, diese Therapie nicht später als 72 Std. nach der Geburt vorzunehmen [3, 4, 6].

Fast zwei Jahre lang haben wir in der Universitäts-Frauenklinik Mainz Neugeborene auf die geschilderte Weise untersucht. Bei 2000 Neugeborenen fanden wir

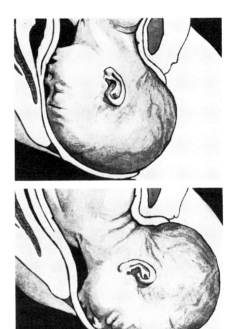

Abb. 1. Nasentrauma in der Austreibungsperiode

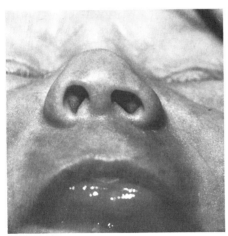

Abb. 2. Geburtstraumatische Septumdislokation nach rechts

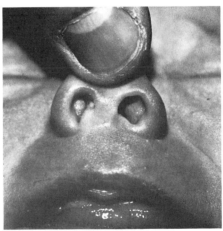

Abb. 3. Septumdislokation, Prüfung durch Kompressionstest

137

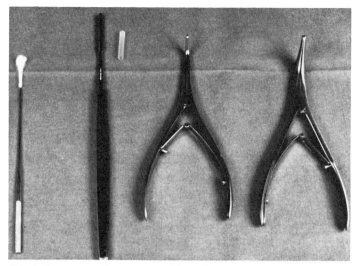

Abb. 4. Instrumentarium zur Reposition geburtstraumatisch entstandener Septumdislokationen

52 Septumdislokationen, 19 waren fixiert, wurden also als intrauterin entstanden gedeutet, 33 wurden geburtstraumatisch interpretiert.

Die Reposition des dislocierten Septums gelingt mühelos mit einem schmalen, zur Schleimhautschonung mit dünnem Gummi überzogenen Elevatorium, manchmal mit einem stärkeren Wattedriller (Abb. 4). Dabei wird die Nasenspitze mit Daumen und Zeigefinger angehoben und das Instrument in die Nasenhöhle eingeführt. Der noch weiche Knorpel wird in die Verankerung der Prämaxilla zurückgedrückt. Da das Septum anschließend spannungsfrei steht und neue Traumen nicht zu befürchten sind, erübrigt sich eine Tamponade.

Dieser kleine Eingriff zur Reposition des geburtstraumatisch dislocierten Septums wird ohne Anaesthesie vorgenommen, eine Hilfsperson sollte den Kopf des Neugeborenen fixieren. Bei 27 Neugeborenen wurde bis 1 Jahr nach Reposition der Erfolg der Maßnahme kontrolliert. 25 wiesen ein korrekt reponiertes Nasenseptum auf, 2mal war es zu einem erneuten Dislocieren des Septums gekommen. Dennoch erscheint das geschilderte Verfahren zur systematischen Erfassung und Korrektur geburtstraumatisch entstandener Septumdislokationen der Nase geeignet.

Literatur

1. Anton W (1893) Zur Kenntnis der kongenitalen Deformitäten der Nasenscheidewand. Arch Ohr - Nas - Kehlkh 35:304
2. Cottle MH (1951) Nasal surgery in children. Eye, Ear, Nose, Thr. Monthly 30:32
3. Gray L (1965) The deviated nasal septum. I. Aetiology. J Laryng 79:567
4. Gray L (1965) The deviated nasal septum. II. Prevention and treatment. J Laryng 75:806
5. Jeppesen F, Windfield I (1972) Dislocation of the nasal septal cartilage in the newborn. Acta Obstet Gynec Scand 51:5
6. Pirsig W (1974) Die deformierte neugeborene Nase. HNO (Berl.) 22:1

Summary

Pathological changes of the nose, which are already present during the perinatal period are described in this work. Since nasal septal deviations due to trauma at birth can be straightened out immediately and often no special set of instruments are required, the importance of routine E-N-T-examinations is stressed. Such otorhinolaryngologic examinations were performed by the author in 2000 newborn babys. Out of this number 33 birth traumatic nasal septal deviations were corrected without surgery.

Die Septo-Rhinoplastik im Kindesalter

C. Walter, Düsseldorf

Über die Behandlung der kindlichen Nasendeformität ist noch relativ wenig veröffentlicht worden, wobei das Verdienst Pirsig und Stockstedt besonders zukommt, die morphologischen Abläufe in den kindlichen Nasenknochen und im Septum nach Traumen verfolgt und daraus Empfehlungen für die Chirurgie abgeleitet zu haben.

Die Frage, die sich bisher stellte, sollte man nach Nasentraumen, auch mit verbundenen Geweberverlusten, nicht besser abwarten um die Entwicklung des Kindes zu beobachten oder eher aktiv eingreifen, ist heute eindeutig zugunsten letzterer beantwortet worden.

Nachdem jedoch die Untersuchungen von Wexler und Sarnat cit. und unterstrichen durch eigene Untersuchungsergebnisse von Urbanus et al. die große Gefahr einer Wachstumsbehinderung durch zu radikale Resektionen im Spinabereich aufzeigten, sollte man seinen Therapieplan auf diesen Erkenntnissen aufbauen.

Metzenbaum hat wohl als erster auf die Notwendigkeit einer Septumrekonstruktion zum Erhalt der Stabilität und zur Vermeidung von postoperativen Sattelnasen hingewiesen. Darauf basiert auch das operative Vorgehen im Kindesalter.

Sollte geschlossene unblutige Reposition nicht zum Ziel führen oder aus anderen Gründen nicht angezeigt sein, so wird auch die Notwendigkeit der offenen Reponierung den entsprechenden kompetenten Chirurgen nicht schrecken (Gray, Kirchner).

Hier gilt aber die Regel „so schonend wie möglich", und daher ist hier die Hemitransfixion zu empfehlen.

Sehr deviierte Teile können durchaus entfernt werden, wenn man sie nachher als gerade Stücke reimplantiert. Besonderes Augenmerk ist auf den Bereich der Spina zu richten, die niemals reseziert werden darf. Die Frakturierung zur Mittellinie wird sich aber oft als Notwendigkeit erweisen.

Zur Verstärkung der Columella zögern wir auch nicht, kleine Knorpelstücke in ihre Basis zu implantieren. Nach unseren Erfahrungen wachsen sie mit und verhel-

Regionale plastische und rekonstruktive Chirurgie im Kindesalter
Hrsg. von W. Kley und C. Naumann
© Springer-Verlag Berlin Heidelberg 1983

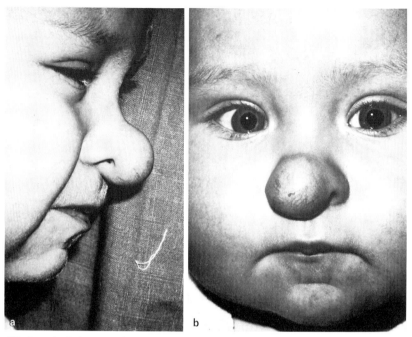

Abb. 1 a u. b. Leiomyosarkom der Nasenspitze bei einem 2 Jahre alten Kind

fen damit der kindlichen Nase zu einer normalen Entwicklung. Man sollte daher nach Traumen die operative Reponierung nicht zu lange hinausschieben (Andrieu-G. u. Fortunato).

Etwas anders verhält es sich mit starken knöchernen Deviationen und Verbildungen an den Nasenflügelknorpeln. Wir halten hier die mobilisierenden Osteotomien ohne Periost- oder Hautelevation schon im 11. Lebensjahr für nicht sehr gefährlich, wenn man keine Perfektion erreichen will, sondern nur eine funktionelle Verbesserung. Vorsichtige Knorpelincisionen sollten einer solchen Mobilisierung folgen, sollten sich Restdeviationen zeigen.

Nach einer totalen korrigierenden Rhinoplastik warten wir aus naheliegenden Gründen bis zum Alter von 16–17 Jahren ab.

Ähnlich denken wir auch über die Korrekturversuche, die Spaltnase schon im frühen Kindesalter weiteren operativen Versuchen zu unterwerfen. Wer die Entwicklungsschübe im Mittelgesicht und speziell in der Nase kennt, der wird auch diesen Versuchen sehr kritisch gegenüber stehen.

Sie verursachen mehr Narbenzüge, die eine normale Entwicklung hemmen, und lassen später notwendige Korrekturen nur noch schwerer werden.

Hier sollte man sein chirurgisches Ego zügeln. Anders dagegen denken wir über die rehabilitive Nasenrekonstruktion. Durch Gewebeaugmentation wie z.B. die Transplantation von freien Haut- und Knorpelstücken oder durch Bildung von Haut-Knorpelbrücken sowie Lappenverlagerungen werden Vernarbungen und Wachstumsbehinderungen beseitigt. Die sowohl frei als auch mittels Brückenlappen

140

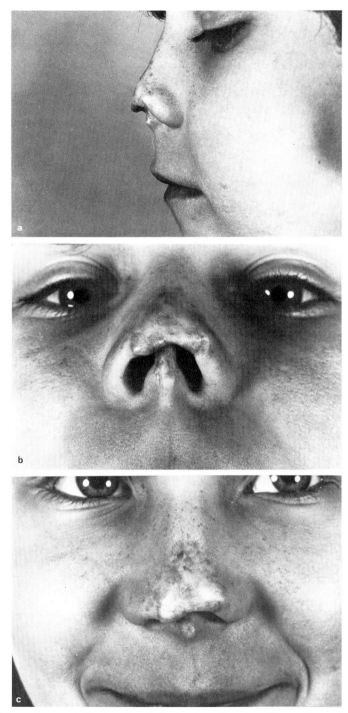

Abb. 2a–c. Zustand Jahre später nach Exstirpation, Sofortimplantation eines Composite graft aus der Ohrmuschel unter die erhaltene Nasenhaut mit Nachbestrahlung

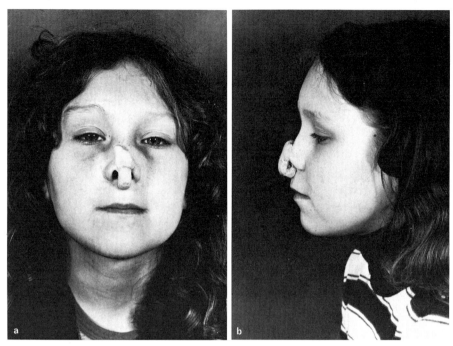

Abb. 3a u. b. Zwischenstadium des Aufbaus der Nasenspitze mit einem unterfütterten Lappen aus Stirn- und Schläfenhaut

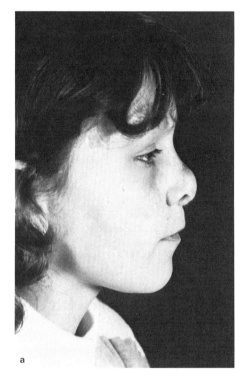

Abb. 4. 6 Monate nach der Rekonstruktion

an den Ort des Geschehens transportierten Gewebeteile wachsen mit und haben sich nach unseren Erfahrungen ausgezeichnet bewährt. An den Entnahmestellen treten bei der richtigen Technik keine Entwicklungsschäden auf. Wir entnehmen sehr gern notwendige Transplantate der Ohrmuschel, da sie sich als Spenderbereich sehr bewährt hat.

Eine sorgfältige Verbandstechnik und das Anfetten der Transplantate mit zusätzlicher wochenlanger Stützung durch Schaumstoffe werden die Einheilung besonders günstig beeinflussen.

Zusammenfassung

Auf die sich durchsetzende Auffassung einer aktiveren Chirurgie an der Nase beim Kind nach Traumen oder nach entstandenen Defekten wird hingewiesen und die Bedeutung einer frühzeitigen Rekonstruktion zur Vermeidung von schweren Entwicklungsstörungen an der Nase betont.

In treating nasal deformities in children a more active approach by rhinoplastic corrections should be adopted. The necessity of nasal reconstructions by means of grafts or pedicle flaps is stressed in order to prevent a retardation of growth.

Literatur

Andrieu-Guitrancourt J, Obstoy MF, Dehesdin D (1979) J franç ORL 28:695–700
Fortunato G, Poladas G, Ponti G et al (1980) Nuovo Arch Ital Otol 8:37–46
Gray L(1965) J Laryng Otol 79:567–575
Kirchner JA (1955) Arch Otolaryng (Chicago) 62:139–142
Metzenbaum M (1936) Arch Otolaryng 24:78–88
Pirsig W (1977) In: Hals-Nasen-Ohrenheilkunde in Praxis und Klinik. v. Berendes, Link, Zöllner (Hrsg) Bd. 2/II, Kap 28.1. Thieme, Stuttgart
Pirsig W (1975/1979) Rhinology XIII. 39–46; XVII. 65–76
Pirsig W (1975) HNO 23; 9–12
Stoksted P, Schonsted-Madsen U (1979) Otolaringologia Polska. Suppl Europ Kongress Otolaryng Pediatr Warszawa 5.X.–7.X, S 175–179
Stoksted P, Khan MA (1973) HNO 21:3041–313
Rhinology XV, 3–16/1977 XVII, 77–82, 1979
Verwoerd CDA, Urbanus NAM, Mastenbroek GJ (1980) Clin Otolaryng 5:291–302

Untersuchungen über die plastische Rekonstruktion des Kiefergelenkes im Kindesalter

D. Körner und H. Schüle, Stuttgart

Einleitung

Das Wachstum des Unterkiefers erfolgt durch enchondrale Ossifikation im Bereich des Gelenkknorpels sowie durch Knochenapposition und modellierende Resorption. Ein Ausfall des condylären Wachstumszentrums bei Mißbildung, Trauma, Tumor oder Entzündung kann zur Gesichtsasymmetrie bzw. zum Vogelgesicht führen. Sarnat (1957) konnte durch Resektion des condylären Wachstumszentrums am Rhesusaffen eine Entwicklungsstörung des Gesichtes und auch der Schädelbasis nachweisen.

Um ein weiteres Unterkieferwachstum zu induzieren, ist bei der Kiefergelenkrekonstruktion im Kindesalter die Transplantation einer Wachstumsfuge zu erwägen.

Erstmals transplantierte Bardenheuer (1909), später Klapp (1917), Teile eines Metatarsus zur Kiefergelenkrekonstruktion. Lexer (1924) verwendete ein Rippenstück mit Knorpelanteil, der in die Gelenkpfanne ragt. Im Kindesalter können so die distale Epiphysenfuge des Metatarsus bzw. die Wachstumsfuge der Rippe transplantiert werden. Ware und Taylor (1966 a) verwenden das Fibulaköpfchen mit Wachstumsfuge zum Kiefergelenkersatz.

Schüle (1974) entwickelt für die Rippenknorpel/Knochentransplantation eine Methode und berichtet nach 10jähriger Beobachtungszeit (1977 a u. b, 1978) über ein Mitwachsen des Transplantates.

Da das Wachstum klinischer Transplantate nur ungenau quantifizierbar ist, haben wir tierexperimentell das Wachstum replantierter Metacarpal-, Metatarsal- und Rippen-Wachstumsfugen untersucht.

Versuchsanordnung

Die Untersuchungen wurden mit einer standardisierten Versuchungsanordnung an fünf Göttinger Minischweinen im Alter von 14 Wochen durchgeführt (Abb. 1).

1. Zwei ca. 6 cm lange Rippenstücke wurden entnommen, beidseits der Wachstumsfuge sowie im Schaft mit einer Drahtmarkierung versehen und an die Entnahmestelle replantiert.
2. Die kontralateralen Vergleichsrippen wurden in gleicher Weise ohne Entnahme markiert.
3. Ein Metacarpus und ein Metatarsus wurden entnommen, und die distale Epiphysenfuge in entsprechender Weise vor Replantation markiert.
4. Als Vergleich dienten die kontralateralen, nicht operierten Mittelfußknochen. Das Wachstum wurde über einen Zeitraum von 250 Tagen verfolgt.

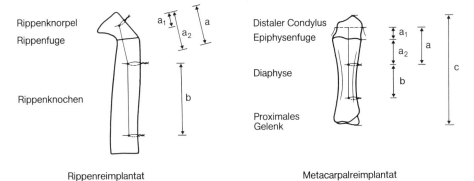

Rippenknorpel

Rippenfuge

Rippenknochen

Distaler Condylus

Epiphysenfuge

Diaphyse

Proximales
Gelenk

Rippenreimplantat

Metacarpalreimplantat

Abb. 1. Meßpunkte und Meßstrecken an Rippen- und Metacarpal-/tarsalpräparaten; Durchzeichnung nach Röntgenkontaktaufnahme

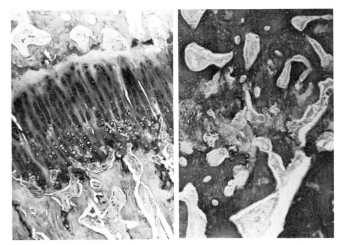

Abb. 2. Reste einer replantierten Metacarpalepiphysenfuge (*rechts*, v. G., 40×); Vergleichsmetakarpalepiphysenfuge, nicht transplantiert (*links*, HE, 40×); Versuchsende

Ergebnisse

Makroskopisch zeigten die Replantate eine verkürzte und plumpe Form. Sie wiesen eine erhebliche Periostverdickung auf, die sich bei den Rippen als schwartiges Bindegewebe zur Knorpelfuge und zur Umgebung hin fortsetzte. Bei den Mittelfußknochen war die Gelenkkapsel verschwartet. Durch appositionellen Knochenanbau entstand eine Synostose zum Nachbarstrahl. Der Gelenkkopf ist deformiert und abgeflacht.

Mikroskopisch zeigten alle Vergleichspräparate eine intakte Wachstumsfuge mit enchondraler Ossifikation. Bei den Metatarsal- und Metacarpalreplantaten war außer gelegentlichen Knorpelzellresten die Fuge vollständig knöchern durchbaut

145

(Abb. 2). Die Rippenreplantate weisen am Rande bruchstückhaft intakte Fugenanteile auf, während in der Mitte knorpelige Degenerationszonen auftreten, die zungenförmig bis in den knöchernen Anteil hineinragen. Neben mesenchymähnlichen Zellen ohne typischen Knorpelhof durchbricht vascularisiertes Bindegewebe die Fugenareale. Eine enchondrale Ossifikation ist hier nicht nachweisbar. Am Rande dieser Areale finden sich Knorpelregenerate, zum Teil in Form von Brutkapseln (Abb. 3). An deformierten Gelenkflächen der Mittelfußknochen zeigten sich eben-

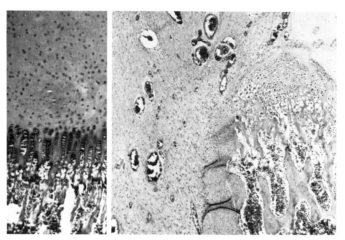

Abb. 3. Rippenwachstumsfuge nach Replantation mit bindegewebiger Unterbrechung (*rechts*, HE, 40×); nicht transplantierte Rippenwachstumsfuge (*links*, Azan, 40×);Versuchsende

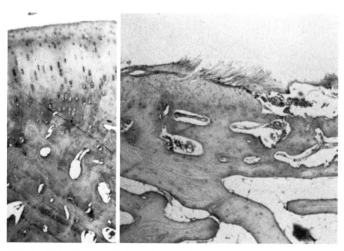

Abb. 4. Gelenkknorpeldefekt eines replantierten Metacarpus (*rechts*, HE, 40×); Gelenkknorpel des nicht replantierten Vergleichsmetacarpus (*links*, HE, 40×); Versuchsende

146

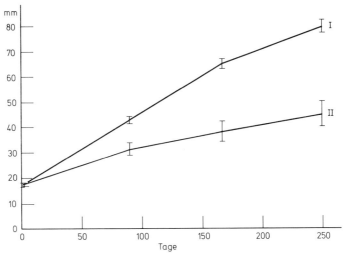

Abb. 5. Röntgenologische Verlaufskontrolle des Rippenwachstums über 250 Tage; I) Vergleichsrippen, nicht replantiert; II) Replantierte Rippen

falls degenerative Veränderungen des Knorpels mit einzelnen Regeneraten in Form von Brutkapseln. Knorpeldefekte werden bindegewebig ersetzt (Abb. 4).

Das Längenwachstum wurde ausschließlich im Bereich der Wachstumsfuge festgetellt. Die Distanz der Markierungen im Schaft bleibt konstant. Das Längenwachstum der replantierten Rippenfugen beträgt durchschnittlich 25,5 mm, das der Vergleichsrippen 55,6. Auf den Ausgangswert bezogen, beträgt die Zunahme bei den Replantaten 152%, bei der Kontrolle 309% (Abb. 5).

Bei den replantierten Metatarsalia und Metacarpalia nimmt die Gesamtlänge um durchschnittlich 2,8 mm zu, bei den Vergleichspräparaten dagegen um 12,3 mm (Abb. 6).

Diskussion und klinische Konsequenzen

Die Ergebnisse klinischer Untersuchungen zur Epiphysenfugentransplantation bei Kiefergelenksrekonstruktion von Bromberg u. Mitarb. (1963); Glahn und Winther (1967); Perko (1978); Rehrmann (1961); Schüle (1977a, 1977b, 1978); Stuteville (1957); Stuteville und Lanfranchi (1955, 1957); Ware und Taylor (1966a) sind widersprüchlich und nicht quantifizierbar. Entsprechende tierexperimentelle Untersuchungen an Rhesusaffen zeigen ebenfalls ein unterschiedlich starkes Wachstum der Transplantate (Kendrick und Mitarb. 1962; Robinson und Mitarb. 1963; Stuteville und Lanfranchi 1957; Ware and Taylor 1965, 1966b).

Unsere Ergebnisse sind mit standardisierter, an klinisch bewährte Operationsmethoden angelehnter Versuchsanordnung gewonnen. Sie zeigen ein vermindertes Längenwachstum transplantierter Wachstumsfugen, das bei Rippenreplantaten 46%, bei Mittelfußknochen nur 23% der Kontrollseite beträgt. Die Hauptursache dürfte in einer fehlenden Durchblutung nach der Transplantation liegen, wobei ins-

147

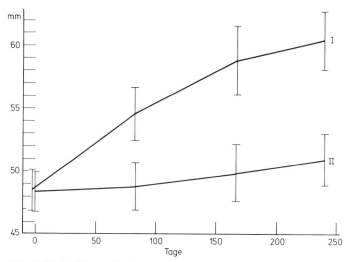

Abb. 6. Verlaufskontrolle des Metacarpal- und Metatarsalwachstums über 250 Tage; I) Nicht operierte Vergleichsknochen; II) Replantate

besondere die zentralen Fugenanteile zugrunde gehen. Sie werden zunächst binde-gewebig, später knöchern durchbaut. Neben degenerativen Vorgängen finden auch geringe regenerative Prozesse statt, die jedoch nicht zu einer Restitution der Fuge führen. Das noch zu erzielende Längenwachstum ist abhängig von der Menge des überlebenden, funktionstüchtigen Fugenknorpels.

Nach Trueta und Mitarb. (1960) wird die Epiphysenfuge wesentlich durch die epiphysären Gefäße ernährt. Die trophischen Bedingungen bei der Gelenkköpf-chentransplantation des Metacarpus/-tarsus sind durch den absterbenden Knochen besonders ungünstig. Diese Interpretation wird dadurch gestützt, daß Harris und Mitarb. (1965); Heller (1918); Fohl (1924); und Floetemeyer (1979) nachweisen konnten, daß das Wachstum transplantierter Epiphysenfugen durch anhängenden Knochen behindert wird.

Rippenknorpelfugen sind vergleichsweise einfach und ohne funktionellen Nach-teil zu entnehmen. Wir konnten bei diesen Transplantationen bei klinischer Ver-laufskontrolle und im Tierexperiment ein beträchtliches relatives und absolutes Längenwachstum beobachten. Dieser therapeutische Ansatz sollte daher weiter ver-folgt werden.

Ein abschließendes Urteil über das Transplantatwachstum unter klinischen Be-dingungen ist noch nicht möglich.

Zusammenfassung

Das Wachstumsverhalten replantierter Metacarpal- und Metatarsalepiphysenfugen sowie Rippenfugen wird experimentell am Göttinger Minischwein untersucht. Pa-thophysiologische Ursachen für das verminderte Längenwachstum der Replantate sowie eine mögliche klinische Verwendung dieser Transplantatquellen bei der pla-stischen Rekonstruktion des Kiefergelenkes im Kindesalter werden diskutiert.

148

Literatur

Bardenheuer; zit. bei Lexer E (1924) Die freien Transplantationen. Neue Deutsche Chirurgie 26 b Teil II. Enke, Stuttgart

Bromberg BE, Walden RH, Rubin LR (1963) Mandibular bone grafts. Plastic Reconstr Surg 32:589

Fohl Th (1929) Weitere Versuche über die Transplantation der Knorpelfuge. Arch klin Chir 155:232

Floetemeyer EA (1979) Ersatz des Epiphysenfugenknorpels durch autologe Knorpel-Knochentransplantate vom Beckenkamm. Inaug-Diss, Tübingen

Glahn M, Winther JE (1967) Metatarsal transplants as replacement for the lost mandibular condyle. Scand J Plast Reconstr Surg 1:97

Harris R, Martin R, Tile M (1965) Transplantation of epiphyseal plates. An experimental study. J Bone Joint Surg 47-A:897

Heller E (1918) Versuche über die Transplantation der Knorpelfuge. Arch klin Chir 109:1

Kendrick GS, Cameron JA, Matthews JL (1962)The macaca rhesus monkey skull and surgical intervention Amer J Orthodont 48:34

Klapp R, Schröder H (1917) Die Unterkieferschußbrüche. Meusser, Berlin

Lexer E (1924) Die freien Transplantationen. Neue Deutsche Chirurgie 26 b, Teil II, Enke, Stuttgart

Perko M (1978) Probleme bei der sekundären Unterkieferrekonstruktion. Fortschr Kiefer-Gesichtschir, Schuchardt K (Hrsg) Bd 23. Thieme, Stuttgart

Rehrmann A (1961/62) Osteoplastik am kindlichen Unterkiefer. Arch klin Chir 299:184

Robinson ER, Stuteville OH, Gans BJ (1963) Gross anatomy of the temporomandibular joints of young macaca rhesus monkeys following unilateral of the mandibular condyles with autogenous third metatarsal bones. Oral Surg, Oral Med, Oral Path 16:1120

Sarnat BG (1957) Facial and neurocranial growth after removal of the mandibular condyle in the macaca rhesus monkey. Amer J Surg 94:19

Schüle H (1974) Plastische und Rekonstruktive Chirurgie am Kiefergelenk. Therapiewoche 24:5070

Schüle H (1977a) Rekonstruktive Eingriffe am Kiefergelenk im Rahmen der oralen Rehabilitation. Dtsch Zahnärztl Z 32:143

Schüle H (1977b) Funktionelle Ergebnisse nach Kiefergelenksrekonstruktion, in Wiederherstellung von Form und Funktion organischer Einheiten der verschiedenen Körperregionen. Schmid E, Widmaier W, Reichert H (Hrsg). Thieme, Stuttgart

Schüle H (1978) Funktionelle und ästhetische Rekonstruktion nach Kiefergelenksresektion. Schuchardt K (Hrsg) Fortschr Kiefer-Gesichtschir Bd 23, Thieme, Stuttgart

Stuteville OH (1957) Surgical reconstruction of the mandible. Plast Reconstr Surg 19:229

Stuteville OH, Lanfranchi RP (1955) Surgical reconstruction of the temporomandibular joint. Amer J Surg 90:940

Stuteville OH, Lanfranchi RP (1957) Reconstruction of the temporomandibular joint in the rhesus monkey. Clinical application. Transact Internat Soc Plast Surg. I[st] Congress, Williams and Wilkins Co., Baltimore

Trueta J, Morgan JD (1960) The vascular contribution to osteogenesis I. Studies by injection method. J Bone Joint Surg 42 B:97

Trueta J, Little K (1960) The vascular contribution to osteogenesis II. Studies with electron microscope. J Bone Joint Surg 42 B:367

Trueta J, Amato S (1960) The vascular contribution to osteogenesis III. Changes in the growth cartilage caused by experimental induced ischaemia. J Bone Joint Surg 42 B:571

Ware WH, Taylor RC (1965) Replantation of graving mandibular condyles in macacus rhesus monkey. Oral Surg 19:669

Ware WH, Taylor RC (1966a) Growth center transplantation to replace demaged mandibular condyles. J Amer Dent Ass 73:128

Ware WH, Taylor RC (1966b) Transplantation of cartilagenous growth centers to replace the mandibular condyle in monkeys. J Oral Surg 24:33

Die Behandlung der Kiefergelenkankylose bei Kindern

E. W. Steinhäuser, Erlangen

Bei Studien über die Ursache von Kiefergelenkankylosen fand Straight und Mitarbeiter (1948), daß 80% der Patienten jünger als 10 Jahre waren. Ähnliche Ergebnisse sind aus den Untersuchungen von Topazian (1964) zu entnehmen, der feststellte, daß bei 43 Fällen von Kiefergelenkankylose in 75% Patienten unter 10 Jahren betroffen waren.

Aus den gesamten Untersuchungen ist klar ersichtlich, daß die Kiefergelenkankylose vorwiegend bei Kindern auftritt. Als Ursache werden übereinstimmend Infektionen der benachbarten Strukturen, vor allem otitis media, ferner generalisierte rheumatische Gelenkentzündungen (Stillsche Erkrankung) und schließlich Kiefergelenktrauma genannt. Prozentual häufiger wurden Ankylosen, die aufgrund von entzündlichen Prozessen entstehen, beobachtet.

Zeitpunkt der operativen Behandlung

Die Meinung, wann bei einer manifesten Ankylose operiert werden soll, ist nicht einheitlich. Verschiedene Autoren betonen, daß sofort nach dem Erkennen einer Ankylose deren operative Lösung durchgeführt werden soll (Poswillo 1974; Caldwell 1978; Krüger u. Krumholz 1980). Das Hauptargument ist, daß eine frühzeitige Operation die Deformation des Unterkiefers verhindern kann.

Wir vertraten jedoch die Meinung (Steinhäuser 1973), daß eine zu frühe Operation die Möglichkeit eines Rezidivs vergrößert, da eine überschüssige Knochenneubildung zu erwarten ist. Eine weitere Begründung ist, daß die nötige postoperative Übungstherapie beim Kleinkind nicht verläßlich durchgeführt werden kann. Unser zusätzliches Argument gegen eine zu frühe Operation, nämlich daß durch den operativen Eingriff ein noch vorhandenes Wachstumszentrum des Unterkiefers definitiv zerstört würde, kann wohl nicht mehr aufrechterhalten werden, nachdem das Vorhandensein eines solchen Zentrums in Frage gestellt wird (Moss und Rankow 1968; Powillo 1974). Trotzdem sind wir der Meinung, daß eine zu frühe Operation, z.B. unter 5 Jahren unnötig ist, da Gesichtsdeformierungen dann noch kaum bemerkbar sind. Auch sollte zu diesem Zeitpunkt noch keine schwere Schädigung der bleibenden Dentition durch Karies eingetreten sein. Die Vermeidung von Zahnschäden wird von vielen Operateuren als Indikation zu einem relativ frühzeitigen Eingriff anerkannt. Auch scheint die meist notwendige blinde Intubationstechnik beim größeren Kind leichter durchführbar, womit auch das Narkoserisiko verringert würde.

Wir empfehlen daher die operative Lösung der Kiefergelenkankylose zwischen 5–8 Jahren vorzunehmen, da zu diesem Zeitpunkt schon eine gewisse Kooperation, die vor allem in der Nachbehandlungsphase wichtig ist, erwartet werden kann.

Regionale plastische und rekonstruktive Chirurgie im Kindesalter
Hrsg. von W. Kley und C. Naumann
© Springer-Verlag Berlin Heidelberg 1983

Operationstechniken

Weitaus umstrittener als der Zeitpunkt der Ankyloseoperation ist die Frage, ob und was für ein Material in den neu geschaffenen Gelenkspalt eingesetzt werden soll. Als Interpositionsmaterial werden autoplastische Gewebe, wie Knorpel, Fascie, Fett, Haut und Dermis vorgeschlagen. Als homoplastisches Transplantat werden hauptsächlich Bankknorpel, sowie lyophilisierte Dura genannt. Die beim Erwachsenen häufig benutzten alloplastischen Materialien, wie Silastic, Teflon, Vitallium, Tantal u. a. werden meist beim jugendlichen Patienten abgelehnt. Auch wird im allgemeinen die beim Erwachsenen geübte Methode, in den breit geöffneten neuen Gelenkspalt keinerlei Interpositionsmaterial einzusetzen, bei Kindern nicht empfohlen.

Die von Lexer (1908) wohl erstmals angewandte freie Transplantation von Körpergelenken wurde auch für die Kiefergelenkrekonstruktion versucht. Es wurden das Metatarsalgelenk (Dingman und Grabb 1964), das Sternoclaviculargelenk (Snyder et al. 1971), vor allem aber costochondrale Gelenke zur Transplantation empfohlen (MacIntosh u. Henny 1977). Der Hauptgrund für die Gelenktransplantation war die Annahme, daß ein verlorengegangenes Wachstumszentrum durch ein Gewebe mit ähnlichem Wachstumspotential ersetzt werden kann.

Eigene Methode

Von uns wurden im Verlaufe der vergangenen 10 Jahre insgesamt 11 Kinder mit Kiefergelenkankylose, die zwischen 5 und 10 Jahre alt waren, operiert. In 8 Fällen wurde ein autoplastisches Rippenknorpeltransplantat in den neu geschaffenen Gelenkspalt eingelagert (Abb. 1). In neuerer Zeit wurde bei 2 Patienten ein costochondrales Transplantat eingesetzt und bei einem Patienten wurde ein gestieltes Transplantat aus dem M. temporalis als Interpositionsmaterial verwendet.

Die Überlegungen, die zu diesen Operationstechniken führten, waren einmal die Vorstellung, daß beim wachsenden Individium nach Möglichkeit kein Fremdmaterial verwendet werden sollte. Zum anderen sollte der durch die Resektion entstandene Defekt im aufsteigenden Kieferast, der von uns etwa 1,5 cm breit angelegt wird, aufgefüllt werden, um eine Asymmetrie der aufsteigenden Kieferäste zu vermeiden.

Bei allen Patienten wurde größter Wert auf eine postoperative Übungstherapie gelegt. Hierzu wurden am Ende der Operation bei nun geöffnetem Mund Abdrücke genommen. Danach wurden ein Kaukantenschutz, sowie Übungsschienen im Labor gefertigt, die als Unterstützung bei den Mundöffnungsübungen eingesetzt wurden. Diese wurden bereits 3 Tage postoperativ begonnen, wobei vorerst hölzerne Mundspatel und später ein ganzes Arsenal an Hilfsinstrumenten zur Anwendung kam (Abb. 2). Ganz wichtig war es für den Erfolg der Behandlung, daß auch die Eltern aktiv in die Übungstherapie mit einbezogen wurden. Diese mußten nicht nur den Kindern gut zureden, sondern die Schrauben der Dehnspreizen aktivieren, wie auch diverse Mundsperrer einsetzen. Vor allem in psychologischer Hinsicht wichtig hielten wir auch unsere Forderung, täglich über die gemessenen Resultate der Mundöffnung genau Buch zu führen.

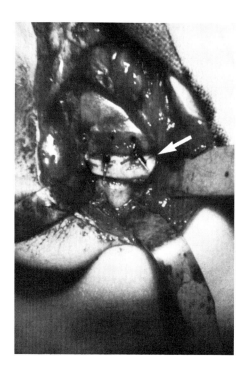

Abb. 1. Als Interpositionsmaterial und zur Abstützung des Unterkiefers ist ein autoplastischer Rippenknorpelblock (*Pfeil*) in den breit eröffneten Gelenkspalt eingesetzt

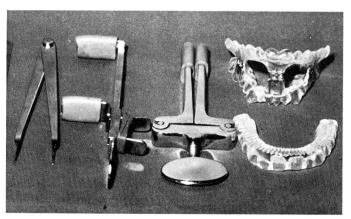

Abb. 2. Diverse Instrumente und Schienen, die zur postoperativen Übungsbehandlung von uns verwendet werden

152

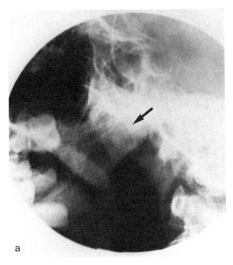
a

Abb. 3a–c. Fall von entzündlich beding-
ter Kiefergelenkankylose, die durch Condylektomie und autoplastischem Rippenknorpeltransplantat behandelt wurde.
a Im Röntgenbild erkennt man die breitflächige Fusion von Unterkieferast und
Schädelbasis (*Pfeil*). **b** Mundöffnung
praeoperativ mit 7 mm Exkursionsmög-
lichkeit. **c** Mundöffnung 1 Jahr postoperativ

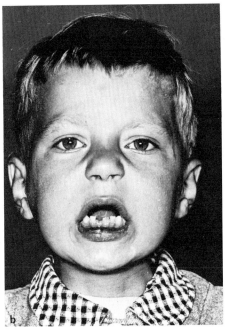
b

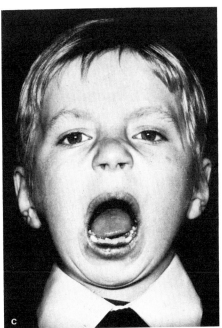
c

Tabelle 1. Resultate der Nachuntersuchungen

Patient Geschlecht	Alter bei OP	Beginn der Ankylose	Ursache der Ankylose	Spontanöffnung		Nachuntersuchung Zeitpunkt	Spontan-öffnung	Bemerkungen
				prae op	post op			
O.G. ♂	8 Jahre	6 Mon.	vermutl. hämatogene Osteomyelitis	4 mm	42 mm	3 Jhr. post op	22 mm	Teilrezidiv
K.R. ♂	8 Jhr.	1 Jhr.	Otitis media	4 mm	30 mm	2½ Jhr. post op	37 mm	gute Funktion
F.B. ♀	5 Jhr.	2 Jhr.	Otitis u. Osteomyelitis	7 mm	35 mm	3 Jhr. post op	29 mm	Teilrezidiv
N.H. ♂	8 Jhr.	3 Mon.	Otitis u. Osteomyelitis	5 mm	36 mm	11 Jhr. post op	34 mm	Totalrezidiv Reoperation
C.M. ♂	7 Jhr.	4 Jhr.	beidseitige intracapsuläre Fraktur	3 mm	35 mm	4 Jhr. post op	38 mm	gute Funktion
J.M. ♀	8 Jhr.	5 Jhr.	beidseitige Gelenkfraktur	7 mm	32 mm	3 Jhr. post op	35 mm	Kein Vor- u. Seitschub
C.M ♂	7 Jhr.	4 Jhr.	einseitige intracapsuläre Fraktur	3 mm	35 mm	4 Jhr. post op	38 mm	gute Funktion
C.F. ♂	8 Jhr.	4 Jhr.	einseitige Gelenkfraktur	8 mm	36 mm	3 Jhr. post op	36 mm	Vor- u. Seitschub eingeschränkt

Erst etwa 9–12 Monate postoperativ, wenn ein Zurückgehen der Mundöffnung während der Nacht nicht mehr eintrat, durfte die Übungsbehandlung vernachläßigt werden.

Resultate

Von den insgesamt 11 Patienten konnten sämtliche 8 Fälle, bei welchen ein autoplastisches Rippenknorpeltransplantat als Interpositionsmaterial eingesetzt wurde, nachuntersucht werden. Die Ergebnisse sind tabellarisch zusammengestellt (Tabelle 1).

Aus der Aufstellung wird ersichtlich, daß in allen Fällen eine befriedigende Funktion erzielt werden konnte. Hierbei war die Mundöffnung meist gut, lediglich in 2 Fällen wurde die als unterste Grenze angesehene Spontanöffnung von 30 mm nicht erreicht. Neben diesen als Teilrezidiv bezeichneten Fällen mußte einmal ein Totalrezidiv reoperiert werden. Bei 2 der 8 Patienten war kein oder kaum ein Vor- und Seitschub möglich, während die übrigen Patienten Mahlbewegungen des Unterkiefers ausführen konnten. Eine Schädigung des Nervus facialis war in keinem Fall nachweisbar (Abb. 3).

Interessant war auch die Feststellung, daß in 2 Fällen ein leichter anterior offener Biß resultierte. Im übrigen war die Occlusion gut, allerdings war fast bei allen Patienten eine leichte Rücklage des Kinns vorhanden. Ein echter Distalbiß konnte jedoch bei keinem Patienten gefunden werden.

Diskussion

Die Theorie, daß das Wachstumszentrum des Unterkiefers in den Knorpelzellen des Gelenkkopfes zu finden ist, kann seit den experimentellen Untersuchungen von Moss (1968) und von Poswillo (1974) nicht mehr aufrechterhalten werden. Im Tierexperiment, wie auch anhand von Patienten konnte festgestellt werden, daß die entscheidenden Wachstumsimpulse nicht vom Condylus, sondern von der funktionellen Aktivität der Artikulation ausgehen. Die hierbei in Tätigkeit gesetzten Muskeln und Ligamente, deren Zug über das Periost auf den Knochen übertragen wird, leiten die Wachstumsstimulation auf den Unterkieferknochen weiter. Moss und Poswillo sprechen von einer „funktionellen Matrix" die Wachstumsimpulse über das Periost an den Knochen weitergibt. So ist auch das Experiment von Sarnat und Muchnic (1971) zu erklären, die nach Condylektomie beim ausgewachsenen, wie auch beim wachsenden Affen ein nahezu identisches Nachwachsen der Gelenkköpfe unter funktioneller Belastung fanden.

Auf die Behandlung der Ankylose bezogen bedeutet dies, daß auch eine frühzeitige Condylektomie nicht, wie früher angenommen, eine endgültige Zerstörung des Wachstumszentrums des Unterkiefers nach sich zieht. Es ist vielmehr so, daß durch frühzeitiges Operieren die Funktion, die für das weitere Wachsen des Unterkiefers von so großer Bedeutung ist, erst wirksam werden kann. Auf diese funktionellen Reize ist es auch zurückzuführen, daß Knochentransplantate, und nicht nur solche die zur Kiefergelenkrekonstruktion eingesetzt wurden, ein röntgenologisch und klinisch nachweisbares Wachstum zeigen.

Aus den genannten experimentellen Untersuchungen läßt sich die Berechtigung ableiten, die Kiefergelenkankylose frühzeitig, nach unseren Empfehlungen zwischen 5–8 Jahren, zu operieren.

Auch die Verwendung der costochondralen Transplantate wurde tierexperimentell mehrfach untersucht. Wenn Kennett (1973) lediglich vermutet, daß das Rippenknochen-Knorpeltransplantat beim jugendlichen Patienten im Bereich des aufsteigenden Kieferastes ein echtes Wachstumspotential hat, so konnte Poswillo (1974) bereits beweisen, daß ein autoplastisches costochondrales Transplantat durch die funktionelle Belastung in einen histologisch perfekten Kondylus umgewandelt wird. Aufgrund der Adaptationsfähigkeit des Rippenknorpels, der ähnlichen anatomischen Form, sowie der leichten Zugänglichkeit wird von Poswillo die costochondrale Vereinigung der Rippe als das „Transplantat der Wahl" zur Rekonstruktion des Kiefergelenkfortsatzes bezeichnet.

Angeregt durch die fundierten Untersuchungen von Poswillo (1974), wie auch von Sarnat u. Muchnic (1971) sowie durch klinische Beobachtungen von Kennett (1973) sowie MacIntosh u. Henny (1977) haben wir in den letzten beiden Fällen mit kindlicher Kiefergelenkankylose größere Rippenknochen-Knorpeltransplantate nach vorheriger Condylektomie eingesetzt. Wir haben hierbei eine Technik gewählt, die ein korrektes und sicheres Einsetzen des Transplantates in den Kieferstumpf gewährleistet (Abb. 4). Wichtig ist jedoch auch hier, daß nach einer kurzfristigen intermaxillären Ruhigstellung von 1 Woche durch eine entsprechende Übungstherapie die Mundöffnung in Gang kommt und auch das Transplantat die für das Wachstum wichtigen funktionellen Reize bekommt.

Abschließend sei noch zu einer Publikation von Scheunemann u. Schmidseder (1980) Stellung genommen, die die Frage aufwirft: „Gibt es bei der Kiefergelenkankylose eine Standardoperation?" Was den erwachsenen Patienten betrifft, so stimmen wir den Autoren zu, die feststellen, daß es viele Möglichkeiten gibt, um einen bleibenden Behandlungserfolg zu erhalten. Wiederum aber treten bei nahezu allen Methoden Rezidive auf, die eventuell erst durch eine spätere Nachuntersuchung aufgedeckt werden.

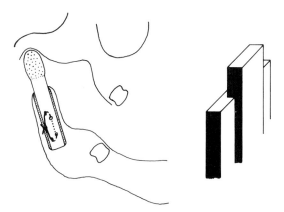

Abb. 4. Unsere Technik der Fixation eines costochondralen Transplantates zum Kiefergelenkersatz. Rechts im Bild ist das schubladenförmige Einlassen des Transplantates in den Kieferstumpf schematisch dargestellt

Beim kindlichen Ankylosepatient hingegen scheint uns die Frage nach einer „Standardoperationsmethode" geklärt zu sein. Das costochondrale Transplantat zum richtigen Zeitpunkt und mit perfekter Technik eingesetzt, sowie entsprechend lange funktionell nachbehandelt, scheint die besten Voraussetzungen für eine erfolgreiche Behandlung dieser problematischen und in der Kindheit doch recht häufigen Erkrankung zu haben.

Zusammenfassung

Die vermehrt im Kindesalter auftretende Ankylose des Kiefergelenkes sollte frühzeitig chirurgisch therapiert werden, um größere Wachstumsschäden, wie auch Zahnverluste durch Karies, zu vermeiden. Um eine gewisse Mitarbeit der Kinder zu gewährleisten, wird hierfür ein Alter zwischen 5 und 8 Jahren vorgeschlagen. Zum Auffüllen des durch Condylektomie entstandenen Defektes, wie auch zur Abstützung des Unterkiefers hat sich autoplastischer Rippenknorpel als Interpositionsmaterial gut bewährt. Dies konnte durch eine Nachuntersuchung von 8 Patienten bestätigt werden. Aufgrund tierexperimenteller Untersuchungen, die durch klinische Ergebnisse bestätigt wurden, wird neuerdings dem costochondralen Transplantat der Vorzug gegeben. Nachuntersuchungen über einen längeren Zeitraum stehen allerdings noch aus.

Literatur

Caldwell JB (1978) Surgical management of temporomandibular joint ankylosis in children. Int J Oral Surg 7:354

Dingman RO, Grabb WC (1978) Reconstruction of both mandibular condyles with metatarsal bone grafts. Plast Reconstr Surg 34:441

Kennett S (1973) Temporomandibular joint ankylosis: the rationale for grafting in the young patient. J Oral Surg 31:744

Krüger E, Krumholz K (1980) Spätergebnisse nach Ankyloseoperationen. Fortschr. Kiefer- u. Gesichtschir 25:177. Thieme, Stuttgart

MacIntosh RB, Henny FA (1977) A Spectrum of Application of Autogenous Costochondral Grafts. J max-fac Surg 5:257

Moss ML, Rankow RM (1968) The Role of the Functional Matrix in Mandibular Growth. Angle Orthodontist 38:95

Poswillo D (1974) Experimental reconstruction of the mandibular joint. Int J Oral Surg 3:400

Scheunemann H, Schmidseder R (1980) Gibt es bei der Kiefergelenkankylose eine Standardoperation? Fortschr Kiefer-Gesichtschir 25:109. Thieme, Stuttgart

Steinhäuser EW (1973) The treatment of ankylosis in children. Int J Oral Surg 2:129

Topazian R (1964) Etiology of ankylosis of temporomandibular joint: Analysis of 44 cases. J Oral Surg 22:227

Rekonstruktive Eingriffe im Bereich der oberen Luft- und Speisewege im Kindesalter

E. R. Kastenbauer, Berlin

Angeborene Mißbildungen mit Behinderung der Atmung im Bereich des Kehlkopfes wie z. B. das Diaphragma laryngis, Cysten, Laryngocelen oder gar Larynxspalten sind sehr selten. Sehr viel häufiger wird der Otorhinolaryngologe mit stenosierenden Prozessen des Kehlkopfes und der Trachea nach einer prolongierten Intubation oder Langzeitbeatmung sowie nach Traumen konfrontiert. Im Gegensatz zur Behandlung dieser Stenosen beim Erwachsenen stehen wir wegen der Kleinheit der Raumverhältnisse beim Kind und der Beachtung mangelnder Kooperation vor gewissen chirurgischen und pflegerischen Besonderheiten.

Umschriebene Narbensegel und partielle Stenosen lassen sich endoskopisch resezieren oder mit dem CO_2-Laser beseitigen. Ausgedehnte Stenosen im subglottischen Bereich sowie Atresien werden am besten mittels der offenen Rinnenbehandlung angegangen. Obwohl die postoperative Betreuung nicht immer einfach ist, sollte bereits im späteren Vorschulalter eine Rekonstruktion und Rehabilitation versucht werden. Masing und Mitarb. gehen mit ihrer Empfehlung, bereits im Alter von 2 Jahren damit zu beginnen, noch weiter. Je früher die Rehabilitation gelingt, umso leichter stellen sich die Kinder von der Pharynxsprache auf die normale Sprache um (Denecke).

Als Ersatz für verlorengegangene Schleimhaut oder für den Wiederaufbau von hochgradig narbig veränderten Trachealbezirken hat sich die Verwendung gestielter Halshautlappen besser bewährt als der Gebrauch freier Hauttransplantate. Letztere schrumpfen sehr stark, fördern die Borkenbildung und füllen tiefergreifende Substanzdefekte nur unbefriedigend auf.

Die Hauptproblemzone einer Stenose der oberen Luftwege ist das Lumen des Ringknorpels. Ist es als Folge eines Schadens einer Langzeitintubation zu einer Krikoidstenose gekommen, so bringt hier die offene Behandlung mit der Kritotomie und der Spaltung der Ringknorpelplatte nach Rethi die beste Aussicht auf eine Dekanülierung. Man kann zwar grundsätzlich im Falle einer hochgradigen Stenose im Bereich der unteren Ringknorpelzirkumferenz und des obersten Trachealabschnittes eine End-zu-End-Anastomose nach der Resektion des narbigen Bezirkes anstreben, weitergehende Resektionsmaßnahmen im Krikoidbereich empfehlen sich jedoch nicht. In diesem Falle ist die Spaltung der Ringknorpelplatte mit der Interposition eines autogenen Knorpeltransplantates z. B. von der Schildknorpelvorderkante nach der Thyreofissur oder von der Rippe zu empfehlen. Ist der Schildknorpel sehr dünn, so kann von beiden Seiten ein schmaler Streifen genommen werden und als doppeltes Knorpelblatt in die gespaltene Ringknorpelplatte eingelegt werden. Damit wird dem restenosierenden Zug der Pars transversa des M. arytenoideus und der Pars fundiformis des M. cricopharyngeus entgegengewirkt. Hierbei hat es sich bewährt, aus der Schleimhaut und dem Periost des Krikoids einen Lappen zu bilden, der auf der einen Seite etwas höher ventralwärts inzidiert wird und als zur Gegenseite gestielter Lappen von der Ringknorpelplatte abgehoben wird, so

 Regionale plastische und rekonstruktive Chirurgie im Kindesalter
Hrsg. von W. Kley und C. Naumann
© Springer-Verlag Berlin Heidelberg 1983

daß die Incision des Perichondrium-Schleimhautlappens etwas mehr als 1 cm lateraler und höher als die spaltende Incision des Ringknorpels liegt. Durch die Interposition von autogenem Knorpel kann nach der Rückverlagerung des Lappens aus der Innenauskleidung des Krikoids und der Fixierung mit Fibrinkleber eine offene Kommunikation der Laminotomiestelle mit dem Kehlkopfinneren vermieden werden. Es kommt zwar teilweise zu einer Mangelernährung dieses gestielten Lappens, jedoch genügt die Abdeckung für eine Einheilung der Knorpeltransplantate.

Eine ebenfalls sehr problematische Zone im Bereich der Trachea stellt die Pars membranacea dar. Die Schrumpfungsneigung dieses Anteils der Trachea ist zum Teil stärker als letztlich die Restenosierungstendenz der seitlichen Trachealwände, die sich mittels der Lateropexie an der Hinterkante des Kopfnickermuskels gut zur Seite führen lassen. Hierbei hat es sich bewährt, in der gleichen Sitzung einen narbigen Anteil der Pars membranacea mit mehreren vertikal ausgeführten Incisionen aufzufächern und somit die Narbe aufzulösen. Ebenso kann eine Z-Plastik in diesem Bereich gemacht werden.

Bei solchen Patienten besteht nicht selten eine ausgeprägte Neigung zur hyperplastischen Narbenbildung oder Keloidneigung. Hier hat sich uns die Injektion von corticoidhaltigen Substanzen in Verbindung mit Hyaluronidase bewährt.

Ist die offene Dilatationsbehandlung abgeschlossen, so ist der problemlose Verschluß der laryngo-trachealen Rinne mittels zweier Verschiebelappen nicht immer möglich, da die Höhe der Trachealwand ungenügend sein kann und die Vorderwand der Trachea ebenfalls mittels der Implantation von autogenem Knorpelmaterial versteift werden muß. Aus diesem Grunde kann hier die seitliche Erhöhung der Trachealwand mit Rippenknorpel und die Stabilisierung der Trachealvorderwand mit Knorpeltransplantaten nötig werden.

Ist ein weitgehender Aufbau des Kehlkopfes und der Trachealwandungen mit Rippenknorpeltransplantaten und Weichteilmaterial erforderlich, so kann man im Extremfall bereits im Kindesalter auf den deltopectoralen Brusthautlappen zurückgreifen (Abb. 1). Dieses Vorgehen hat den Vorteil, daß die Implantation und Ein-

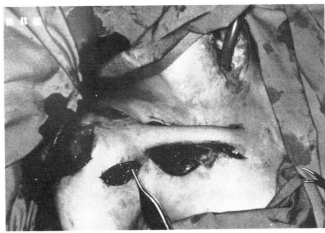

Abb. 1. Armierung eines deltopectoralen Lappens mit Rippenknorpeltransplantaten, um eine längere Strecke einer laryngo-trachealen Stenose rekonstruieren zu können (8jähriger Junge)

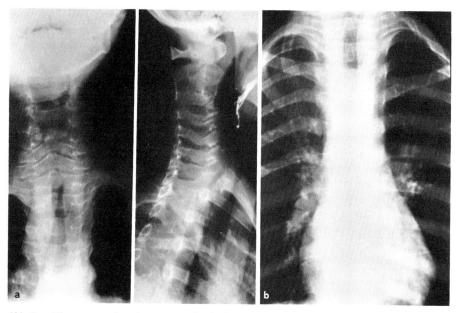

Abb. 2. a Eine ausgeprägte laryngo-tracheale Stenose bei einem Jungen mit 2 Jahren . **b** Gleicher Patient im Alter von 9 Jahren nach der Rekonstruktion

heilung des Rippenknorpelmaterials weitab jeglicher Kontaminationsmöglichkeit zur in der Regel superinfizierten Tracheostomazone vorgenommen werden kann. Sind stabile Verhältnisse im distalen Lappenbereich erzielt, wird der vorbereitete Lappenanteil über die offene laryngo-tracheale Rinne geschwenkt und dort entsprechend eingearbeitet. Diese rekonstruierten Larynx- und Trachealabschnitte wachsen mit den Jahren mit und ergeben in der Regel keine erneute Restenosierung (Abb. 2a u. b).

Bei der Besprechung chirurgischer Maßnahmen im Bereich der oberen Speisewege sei hier aus der Vielzahl der Probleme und auch der operativen Behandlungsmöglichkeiten lediglich kurz auf die Rekonstruktion narbiger Stenosen im Oesophaguseingangsbereich verwiesen. Stenosen in diesen Bezirken können zum Beispiel nach Verätzungen auftreten und sind einer entsprechenden Bougierungsbehandlung nicht zugängig, da sie wie eine Lochblende über dem Kehlkopf und dem Oesophaguseingang liegen können. Das für die Wiederherstellung des Oesophaguseinganges notwendige Ersatzmaterial läßt sich am besten mit gestielten Halshautlappen gewinnen, die nach der Eröffnung des Hypopharynx in dem durchtrennten narbigen Bezirk dergestalt eingeschlagen werden, daß der nach lateral gestielte Lappen auf die Rückseite des Hypopharynx und der nach medial gestielte Lappen nach vorne in den Bereich des Zungengrundes zu liegen kommt. Da bei solchen Verätzungsfällen mitunter die Kehlkopfeingangsebene lädiert ist, bringt die Einarbeitung dieses gestielten Halshautlappens gleichzeitig eine bessere Exposition des Kehlkopfes. Die Hautlappen sollen dick mit dem gesamten Unterhautgewebe entnommen werden, da sie dadurch vitaler sind und auch weniger Schrumpfungstendenz zeigen. Die Proportionen, Basis zur Länge wie 1:3 sollten nicht wesentlich überschritten werden. Um diesen rekonstruierten Bezirk für 2–3 Wochen etwas dilatierend behandeln zu können, ist die Anlage eines interkurrenten Pharyngostomas empfehlenswert. Durch diese Öffnung kann mittels einer Tamponade der erforderliche dilatierende Druck ausgeübt werden und gleichzeitig die Ableitung des Speichels zur Prophylaxe einer Infektion der Halsweichteile oder der Gefäßscheide gesichert werden. Der Verschluß des Pharyngostomas ist problemlos, die stomanahe Haut wird inzidiert und introvertiert, der Außendefekt mittels zweier Verschiebelappen geschlossen. Für ausgedehntere Ersatzplastiken des Hypopharynx und des cervicalen Oesophagusanteiles ist die Ersatzplastik mittels des deltopectoralen Brusthautlappens eine bewährte Methode.

Dieses Verfahren ist jedoch im Kindesalter extrem selten indiziert.

Literatur

Denecke HJ (1980) Die oto-rhino-laryngologischen Operationen im Mund- und Halsbereich. Springer, Berlin Heidelberg New York
Masing H, Steiner W, Richter K, Schwirsch W (1981) Behandlung von laryngealen und trachealen Stenosen im Säuglings- und Kleinkindalter. Pädiat Prax 25:479

Diskussion

H. P. Zenner, Würzburg: Halten Sie es für sinnvoll, auch bei Kindern einen Insellappen anzuwenden, um den Krankenhausaufenthalt zu verkürzen?

E. Kastenbauer, Berlin: Frage Herr Zenner, Würzburg. Der deltopectorale Lappen ist problemloser und robuster als alle Myocutanlappen. Die Kinder, die wir so operieren, gehen ja jahrelang durch die Kliniken. Man sollte dann letztlich die sicherste Verschlußmethode wählen.

Die Behandlung von Keloidbildungen im Kindesalter

I. Flemming, Berlin

Eine kausale Therapie der Keloide gibt es nicht, da wir immer noch nicht ihre Entstehungsursache kennen.

Die gebräuchlichsten Behandlungsarten, deren Manigfaltigkeit nicht zuletzt auf die unterschiedlichen Erscheinungsformen der Keloide zurückzuführen ist, sind folgende:
1. Keine Therapie,
2. Triamcinolon-Injektionen (Cortison und Hyaluronidase),
3. Strahlentherapie – Röntgenoberflächenbestrahlung (Radium),

4. Excision und spannungsfreie Defektdeckung,
    a) durch Naht, ggf. aufgebrochene Naht,
    b) durch Verschiebelappen,
    c) durch freie Transplantate,
5. Druck über 4 bis 6 Monate,
6. Kombinationstherapie,
    a) Excision und Nachbestrahlung,
    b) Vorbestrahlung, Excision und Nachbestrahlung,
    c) Excision, Infiltration von Triamcinolon in die Wundränder, Nachbestrahlung und Druck.

Wir unterscheiden punkt-, strich- und flächenförmige Keloide. Die chirurgische Excision, die das optimale Vorgehen zur Beseitigung des Keloids darstellt und auch die älteste Therapieform ist, wird heutzutage als alleinige Maßnahme wegen des hohen Prozentsatzes der danach auftretenden Rezidive von 40 bis 60% im allgemeinen abgelehnt. Abb. 1 zeigt ein typisches Randrezidiv nach Keloidentfernung.

In der Literatur finden wir bei den Autoren, die über ein gößeres Patientengut und eine über zwei Jahre hinausgehende Beobachtungszeit veröffentlichten, wie Conway u.a. und Cosman und Crikelair u.a. sowie Maurer, Übereinstimmung darin, daß die kombinierte Behandlung von Excision und Röntgen-Nachbestrahlung die größten Erfolgschancen bietet.

Gerade bei Kindern haben wir deshalb ausschließlich der kombinierten Therapie den Vorzug gegeben, zumal uns die Injektionsbehandlung wegen der häufigen, zum Teil nicht wenig schmerzhaften Sitzungen ungeeignet erschien.

Entsprechend der Form, der Ursache und der vom Keloid befallenen Körperregionen sowie der Wundheilung waren unsere Ergebnisse unterschiedlich.

Unser Vorgehen bei der Behandlung von Keloiden im Kindesalter ist im wesentlichen seit über 10 Jahren gleich geblieben. Wir haben kein Keloid operiert, das nicht schon zur Ruhe gekommen war, d.h. das ursächliche Trauma lag mindestens

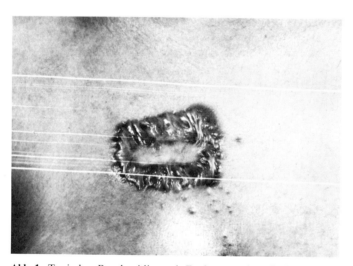

Abb. 1. Typisches Randrezidiv nach Entfernung eines flächenförmigen Keloids und Deckung des danach resultierenden Defektes durch ein Spalthauttransplantat vom Oberschenkel

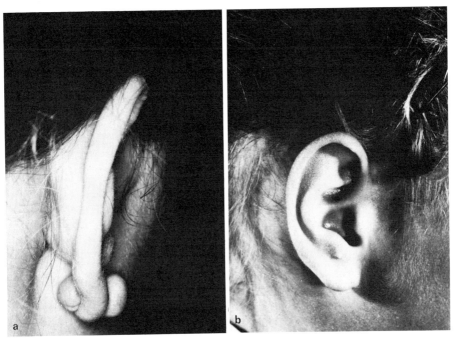

Abb. 2. a Punktförmiges Keloid nach Durchstechen der Ohrläppchen. **b** 6 Monate nach Entfernung des punktförmigen Keloids am Ohrläppchen

ein Jahr zurück. Die vollständige oder teilweise Entfernung des Keloids erfolgte in allen Fällen in Allgemeinanaesthesie ohne zusätzliche Lokalanaesthesie unter Respektierung der Hautspannungslinien. War es wegen der ursprünglichen Richtung des Keloids nicht möglich, die zukünftige Narbe in diese Hautspannungslinien zu legen, so versuchten wir durch entsprechendes Aufbrechen der Naht wenigstens einen Teil der Narbe möglichst nah an diese Hautspannungslinien zu bringen. Auf ein besonders atraumatisches Vorgehen wurde Wert gelegt. Vor dem spannungsfreien Wundverschluß, der eine unbedingte Voraussetzung ist, wurde selbstverständlich eine sorgfältige Blutstillung ausgeführt. Auf subcutane Nähte haben wir in allen Fällen verzichtet. Der Wundverschluß erfolgte mit entsprechend feinem, atraumatischem Nahtmaterial, wobei auf eine ganz genaue Adaptation der Wundränder geachtet wurde. In letzter Zeit verwendeten wir auch hierfür Fibrinkleber.

Die postoperative Strahlentherapie wurde bereits 24 Std nach der Operation eingeleitet. Unter Oberflächen-Therapiebedingungen wurden Einzeldosen von 1,5 Gray zwei- bis dreimal wöchentlich appliziert. Die Gesamtdosis betrug im allgemeinen zwischen 9 und 12 Gray. Sie führte meist zu einem eben erkennbaren Erythem.

Die besten Ergebnisse hatten wir unzweifelhaft bei der Entfernung von punktförmigen Keloiden, die wir am häufigsten nach Durchstechen der Ohrläppchen zum Anbringen von Ohrringen zur Behandlung bekamen (Abb. 2a). Im allgemeinen fanden sich in derartigen Fällen, wenn nicht schon Korrekturen erfolgt waren, gestielte Keloide (Abb. 3), nach deren Entfernung nur ein kleiner Defekt zurückblieb, der sich durch einfache Naht spannungsfrei reparieren ließ (Abb. 2b).

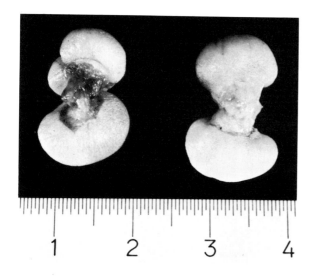

Abb. 3. Operationspräparat der punktförmig gestielten Keloide

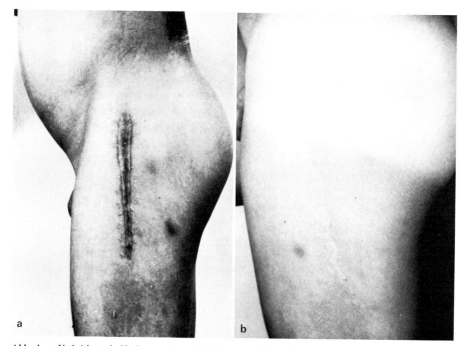

Abb. 4. a Keloid nach Hüftoperation. **b** 5 Jahre nach Excision des Keloids mit Änderung der Narbenrichtung durch aufgebrochene Naht und Röntgen-Nachbestrahlung mit einer fraktionierten Oberflächendosis von 7,5 Gray

164

Aber selbst wenn nach Auftreten eines Keloids bereits chirurgische Maßnahmen vorausgegangen waren, die zu einem neueren, größeren, jetzt breitbasig aufgetriebenen Keloid geführt hatten, gelingt es im allgemeinen in dieser Region leicht, durch Lappenverschiebung einen spannungsfreien Wundverschluß zu erzielen. Die Ergebnisse am Ohrläppchen waren alle besonders zufriedenstellend; abgesehen davon, daß kein Rezidiv auftrat, war auch in keinem Fall die Narbe nach einem Jahr noch sichtbar oder fühlbar.

Etwas schlechter, aber immerhin noch ohne Rezidiv, fiel die Behandlung von strichförmigen Keloiden aus. Hierbei schnitten auch wieder die Keloide an der Ohrmuschel, wie sie nach Ohrmuschelkorrekturen auftreten, besser ab, als etwa die Keloide an der Streckseite der Oberschenkel, wie sie nach Hüftoperationen resultieren (Abb. 4a u. b).

Strangförmige Keloide nach Verbrennung am Hals – eine Region, in der man das Keloid in den Hautlinien excidieren kann – ergab bessere Resultate als im Gesichtsbereich, wenn die Position des Keloids es erforderlich machte, die Narbenrichtung durch aufgebrochene Naht oder W-Plastiken zu ändern.

Flächenhafte Keloide stellen uns immer wieder vor das Problem, den nach der Excision resultierenden Defekt entweder durch einen Verschiebelappen oder aber durch ein freies Hauttransplantat zu decken. In beiden Fällen werden zusätzliche Narben gesetzt.

Ein echtes Rezidiv allerdings haben wir in unserem Krankengut nach der Kombinationstherapie mit Excision und Röntgen-Nachbestrahlung bisher nicht gesehen. Deshalb können wir diese Therapieform bei Keloiden im Kindesalter empfehlen, wobei der spannungsfreie Wundverschluß entsprechend der Defektgröße auf unterschiedlichem Weg erreicht werden muß.

Literatur

1. Conway H, Gillette RW, Findley A (1959) Observations on the behavior of human keloids in vitro. Plast Reconstr Surg 24:229
2. Conway H, Gillette RW, Smith JW, Findley A (1960) Differential diagnosis of keloids and hypertrophic scars by tissue culture technique with notes on therapy of keloids by surgical excision and Decadron. Plast Reconstruct Surg 25:117
3. Cosman B, Crikelair GF, Gaulin JC, Lattes R (1961) The surgical treatment of keloids. Plast Reconstruct Surg 27:335
4. Maurer G, Härtel P (1973) Das Keloid. In: E. Gohrbandt, Handbuch der Plastischen Chirurgie, Bd. I, T. 2

Diskussion

H. Drepper, Münster-Hornheide: Bei einer Radiotherapie kindlicher Keloide muß man beachten, daß gerade in Feldern mäßig dosierter Weichstrahlbehandlung nach 30 Jahren und später relativ häufig Basaliome auftreten. Keloidartige Narbenhypertrophien nach Verbrennungen bilden sich auch noch nach 3 und mehr Jahren zurück und können, wenn man nur lange genug noch wartet, dann auch ohne Radiatio mit guter Erfolgsaussicht korrigiert werden (wenn es dann noch notwendig ist).

H. Rettig, Giessen: Keloidnarben sind in der Hüftchirurgie bei Kindern häufig. Aus Erfahrungen mit Strahlenbehandlungen bei Kindern, z. B. bei Hämangiom besteht Sorge, ob nicht mit Schädigung der Epiphysen zu rechnen ist.

I. Flemming, Berlin: Bei der Röntgennachbestrahlung von Keloiden handelt es sich um Oberflächenstrahlen, die nach radiotherapeutischen Versicherungen auf die Haut beschränkt bleiben und nicht in die Tiefe dringen, deshalb auch keine Beeinflussung der Knochenstrukturen bewirken können. Wir haben an unseren Fällen auch nach 7 und 8 Jahren keinerlei Wachstumsbeeinträchtigungen beobachten können. Bezüglich des Zeitpunktes der Keloidkorrektur haben wir betont, daß wir das Keloid erst dann operieren, wenn es zur Ruhe gekommen ist. Das kann in manchen Fällen auch mehrere Jahre dauern. So haben wir Fälle nach Ohrmuschelkorrekturen gesehen, bei denen sich das Keloid erst 2 Jahre nach dem ursächlichen Trauma ausgebildet hatte und von uns erst 4 Jahre nach der Ohrmuschelkorrektur korrigiert worden war.

Die operative Behandlung der Supinationskontraktur bei der Armplexuslähmung des Kindes

U. Banniza von Bazan und A. K. Martini, Heidelberg

Als Folgezustand von Armplexuslähmungen im Kindesalter kennen wir die nicht seltene Supinationskontraktur des Vorderarmes. Sie ist meistens durch ein Geburtstrauma mit nachfolgender inkompletter, gemischter Klumpkescher und Erbscher Lähmung verursacht. Besonders wenn die Lähmung hauptsächlich den unteren Armplexus betroffen hat, überwiegt die supinierende Wirkung des Biceps und des M. supinator über die Pronatoren, die oft vollständig ausgefallen sind.

In Supination sind die Vorderarmknochen einander genähert. In dieser Stellung wird die Membrana interossea kontrakt und verhindert bald auch die passive Pronierbarkeit. Bei älteren Patienten findet sich häufig auch eine gleichsinnige, handrückenwärtige Verbiegung beider Vorderarmknochen.

An der Hand sind vornehmlich die Flexoren gelähmt, die radialen Extensoren sind stärker betroffen als die ulnaren.

Im typischen Fall steht die Hand in voller oder gar übertriebener Supinationshaltung, bei gleichzeitiger Dorsalflektionskontraktur des Handgelenkes. Die häufig noch verbliebenen Restaktivitäten der Fingerstreckmuskeln verstärken die Fehlhaltung im Handgelenk und sind jedenfalls nicht nutzbar. Sofern in den Fingern noch ausreichend Sensibilität erhalten ist (und das ist bei der Klumpkeschen Lähmung meist der Fall), lohnen sich Operationen zur Verbesserung der Handstellung. Zancolli u. Mitarb. haben hierfür 1967 eine Operation zur Beseitigung der Supinationskontraktur angegeben. Hierbei wird von einem Längsschnitt auf der Unterarmaußenseite die Membrana interossea (M. i.) an ihrem ulnaren Ansatz freigelegt und vollständig bis zum proximalen und distalen Radioulnargelenk abgetrennt. Bei passiver Pronation klaffen die beiden Vorderarmknochen weit auseinander (Abb. 1).

166   Regionale plastische und rekonstruktive Chirurgie im Kindesalter
Hrsg. von W. Kley und C. Naumann
© Springer-Verlag Berlin Heidelberg 1983

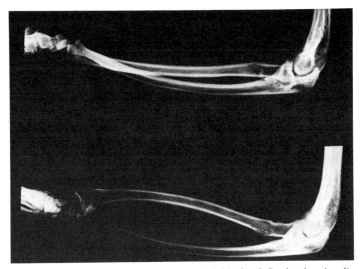

Abb. 1. Röntgenaufnahme linker Unterarm seitlich. *Oben:* bei 90 Grad Supination ist die gleichsinnige Verbiegung beider Vorderarmknochen zur Unterarmstreckseite erkennbar. *Unten:* nach Spaltung der M.i. klaffen die Vorderarmknochen bei mittlerer Unterarmdrehstellung weit auseinander

Nach Zancolli soll die Dissektion der M.i. notfalls noch bis in das proximale und distale Radioulnargelenk hinein erweitert werden, um eine ausreichende passive Pronierbarkeit zu erzielen.

Von einem zweiten, s-förmigen Hautschnitt über der Ellenbeuge aus wird die Bicepssehne dargestellt und möglichst lang z-förmig gespalten, wobei eine Hälfte an ihrem Ansatz an der Tuberositas radii belassen bleibt. Dieser Sehnenstumpf wird jetzt dicht am Radius zwischen den beiden Vorderarmknochen zur Unterarmstreckseite hindurch und auf der Radialseite des Radius wieder zur Ellenbeuge zurückgeführt. Nach Meinung von Zancolli u. Mitarb. sowie von Owings u. Mitarb. (1971) soll der Biceps jetzt den Vorderarm pronieren können in gleicher Weise, wie er normalerweise supiniert.

Seit 1976 haben wir diese Operation an 10 Patienten durchgeführt, ausschließlich mit geburtstraumatischen Plexuslähmungen. Das Alter bei der OP lag zwischen 6½ und 20 Jahren, die Nachbeobachtungszeit liegt im Mittel bei 2 Jahren. Nur 2 der 10 Patienten sind weiblich.

In der Mehrzahl der Fälle war präoperativ lediglich der Biceps als wirksamer Vorderarmrotator erhalten; auch der M. supinator war gelähmt bzw. sehr schwach. Allein der Biceps hatte zur Supinationsfehlhaltung und zu ihrer Fixation durch eine Kontraktur der Membrana interossea geführt. In diesen Fällen war grundsätzlich nicht die Wiederherstellung einer Unterarmdrehbeweglichkeit zu erwarten, weil dem aus dem Biceps neugeschaffenen Pronator ohnehin kein Antagonist entgegenwirken konnte. Nach unseren Erfahrungen kann die ehedem supinierende Kraft des Biceps auch gar nicht in eine äquivalente pronatorische Kraft umgewandelt werden, so wie es Zancolli meint. Zum einen hat die Supinationskontraktur meistens zu einer Verbiegung des proximalen Radiusendes entsprechend dem Bicepszug geführt.

167

Die bei der Operation in verkehrter Richtung um den Radiushals herumgeschlungene Bicepssehne hat keinen genügenden Abstand von der Funktionsachse des Radioulnargelenkes, um noch kraftvoll oder überhaupt noch pronieren zu können. Zum anderen wird bei der Pronation des Vorderarmes über die Mittelstellung hinaus der (antero-mediale) Rand des M. brachioradialis dergestalt in die Ellenbeuge hineingedreht, daß er gegen die Bicepssehne anstößt und damit die weitere pronatorische Wirkung zunehmend aufgehoben wird.

Die Spaltung der M. i. genügt mitunter nicht, um die Supinationskontraktur völlig zu beseitigen. Zancolli schlug deshalb eine temporäre Spaltung bzw. Ablösung des Ringbandes im proximalen Radioulnargelenk mit Wiedervernähung nach

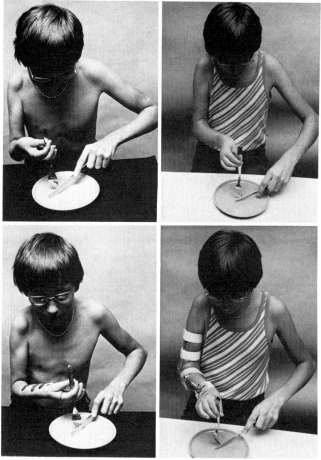

27.9.79   18.11.79 – 6 Wochen postop.

Abb. 2. Funktionstest bei Plexuslähmung des rechten Armes und Supinationskontraktur. *Linke* Bildhälft vor, *rechte* Bildhälfte nach Spaltung der M. i. und Umsetzen der Bicepssehne (Zancolli-OP). Die passive Pronierbarkeit wird durch einen Lähmungsapparat unterstützt (*rechts unten*)

168

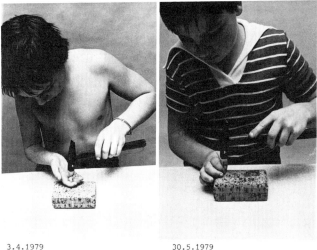

3.4.1979   30.5.1979

Abb. 3. Funktionstest vor und nach operativer Behandlung der Supinationskontraktur bei Armplexuslähmung

vollständiger Pronation vor. In letzter Zeit haben wir auf dieses Ziel einer vollständigen Pronierbarkeit unmittelbar nach der Operation verzichtet und haben stattdessen postoperativ einen leichten Quengel-Apparat gegeben, der den Vorderarm mit Hilfe einer Feder in die Pronation dreht (Abb. 2, rechts unten). Unter dieser Behandlung konnte die passive Pronierbarkeit im Laufe von wenigen Monaten um 30 bis 60 Grad verbessert, d. h. vervollständigt werden.

Zusätzlich zu der beschriebenen OP-Technik nach Zancolli haben wir in bisher 5 Fällen weitere Eingriffe zur Verbesserung der Handfunktion vorgenommen in Form von Sehnentranspositionen, Tenodesen oder Handgelenksarthrodesen.

Im Endergebnis haben wir durch die Zancolli-Operation zwar keine Wiederherstellung der aktiven Umwendebeweglichkeit des Unterarmes erreicht, aber eine funktionsgünstigere Stellung der Hand, meist in einer mittleren Pronationsstellung. Dadurch wurde die Hand als Beihaltehand wertvoller, auch konnten die meist vorhandenen geringen Fingerstreckerfunktionen jetzt gegen die Erdschwere ausgenutzt werden. Auch ist die Sensibilität in den Fingerkuppen bzw. in der Hohlhand bedeutend besser und nutzbarer als auf dem Handrücken. Wir haben in allen Fällen prä und postoperativ einen ausführlichen beschäftigungstherapeutischen Funktionstest durchgeführt und fotodokumentiert, so daß wir den erzielten Funktionsgewinn objektivieren können (Abb. 2 und 3). Ein solcher Funktionsgewinn war in allen von uns operierten Fällen nachzuweisen; auch subjektiv waren unsere Patienten mit einer einzigen Ausnahme mit dem Ergebnis zufrieden. In diesem einen Falle hatte die Patientin mehr von der Operation erwartet, als sie grundsätzlich leisten kann.

In keinem Falle kam es zu postoperativen Wundheilungsstörungen; zusätzliche neurologische Schäden traten nicht auf. Auch wurde von uns keine Ernährungsstörung an einem Vorderarmknochen beobachtet, die etwa auf die Verletzung eines ernährenden Gefäßes bei der Ablösung der M. i. zurückzuführen wäre.

169

Grundsätzlich besteht natürlich die Möglichkeit, eine eingetretene Supinations-kontraktur durch eine Rotationsosteotomie zu beseitigen. Dieses Verfahren ist aber wegen der langsamen knöchernen Verheilung und der danach notwendigen Metall-entfernung umständlich und wesentlich aufwendiger.

Unser jüngster Patient war 6½ Jahre alt; bei den oft viel älteren Patienten waren bereits erhebliche sekundäre Veränderungen an den Vorderarmknochen bzw. an den Radioulnargelenken eingetreten, die das funktionelle Ergebnis beeinträchtigen können. Deshalb empfehlen wir diese Operation nach Möglichkeit früher durchzu-führen, im Vorschulalter oder schon im Kleinkindalter.

Wir fassen zusammen:

1. Durch die beschriebene Operation nach Zancolli kann bei einer Supinationskon-traktur nach Klumpkescher Lähmung die Hand in eine günstigere Funktionsstel-lung gebracht werden.
2. Um eine passive Pronierbarkeit des Unterarms zu erreichen, muß zunächst die M.i. gespalten werden. Die Supinationskontraktur der Radioulnargelenke kann postoperativ durch einen pronierenden Lähmungsapparat gebessert werden. Er-nährungsstörungen an den Vorderarmknochen als OP-Folge sind nicht zu be-fürchten.
3. Eine aktive Umwendebeweglichkeit des Vorderarmes kann durch die Operation in der Regel nicht erreicht werden.
4. Einer Rotationsosteotomie erscheint dieser Weichteileingriff überlegen.
5. Zur Vermeidung von Wachstumsstörungen sollte der Eingriff im Kleinkindes- oder Vorschulalter vorgenommen werden.

Literatur

Zancolli EA (1967) Paralytic Supination Contracture of the Forearm. J Bone Joint Surg 49-A:1275–1284
Owings R, Wickstrom J, Perry J, Nickel VL (1971) Biceps Brachii Rerouting in Treatment of Paralytic Supination Contracture of the Forearm. J Bone Joint Surg 53-A:137–142

Entstehung und Behandlung des posttraumatischen Cubitus varus als Komplikation des kindlichen supracondylären Oberarmbruches

G. Hörster und G. Hierholzer, Duisburg

Einleitung

Trotz einer Vielzahl von Behandlungsmethoden können posttraumatische Fehlstellungen nach knöchernen Oberarmrollenverletzungen bei Kindern bis heute nicht sicher vermieden werden. Als Ursachen für die Fehlstellung werden Wachstumsstörungen und mechanische Ursachen diskutiert. In der vorliegenden Arbeit sollen die beiden ursächlich in Frage kommenden Faktoren für den Cubitus varus nach kindlichen Oberarmrollenfrakturen abgegrenzt sowie sich daraus ergebende therapeutische Konsequenzen dargestellt werden.

Die Entstehung des Cubitus varus

a) **Wachstumsstörungen:** Zur Abklärung der Frage, in welchem Ausmaß Wachstumsstörungen zur Entstehung der posttraumatischen Fehlstellung beitragen, haben wir 71 Kinder klinisch und röntgenologisch nachuntersucht, bei welchen nach Oberarmrollenfraktur entweder eine Verschiebung nicht eingetreten, oder aber eine solche therapeutisch beseitigt worden war (Verschiebung postoperativ von weniger als Corticalisbreite). Die klinische Armachsendifferenz zur gesunden Seite zum Zeitpunkt der Nachuntersuchung ergab damit das Ausmaß der durch Wachstumsstörung aufgetretenen Fehlstellung. Tabelle 1 zeigt, daß zum Nachuntersuchungszeitpunkt nur etwa die Hälfte der Kinder eine im Vergleich zur gesunden Seite völlig normale Armachse aufwies. Eine Tendenz zur Varusabweichung gegenüber der Valgusabweichung war deutlich, wobei diese jedoch 10 Grad nicht

Tabelle 1. Darstellung der klinischen Armachsenmessung zum Zeitpunkt der Nachuntersuchung bei Kindern mit anatomischer Wiederherstellung der Oberarmrolle nach Fraktur

Posttraumatische Fehlstellungen der kindlichen Oberarmrolle
Armachse (in Grad) bei NU nach anat. Reposition

	Varus			Seitengleich	Valgus		
	> 10	6 – 10	1 – 5		1 – 5	6 – 10	> 10
Epic. uln.				10	2		
Cond. rad.	1		2	8	2	2	
Supracond.	12	12		17	2	1	

Regionale plastische und rekonstruktive Chirurgie im Kindesalter
Hrsg. von W. Kley und C. Naumann
© Springer-Verlag Berlin Heidelberg 1983

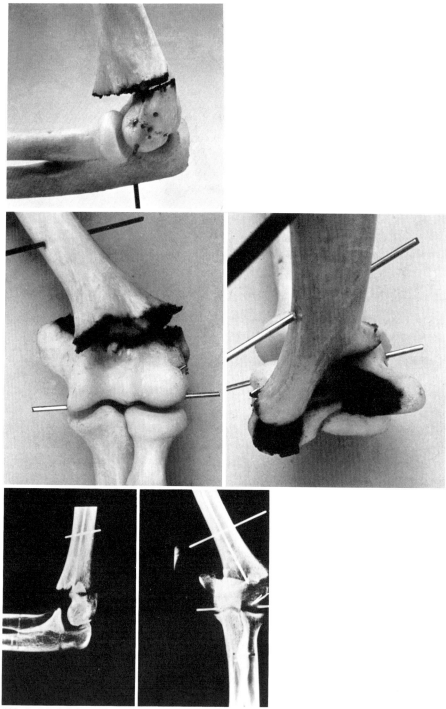

Abb. 1. Modelldarstellung der primären Varusfehlstellung durch Verlust der ellenwärtigen Abstützung bei Innendrehfehler

überstieg. Die Ergebnisse stimmen mit Magerl et al., Schlag et al. und Kutscha – Lissberg et al. überein und präzisieren sie teilweise [7, 9, 10]. Sie stehen im Gegensatz zu Baumann, Lagrange et al., Aitken et al. und Bender, welche jeweils Wachstumsstörungen als Ursache des posttraumatischen Cubitus varus weitgehend ausschließen [1, 3, 4, 8].

Als Ursache der Wachstumsstörung nimmt Jungbluth kontusionelle Schäden der Epiphysenlinie an [6]. Arnold will die Fehlstellung auch durch Veränderung der einwirkenden Muskelkräfte erklären können [2]. Die Analyse der Konturen der Oberarmrolle ließ in unserem Krankengut Hinweise darauf zu, daß eine Wachstumsvermehrung im Bereich der Radialseite der Oberarmrolle wahrscheinlich durch eine Steigerung der Durchblutung verantwortlich zu machen war. Magerl kommt bei der Analyse seines Krankengutes zu ähnlichen Ergebnissen [9].

b) Mechanische Ursachen: Die Analyse von 17 Verläufen bei Kindern, welche mit einer deutlichen Varusfehlstellung von über 15 Grad in unsere Behandlung kamen, zeigte, daß in allen Fällen primär ein Repositions- bzw. Retentionsfehler vorlag. In keinem Fall war eine auch nur annähernd anatomische Rekonstruktion an der Oberarmrolle erreicht worden. Anhand von Modelluntersuchungen und deren Vergleich mit den klinischen Röntgenbildern konnten wir darstellen, daß insbesondere die nicht beseitigte Innendrehfehlstellung des distalen metaphysären Fragmentes zu einem Verlust der Abstützung auf der Ellenseite führt mit resultierender primärer Varusfehlstellung (Abb. 1). In gleicher Weise kann die nicht beseitigte Dorsalverschiebung zur Verkürzung der Rollenkonturen auf der Ellenseite mit der direkten Folge des Cubitus varus beitragen (Abb. 2). Eine Abhängigkeit der Fehlstellungen von der Schräge der Bruchlinien und damit von der Verkleinerung der Abstützungsfläche konnten wir ebenso wie Graham nachweisen [5].

c) Bedeutung für die Klinik: Aus der Tatsache, daß Wachstumsstörungen offensichtlich nicht mehr als 10 Grad betragen, gröbere Fehlstellungen aber immer mechanische Ursachen haben und sich spontan später nicht korrigieren, entnehmen wir die Berechtigung, die Indikation zur Korrekturosteotomie frühzeitig zu stellen, da ein spontaner Ausgleich durch korrigierendes Wachstum nicht erfolgt und das Risiko eines postoperativen sekundären Fehlwachstums offensichtlich klein ist. Wir korrigieren den Cubitus varus im Prinzip ab etwa 20 Grad, wobei jedoch sich die Indikation nicht ausschließlich an Winkelgraden sondern insbesondere an klinisch funktionellen und kosmetischen Einzelbefunden orientiert.

Operationstechnik

Der Patient wird zur Operation auf dem Rücken gelagert, wobei der gesunde Arm zur intraoperativen Vergleichskontrolle mit abgedeckt werden sollte. Insbesondere bei praeoperativer Streckhemmung ergibt sich hier die direkte Vergleichsmöglichkeit der Achse intraoperativ. Der Hautschnitt erfolgt längsverlaufend radial, in Einzelfällen wird ein ulnarer Hilfsschnitt erforderlich. Die Stabilisierung wird nach Entnahme des Knochenkeiles mit Spickdrähten durchgeführt, bei älteren Kindern werden auch kleine Platten angewandt. Die Art der Stabilisierung ist nicht von Be-

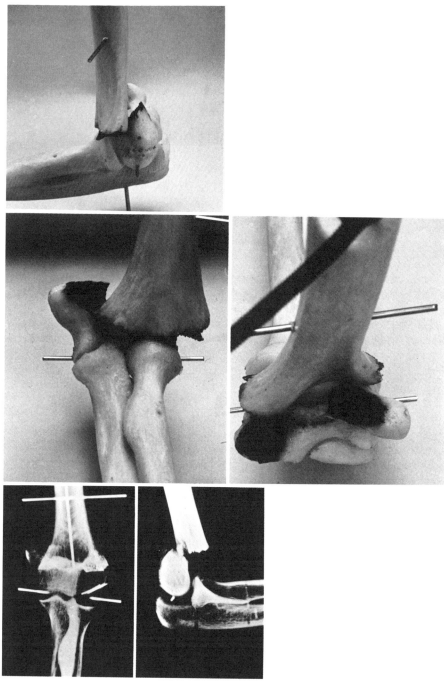

Abb. 2. Modelldarstellung der primären Varusfehlstellung durch Verlust der ellenwärtigen Abstützung bei nicht beseitigter Dorsalverschiebung

deutung, da postoperativ ohne Nachteile eine Gipsfixation angewandt werden kann; durch das Metall muß lediglich eine Adaptation der Bruchflächen ohne Verlust des Repositionsergebnisses gewährleistet sein.

Postoperativ wird für die Dauer von 3–4 Wochen ein Gipsverband angelegt und das Metall so früh wie möglich wieder entfernt. Unterstützung mit krankengymnastischer Tätigkeit ist nur im Einzelfall erforderlich.

Ergebnisse

Zwischen November 1972 und Oktober 1980 wurden in unserer Klinik 29 supracondyläre Humerusosteotomien aufgrund von Fehlstellungen nach Frakturen im Wachstumsalter durchgeführt. 25 Patienten wurden nachuntersucht. Die Korrektur erfolgte im Schnitt 2 Jahre nach durchgemachtem Unfallgeschehen, die Nachuntersuchung 4 Jahre nach durchgeführter Korrektur. Die Vorbehandlung war 19mal konservativ, 6mal operativ gewesen. Die Fixation der Osteotomie wurde 16mal mit Bohrdrähten und 10mal mit Platte durchgeführt. Die Plattenosteosynthese wurde dabei überwiegend bei älteren Kindern mit bereits geschlossenen Wachstumsfugen verwandt, um größere Stabilität zu gewährleisten. Eine sekundäre Dislokation nach Bohrdrahtosteosynthese mußten wir einmal feststellen, der erreichte Korrekturwinkel verschob sich dabei wiederum um ca. 10 Grad in Richtung einer erneuten Varusfehlstellung.

Bei der klinischen Nachuntersuchung war eine wesentliche Muskelminderung der betroffenen Seite gegenüber der gesunden Seite nicht festzustellen, was auf eine weitgehend normale Gebrauchsfähigkeit des Armes hinwies. In knapp der Hälfte der Fälle lag zum Nachuntersuchungszeitpunkt eine – überwiegend geringe – Bewegungsbehinderung des Ellenbogengelenkes vor, wobei jedoch zum Zeitpunkt der Osteotomie bestehende Bewegungseinschränkungen Berücksichtigung zu finden haben. Bis auf 2 Fälle wurden nur Achsenfehler von mehr als 20 Grad korrigiert. In 19 von 24 Fällen war eine einwandfreie bis gute Wiederherstellung der Achse mit einer Differenz von höchstens 5 Grad möglich geworden (Abb. 3). Bei 4 Kindern bestand zum Nachuntersuchungszeitpunkt eine – auch klinisch auffällige – weiter bestehende Fehlstellung von bis zu 10 Grad, in einem Fall eine Fehlstellung von über 10 Grad, wobei hier die bereits erwähnte, nicht einwandfreie Bohrdrahtfixation als Ursache anzusehen war.

Die im Mittel mehr als 4 Jahre nach durchgeführter Korrekturoperation erhobenen Nachuntersuchungsbefunde ließen Hinweise auf erneutes Fehlwachstum nach durchgeführter Osteotomie nicht zu. Eine Zweitkorrektur zum Abschluß des Wachstums haben wir bisher nicht vornehmen müssen.

Zusammenfassung

Posttraumatische Fehlstellungen nach knöchernen Oberarmrollenverletzungen bei Kindern können bis heute nicht sicher vermieden werden. Wir haben anhand eigener Untersuchung feststellen können, daß Wachstumsstörungen durch indirekte Störung der Wachstumsfuge im Bereich der radialen Oberarmrolle bis zu einem

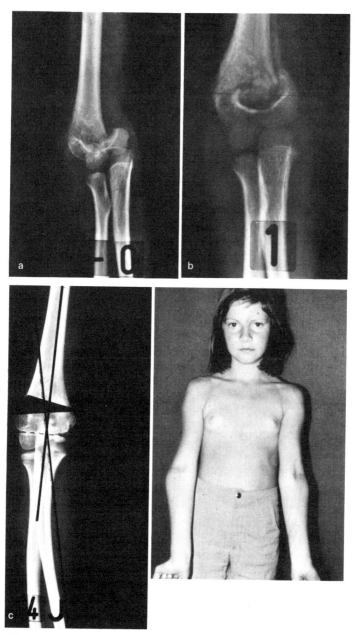

Abb. 3a–d. Klinisches Beispiel eines mechanisch entstandenen Cubitus varus mit Ergebnis der durchgeführten Korrektur

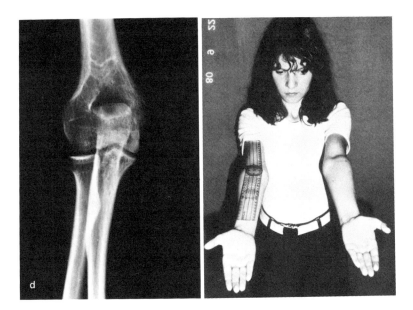

Abb. 3d

Ausmaß von 10 Grad verursacht werden können. Alle gröberen Fehlstellungen sind mechanischen Ursprungs und durch ungenügende Reposition bzw. Retention entstanden. Die fehlende Abstützung der Fragmente auf der Ellenseite bedingte eine primäre Verkürzung der Knochenstrukturen mit Varusfehlstellung. Wir sehen durch die klinischen und experimentellen Ergebnisse unsere Bemühungen um anatomische Wiederherstellung der Oberarmrollenkonturen bestätigt; nur dadurch kann die posttraumatische Fehlstellung auf das nicht beeinflußbare Ausmaß einer Schädigung durch Wachstumsstörung begrenzt werden.

Literatur

1. Aitken AP, Smith L, Blachett CW (1943) Supracondylar fractures in children. Am J Surg 59:161
2. Arnold JA, Nasca RJ, Nelson CL (1977) Supracondylar fractures of the humerus. J Bone Joint Surg 59-A:589
3. Baumann E (1960) Zur Behandlung der Brüche am distalen Humerusende beim Kind. Chir Praxis 4:317
4. Bender J (1979) Cubitus varus after supracondylar fracture of the humerus in children: Can this deformity be prevented? Reconstr. Surg Traumat 17:100
5. Graham HA (1967) Supracondylar fractures of the elbow in children. Chir Orthop 54:85
6. Jungbluth KH (1976) Osteosynthesen am kindl. Ellenbogengelenk. Z Kinderchir 19:66
7. Kutscha-Lissberg E, Rauhs R (1974) Frische Ellenbogenverletzungen im Wachstumsalter. Hefte Unfallheilkd 118. Springer, Berlin Heidelberg New York
8. Lagrange J, Rigault P (1962) Fractures supracondyliennes. Rev Chir Orthop 48:337
9. Magerl F, Zimmermann H (1978) Supracondyläre Humerusfrakturen In: Weber BG Die Frakturenbehandlung bei Kindern und Jugendlichen. Springer, Berlin Heidelberg New York
10. Schlag G, Hable E (1971) Die gedeckte Bohrdrahtosteosynthese des stark verschobenen kindlichen supracondylären Oberarmbruches. Mschr Unfallheilkd 74:97

Die operative Behandlung des posttraumatischen Cubitus varus und Cubitus valgus

H. Zilch und H. G. Steuer, Berlin

Nach kindlichen Frakturen im Bereich des Ellenbogengelenkes, vor allem jedoch aus supracondylären Humerusfrakturen resultieren immer noch erstaunlich viele posttraumatische Achsenfehlstellungen des Ellenbogengelenkes im Sinne des Cubitus varus und Cubitus valgus. Hierbei überwiegt der korrekturbedürftige Cubitus varus. Sieht man von der Pathogenese des Cubitus varus und valgus durch wachstumsbedingte Störungen ab, so spielt die Rotationsfehlstellung des distalen Fragments für die Entstehung des Cubitus varus und Cubitus valgus eine grundlegende Rolle.

Wie van Laer 1977 im einzelnen anführt, besteht eine signifikante Zunahme der Varisierung bei zunehmendem Rotationsfehlerquotient des distalen Fragments (Abb. 1).

Indikation

Die Diagnosestellung bereitet infolge der Varus- bzw. Valgusfehlstellung des Ellenbogengelenkes und der Röntgenbilder keine Schwierigkeiten. Die Indikation für die Korrekturosteotomie wird aufgrund der kosmetisch störenden Fehlstellung und der im täglichen Leben störenden Bewegungseinschränkung gestellt.

Zur Beurteilung der Achsenfehlstellung werden, neben der klinischen Messung der Ellenbogenachse, beide Ellenbogen a. p. geröntgt. Im Röntgenbild wird der Alphawinkel nach Baumann und der Diaphysen-Epiphysenwinkel gemessen (Abb. 2).

Der Baumannsche Winkel Alpha wird gebildet durch die Baumannsche Linie „a" und die Achse des Humerusschaftes „e".

Der Winkel Alpha liegt bei Jungen bei etwa 75 Grad und bei Mädchen um 70 Grad. Die Abweichung vom rechten Winkel ist etwa um 5 Grad größer als der Cu-

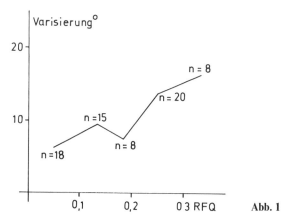

Abb. 1

Regionale plastische und rekonstruktive Chirurgie im Kindesalter
Hrsg. von W. Kley und C. Naumann
© Springer-Verlag Berlin Heidelberg 1983

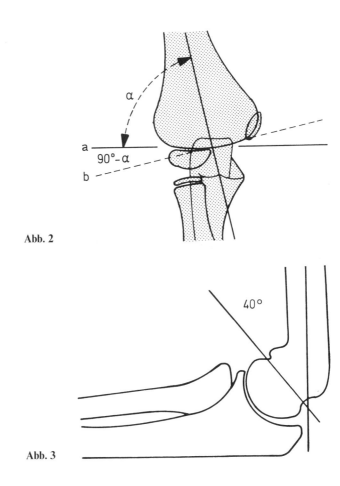

Abb. 2

Abb. 3

bitalwinkel. Die Achsenknickung im seitlichen Bild wird durch die Messung des Diaphysen-Epiphysenwinkels ermittelt, normalerweise liegt dieser Winkel zwischen 30 bis 40 Grad (Abb. 3).

Technik der supracondylären Korrekturosteotomie

Wir bevorzugen bei der Korrekturosteotomie die Stabilisierung durch Bohrdrähte (Tabelle 1). Als Zugang nehmen wir beim Cubitus valgus die Innenseite des Oberarms vom medialen Epicondylus humeri aufwärts, beim Cubitus varus gehen wir vom lateralen Epicondylus humeri aufwärts am äußeren Rand des Muskelbauches vom Triceps vor. Dann wird zunächst der Nervus ulnaris freigelegt und beiseite gehalten. Nach Darstellung des distalen Humerusanteils erfolgt die Durchmeißelung des Humerus oberhalb der Epiphysenlinie unter Herausnahme eines Keils mit medialer Basis beim Cubitus valgus, beim Cubitus varus mit lateraler Basis. Dabei bleibt die laterale bzw. mediale Corticaliswand stehen und wird bei der Korrektur der Fehlstellung eingebrochen.

179

Tabelle 1. Osteosyntheseformen der Korrekturosteotomie

Bohrdrahtfixation	13
Plattenosteosynthese	2

Zur Fixierung der Bruchstücke nehmen wir Bohrdrähte, bei Verschluß der Epiphysenfuge wird jedoch die Stabilisierung mit einer Drittelrohrplatte durchgeführt (Tabelle 1).

Die Dauer der Gipsruhigstellung mit Hand-Armgips in Ellenbogen-Streckstellung – unter Ausgleich der Fehlstellung – beträgt dann 4 Wochen.

Ergebnisse

Wir haben zwischen 1970 und 1980 bei 15 Patienten eine supracondyläre Korrekturosteotomie durchgeführt (Abb. 4). Das Durchschnittsalter betrug 10 Jahre. 11 Patienten wurden nachuntersucht. Geschlechts- und Seitenverteilung ist in Tabelle 2 wiedergegeben. Dabei zeigt sich die linksseitige Ellenbogenverletzung häufiger als die rechtsseitige. In unserem Patientengut überwog die supracondyläre Fraktur als Vorläufer der Fehlstellung, und die Vorbehandlung war in 13 Fällen operativ, d. h. die Bohrdrahtfixation, und nur in 2 Fällen wurde konservativ behandelt (Tabelle 3).

Die Osteosyntheseform bei der Korrekturosteotomie war vorwiegend – wie schon erwähnt – die Bohrdrahtfixation.

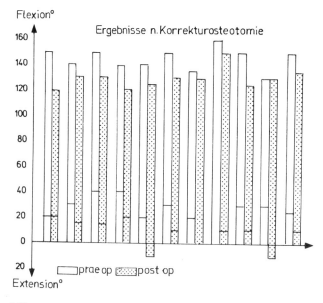

Abb. 4

Tabelle 2. Patienten mit posttraumatischem Cubitus valgus und Cubitus varus

Gesamtzahl	15
Nachuntersucht	11
♂ : ♀	8 : 7
Links	9
Rechts	6
Durchschnittsalter zur Zeit der Korrekturosteotomie	10 Jahre

Tabelle 3. Unterteilung nach Art der Fraktur und Behandlungsform

Supracondylär		14
Transcondylär		1
Operativ	offene Bohrdrahtfixation	1
	perkutane Bohrdrahtfixation	9
Konservativ	Gipsverband	5

Tabelle 4. Ergebnisse der supracondylären Korrekturosteotomie bei 11 Patienten

Völlige Achsenkorrektur	9
Verbliebene Varusdeformität von 10°	2

Tabelle 5. Art und Grad der Achsenfehlstellung

Cubitus varus	14	20 – 40°	~ 30°
Cubitus valgus	1	20°	

Bei der postoperativen Kontrolle der Patienten waren Wundheilungsstörungen, Infektionen oder verzögerte knöcherne Durchbauung nicht zu verzeichnen, ebenso fanden sich keine Durchblutungsstörungen sowie neurologische Komplikationen (Tabelle 4).

Die vollständige Achsenkorrektur erzielten wir in 9 Fällen, in 2 Fällen wurde über- oder unterkorrigiert. In einem Fall ist es bei gleichbleibender Extensionseinschränkung zu einem Verlust der Flexion von 30 Grad gekommen. Die Tabelle zeigt die Veränderung der Ellenbogen-Gelenksbeweglichkeit der 11 Patienten. Der vor und nach der Korrekturosteotomie bestimmte Cubitalwinkel zeigt, daß durch die operative Korrektur in 9 Fällen eine völlige Achsenkorrektur erreicht werden konnte, nur in 2 Fällen verblieb ein Cubitus varus von 10 Grad (Tabelle 5).

Diskussion

In Fällen schwerwiegender Fehlstellung mit Funktionseinschränkung oder gar mit gleichzeitiger Nervenläsion steht die Operationsindikation außer Frage; anders in der Gruppe mit leichter Fehlstellung kosmetischer oder funktioneller Art. Hier wird die Indikation vornehmlich durch die Eltern gewünscht. Der Operateur wird sich in solchen Fällen kritisch fragen müssen, ob er korrigieren soll. Er muß, wenn das Schwergewicht auf kosmetischen Aspekten liegt, insbesondere bei Kindern, für jeden Einzelfall erneut zwischen den Risiken und dem Ausmaß der zu erwartenden Verbesserung abwägen.

Zusammenfassung

Die operative Behandlung der Achsenfehlstellung des Ellenbogengelenkes im Anschluß an kindliche Frakturen hat sich bewährt. Der günstigste Zeitpunkt des Eingriffs liegt vor dem Abschluß des Wachstums. Die Operation ist bei Kindern technisch leichter und mit weniger Komplikationen behaftet.

Es sollte jedoch stets bewußt bleiben, daß man mit einer möglichst anatomischen Reposition die wesentliche Komponente der Pathogenese der Varusfehlstellung ausschalten würde, daß sich vor allem damit das Risiko der Achsenfehlstellung im Ellenbogengelenk verringern ließe, daß sich gerade, wenn dem Cubitus varus kosmetische, soziale Bedeutung zukommt und damit oft genug sekundär korrigiert wird, die Forderung stellt, ihn primär therapeutisch zu verhindern bzw. auf ein kosmetisch erträgliches Ausmaß zu reduzieren.

Literatur

Literaturquellen sind beim Verfasser zu erfragen.

Varus- und Valgusfehlstellungen nach Epiphysenverletzungen des oberen Sprunggelenkes, Ursache und Korrekturmöglichkeit

R. Berg und H. Rettig, Gießen

Die Verletzungsmöglichkeiten des Kindes und des Heranwachsenden beim Sport und im Straßenverkehr sind vielfältig. Schaftfrakturen bereiten in ihrer Behandlung aufgrund der leichten Diagnostik und der guten Heilungstendenz auch mit Ausgleich von Achsenfehlstellungen wenig Probleme. Anders verhält es sich bei Frakturen im Bereich der Epiphyse.

182 Regionale plastische und rekonstruktive Chirurgie im Kindesalter
Hrsg. von W. Kley und C. Naumann
© Springer-Verlag Berlin Heidelberg 1983

Die mögliche Fehldiagnose einer Distorsion bei einer tatsächlich bestehenden Epiphysenverletzung kann von schicksalhafter Bedeutung für das betroffene Gelenk sein. Nach Salter und Harris sind bei sämtlichen Frakturen zu 15% Epiphysenfugen mitverletzt. Nach Ehlers und Eberlein sind bei Epiphysenlösungen am häufigsten die des distalen Unterschenkels betroffen. Ursache hierfür ist nicht das direkte Trauma sondern eine indirekte Gewalteinwirkung.

Die Lokalisation der Schädigung ist bestimmend für die Prognose und die Behandlung. Die bekannten Klassifizierungen von Aitken sowie Salter und Harris ermöglichen für die meisten Fälle eine hinreichend gute Einstufung. Da z. B. die seltenen Fälle einer Epiphysenfugenschädigung durch Ausriß eines Bandansatzes hierin unberücksichtigt bleiben, empfiehlt Morscher eine lediglich sich auf 2 Verletzungstypen beschränkende Klassifizierung, welche sich ausschließlich an der Prognose und der sich daraus ergebenden Therapie orientiert:
1. Epiphysenlösungen mit und ohne metaphyserem Keil,
2. Epiphysenfrakturen.

Welchen Verlauf eine Epiphysenverletzung im weiteren Wachstum nehmen wird, ist durch die Verletzungsart schon zum Unfallzeitpunkt determiniert.

Günstig sind die Verhältnisse bei einer reinen Epiphysenlösung mit oder ohne metaphyserem Keil. Bereits eine annähernde Reposition erbringt in der Regel gute Behandlungsergebnisse. Einem Weichteilinterponat als Repositionshindernis ist kurz vor Abschluß des Wachstums jedoch Bedeutung zuzumessen.

Kritisch zu beurteilen sind die Veränderungen der Epiphysenfrakturen. Hierbei erleiden die wachstumspotenten Zellen der Epiphysenfuge eine lokalisierte Schädigung. Ursache hierfür ist in den meisten Fällen ein lokalisiert sich auswirkender Druck, unter dem die Epiphysenfuge zerbricht. So wird bei den überwiegenden Supinationsbrüchen durch die innere Taluskante eine Druck- und Biegebelastung auf den inneren Malleolus ausgeübt. Die entstehende Fraktur schädigt in jedem Falle die Wachstumsfuge. Von untergeordneter Bedeutung ist, ob gleichzeitig auch eine Epiphysenlösung und das Ausbrechen eines metaphyseren Keils zu verzeichnen ist.

Der umgekehrte Unfallmechanismus mit Außenrotation und Abduktion bei den sogenannten Pronationsbrüchen läßt vorwiegend Scherkräfte auftreten, die zu einer Lyse mit entsprechend prognostisch günstigerem Ausgang führen. Deshalb ist die Unterscheidung zwischen einem Gleitbruch und einem Stauchungsbruch wichtig.

Die von verschiedenen Autoren empfohlene sogenannte wasserdichte Reposition und Retension der Fragmente ist zur Erreichung eines guten Behandlungsergebnisses in den letzten Jahren weitgehendst anerkannt. Auf eine geringe Schädigung der Epiphysenfuge durch Metallimplantate ist dabei jedoch zu achten.

Das die Epiphysenverletzung betreffende Krankengut der Orthopädischen Univ. Klinik Giessen weist in 36 Fällen eine Achsfehlstellung des oberen Sprunggelenkes auf. In Bezug auf die geringe Kompensationsmöglichkeit des unteren Sprunggelenkes ist der häufig auftretenden Varusdeformität mit Fibulavorschub besondere Bedeutung beizumessen.

Eine operative Möglichkeit beim jüngeren Patienten zur Verhinderung von stärkeren Varusfehlstellungen bietet die Epiphysiodese der Fibula evtl. kombiniert mit der lateralen Tibiaepiphysiodese. Bei korrekter tibialer Gelenkfläche und deutlichem Fibulavorschub ist kurz vor dem Wachstumsabschluß eine Fibulaverkürzung angezeigt.

Betrifft hingegen die Deformität auch die tibiale Gelenkfläche mit Varusfehlstellung, so bestehen Korrekturmöglichkeiten lediglich in einer supramalleolären Osteotomie. Sie kann im Sinne einer V-Osteotomie oder aber mittels Osteosynthese durchgeführt werden.

Bei starken Fehlstellungen, die eine Korrektur innerhalb des Wachstums nötig erscheinen lassen, ist dieser Eingriff mit einer Epiphysiodese zu kombinieren.

Wegen der guten Knochenheilung beim Heranwachsenden und der geringen Pseudarthrosenbildung ist bei der Umstellungsosteotomie nicht die Keilentnahme mit entsprechender Fibulaverkürzung, sondern die Implantation eines corticospongiösen Keils auf der Konkavität der Achsfehlstellung sinnvoll. Eine iatrogene Beinverkürzung wird hierdurch vermieden.

Die in unserem Krankengut seltene Valgusdeformität des oberen Sprunggelenkes ist je nach Betroffensein der tibialen Gelenkfläche entweder mit einer Verlängerungsosteotomie der Fibula alleine, oder aber kombiniert mit einer supramalleolären Umstellung der Tibia zu behandeln. Bei der Wahl des Eingriffs ist der relativ guten Kompensationsmöglichkeit des unteren Sprunggelenkes in Bezug auf eine vermehrte Valgusfehlstellung des Rückfußes Beachtung zu schenken.

Das Auftreten einer Fehlstellung im oberen Sprunggelenk weist eine Schädigung aus, die mit einer Epiphysenverletzung einherging. Zwangsläufige Folge hiervon ist meist eine Inkongruenz der Gelenkflächen, wenn keine exakteste operative Reposition erfolgte.

Der heranwachsende Organismus bietet noch hinreichend Kompensationsmöglichkeiten, so daß die Beschwerden von seiten der Achsfehlstellung im Vordergrund stehen.

Trotz des ärztlichen Bemühens diese Fehlstellungen operativ auszugleichen, ist die Einflußnahme auf eine mögliche Inkongruenzarthrose gering. Deshalb sollten Sofortmaßnahmen mit genauer Reposition und Retention der Fragmente das Mittel der Wahl sein. Achsenkorrigierende Maßnahmen wären dann den Fällen vorbehalten, bei denen es zu einer primär therapeutisch nicht zu beeinflussenden Schädigung der Wachstumsfuge gekommen ist.

Literatur

Rettig H (1977) Spätverletzungen des oberen Sprunggelenkes am wachsenden Skelett. Akt Traumatol 7:215–220
Suessenbach F, Weber GB ( ) Epiphysenverletzungen am distalen Unterschenkel. Huber, Bern
Morscher E (1977) Klassifikation von Epiphysenfugenverletzungen. Z Orthop 115:557–562

Wiederherstellende Chirurgie bei in Fehlstellung verheilten proximalen, metaphysären Tibia-Frakturen im Wachstumsalter

H. Kehr, Essen

Das progrediente Crus valgum nach hoher metaphysärer Tibia-Fraktur ist eine aesthetisch ebenso störende wie pathogenetisch merkwürdige posttraumatische Fehlstellung im Kindesalter. Am Ort der Fraktur kommt es zu einer Verdickung der Corticalis, die mit dem Längenwachstum langsam nach distal wandert. Unterhalb dieser Zone verbiegt sich der proximale Tibiaschaft zunehmend im Valgus-Sinne. Die distale Wachstumsfuge der Tibia reagiert mit aufrichtendem Längenwachstum, während die proximale Fuge merkwürdigerweise nicht reagiert, wodurch es zur charakteristischen s-förmigen Deformierung des Unterschenkels kommt.

Für dieses ungewöhnliche Fehlwachstum sind zahlreiche Deutungen in der Literatur angegeben worden, denen allen aber letztlich die Beweiskraft fehlt. Am stichhaltigsten erscheint B. G. Webers Deutungsversuch, der regelmäßig bei dislocierten Frakturen eine Interposition von Pes anserinus und Periost im Frakturspalt beobachtete. Hierdurch wird die zügelnde Wirkung entlang des Pes anserinus medialseits auf Höhe der Fraktur beendet, während lateralseits die zügelnde Wirkung entlang des Tractus ilio-tibialis und der Fibula ungestört ist (Abb. 1). Durch diesen gestörten Kräftefluß wird die Tibia auf Biegung beansprucht, es kommt zur Valgus-Deformierung.

Diese Art aetio-pathogenetischer Deutung führte zu klar gefaßten therapeutischen Empfehlungen im Hinblick auf die frische Fraktur-Situation: Operative Freilegung des Frakturspaltes und Beseitigung der Interposition von Periost und Pes anserinus ist in solchem Falle unbedingt erforderlich, um dem verletzten Kind die folgenschwere sekundäre Beinverbiegung zu ersparen.

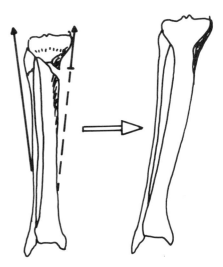

Abb. 1. Pathogenetische Deutung des Crus valgum nach BG Weber

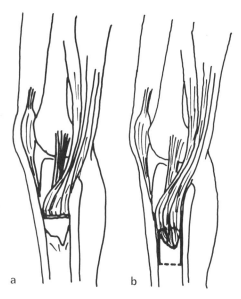

Abb. 2a u. b. Kombinations-Korrektureingriff: Mobilisierung, Distalisierung und Reinsertion des Pes anserinus zusätzlich zur Osteotomie mit Keilentnahme

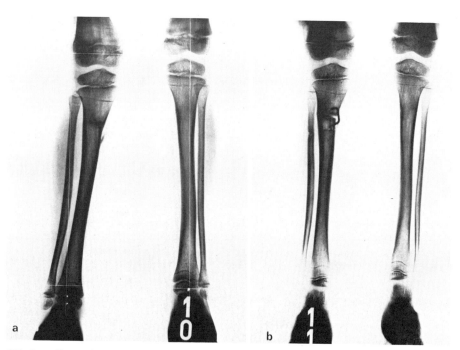

Abb. 3. a Crus valgum nach hoher metaphysärer Tibiafraktur rechts; linke Seite zum Vergleich. **b** Achsengerechte Stellung 1 Jahr nach Korrektureingriff

Über Behandlungsmöglichkeiten bei Folgezuständen mit manifester Wachstumsstörung liegen nur spärliche Mitteilungen vor. In der Regel kommt es nach einer Korrektur-Osteotomie erneut zur ursprünglichen Valgus-Deformierung, so daß bis zum Wachstumsabschluß unter Umständen mehrere Osteotomien erforderlich sind.

Im eigenen Beobachtungsgut von drei Fällen mit einer voll ausgebildeten Deformierung wurde versucht, der Rezidivgefahr nach Osteotomie durch Wiederherstellung eines ungestörten Kraftflusses entgegenzuwirken (vgl. Abb. 1), indem ergänzend zur Osteotomie durch Mobilisierung, Distalisierung und Reinsertion des Pes anserinus das Zuggurtungsprinzip zur Anwendung gebracht wurde (Abb. 2a u. b).

Die solchermaßen operierten Fälle sind bisher ohne Fehlwachstums-Rezidiv geblieben (Abb. 3a u. b). In unserem Vorgehen, das, basierend auf Einzelbeobachtungen, zunächst nur mit Vorbehalt zur Diskussion gestellt wird, sehen wir im Ergebnis eine Unterstützung der Weberschen aetio-pathogenetischen Hypothese des Crus valgum nach proximaler metaphysärer Tibia-Fraktur.

Literatur

Blount WP (1954) Fractures in children. Williams and Wilkins, Baltimore
Weber BG, Brunner Ch, Freuler, F (1978) Die Frakturenbehandlung bei Kindern und Jugendlichen. Springer, Berlin Heidelberg New York

Diskussion

G. Friedebold, Berlin: Die Auffassung von Weber, nach der die charakteristische Valgisierungstendenz der Unterschenkelachse bei Frakturen der proximalen Tibiametaphyse Jugendlicher auf Interposition eines Weichteillappens vom Ansatz des Pes anserinus zurückzuführen ist, kann bisher nicht als bewiesen gelten. Wesentlich für die Stimulierung der Wachstumsfuge scheint der Abstand von der Fraktur zu sein. Dieser ist bei Schrägbrüchen uneinheitlich. Bei den seltenen glatten Querbrüchen ist ein Fehlwachstum nicht erkennbar. Die vom Redner vorgetragenen zwei Fälle, die eine unterschiedlich schrägverlaufende Frakturlinie aufweisen, haben auch zu unterschiedlich starker Valgität geführt. Sie unterstreichen daher eher die Auffassung von der Bedeutung des Frakturverlaufs. Es ist anzunehmen, daß von seiten einer intakten oder frühzeitig wieder konsolidierten Fibula eine laterale Bremswirkung auf das Längenwachstum der Tibia ausgeht und dadurch die mediale Stimulation stärker zur Auswirkung gelangt.

H. Rettig, Gießen: Die Durchführung von X-Bein-Korrekturen bei Kindern unter 10 Jahren mit Osteotomie der Fibula bringt immer wieder Rezidive. Die Theorie von Weber wird durch diese Erfahrung nicht bestätigt. Die Auffassung der Spannung des Tractus iliotibialis als X-Beinursache wurde von Conzen bereits bei X-Beinen nach poliomyelitischen Lähmungen berichtet.

E. Linke, Darmstadt: Bei der Therapie von Weber bezüglich der proximalen isolierten Tibiafraktur mit nachfolgender Fehlstellung handelt es sich nicht um eine Epiphysenstimulation, sondern Weber glaubt an eine Entfesselung der medialen Fuge.

Korrekturmöglichkeiten der posttraumatischen Beinlängendifferenzen

E. Zapfe, Berlin

Posttraumatische Beinlängendifferenzen können ihren Ausdruck
a) in einer Verlängerung der verletzten Extremitäten oder
b) in einer Verkürzung der verletzten Extremitäten finden.

Beide erfordern nur in Ausnahmefällen eine operative Korrektur, da die Differenz der Beinlängen selten mehr als 2 cm beträgt. Verlängerungen des verletzten Knochens sind an die Durchblutungsgröße der noch nicht geschlossenen Wachstumszone gebunden und sind bei Schaftbrüchen in Epiphysennähe häufig zu beobachten. Sie resultieren aus verstärkter reaktiver Blutzufuhr zu den epiphysären Gefäßen durch Verlegung der Markhöhle durch Callus (Trueta). Auch bei diaphysären Frakturen stellt die Längenzunahme des betroffenen Knochens nach exakter Reposition keine Seltenheit dar. Die Wachstumsstörung nimmt mit der Entfernung der Fraktur von der Epiphysenfuge ab. Verkürzungen über 1–2 cm kommen durch unmittelbare Schädigung der Wachstumszone oder durch Konsolidierung einer dislocierten Schaftfraktur zustande und führen je nach Alter des Kindes zu mehr oder weniger großer Längendifferenz.

Eine operative Korrektur der posttraumatischen Längendifferenz ist nur bei Überschreiten von 2 cm erforderlich. Darunter läßt sich der Längenunterschied zufriedenstellend durch Sohlen- und Absatzerhöhung bzw. durch Einlegen von Fersenkissen ausgleichen.

Prinzipiell stehen verschiedene Operationsverfahren zur Verfügung:
1. Verkürzungstechniken,
2. Verlängerungstechniken,
3. Kombination von Verkürzung und Verlängerung.

Die Art des operativen Vorgehens richtet sich im allgemeinen:
1. Nach dem Ausmaß der Längendifferenz,
2. nach dem Alter des Patienten,
3. nach dem noch zu erwartenden Knochenwachstum,
4. nach der, nach dem Wachstumsabschluß zu erwartenden Körpergröße.

Eine posttraumatische Verlängerung bleibt konstant, d. h. die Differenz ändert sich nicht, während eine Verkürzung durch Epiphysenschädigung zu kontinuierlich progredienter Differenz führen kann. In derartigen Fällen hat die Korrektur einer posttraumatischen Längendifferenz endgültig erst nach Wachstumsabschluß zu erfolgen. Bei Längenunterschieden über 4 cm sind Korrekturen auch vor Wachstumsabschluß angezeigt, da Schuherhöhungen in dieser Größenordnung eine starke Beeinträchtigung des Gehvermögens des Kindes darstellen.

Hier kann die temporäre Epiphyseodese geeignet sein, das Wachstum des längeren Beines für einige Zeit zu verzögern. Sie erfordert ein früheres Einsetzen der Klammern, bei Mädchen zwischen dem 10. und 12., bei Knaben zwischen dem 10. und 14. Lebensjahr, um den zu erwartenden Wachstumsschub auszunutzen. Dieses

Regionale plastische und rekonstruktive Chirurgie im Kindesalter
Hrsg. von W. Kley und C. Naumann
© Springer-Verlag Berlin Heidelberg 1983

Verfahren muß kritisch bewertet werden, da die Wachstumsbremsung schwer dosierbar ist und Achsenabweichungen durch unterschiedliche Wirksamkeit der Klammern medial und lateral nicht immer zu verhindern sind. Bei Bestehen einer Achsenabweichung fällt der Entschluß leichter. Bestechend an diesem Verfahren ist der nur kurze Krankenhausaufenthalt bei einem verhältnismäßig kleinen Eingriff. Das genannte Risiko schränkt den Anwendungsbereich ein. Die endgültige Ausschaltung des Epiphysenwachstums erfolgt nach Phemister durch Überbrückung der Wachstumszone durch einen Knochenspan. Verkürzungs- und Verlängerungsosteotomien gestatten eine exakte Längenkorrektur. Welche der genannten Techniken im einzelnen zur Anwendung kommen soll, richtet sich nach dem noch zu erwartenden Längenwachstum und dem Ausmaß des Längenunterschiedes. In jedem Fall sollte die Art des Vorgehens und die erforderliche Zahl der Eingriffe sehr sorgfältig im einzelnen besprochen werden, damit auch die Wünsche des Pat. hinsichtlich der gewünschten Körperlänge Berücksichtigung finden können.

Je geringer die Körpergröße, desto mehr tritt die Verlängerungsosteotomie der kürzeren Seite in den Vordergrund. Bei Normal- oder Übergröße stellt die Verkürzung des längeren Beines das überlegene Verfahren dar.

Verkürzungen bis zu 3 cm lassen sich am Oberschenkel relativ günstig inter-subtrochantär durch eine Z-förmige Osteotomie durchführen. Dieses Vorgehen bietet den Vorteil, daß der Trochanter minor mit dem Ansatz der Psoassehne erhalten bleibt. Durch eine stabile Osteosynthese in diesem z. T. noch spongiösen Bereich kann im allgemeinen schon nach 6 Wochen Belastungsstabilität erreicht werden. Die lineare Osteotomie gestattet eine Verkürzung bis maximal 4 cm. Auch hier bietet die stabile Osteosynthese eine Bewegungsstabilität, während volle Belastung erst nach etwa 6 Wochen möglich ist.

Ist die Beinlängendifferenz durch einseitige Coxa valga posttraumatisch verursacht, so kann eine Längenkorrektur durch eine entsprechende Varisierung der betroffenen Seite vorgenommen werden. Darüber hinaus kann durch Resektion weiterer 2 cm ein Ausgleich bis zu 4 cm vorgenommen werden.

Die Z-förmige Osteotomie eignet sich nicht nur zur Verkürzung, sondern auch zur Verlängerung eines Knochens unter der Voraussetzung, daß in die dabei entstandenen Knochenlücken autologer Knochenspan eingebracht wird. Verlängerungen über 2 cm erfordern jedoch nach der Osteotomie zwischenzeitlich eine Extensionsbehandlung zur Dehnung der Weichteile. Liegen Verkürzungen über 4–5 cm vor, ist bei kleinen Pat. die Verlängerungsosteotomie mit dem Distraktor nach Wagner die Methode der Wahl. Mit diesem Verfahren können Verlängerungen des Oberschenkels bis zu 12 cm und des Unterschenkels bis zu 6 cm erzielt werden. Beim kindlichen Knochen reicht bei nicht zu großer Längendifferenz die spontane Ossifikation auch, die sich subperiostal entwickelt, so daß auf eine Spantransplantation verzichtet werden kann. Gerade beim jüngeren Pat. ist jedoch oft die endgültige Längendifferenz noch nicht übersehbar und das Ausmaß der erforderlichen Verlängerung damit schlecht abschätzbar.

Liegt außer einer Verkürzung zusätzlich eine Achsenabweichung vor, so bietet sich die lineare Osteotomie im Krümmungsscheitel mit Einbringen eines keilförmigen Knochenspanes zur Korrektur an. Auch die Aufrichtung eines Schenkelhalses durch intertrochantäre Osteotomie kann zu einem Längengewinn von einigen cm führen.

Bei großen Längendifferenzen und zu erwartender großer Körperlänge stellt die Verkürzung der einen und Verlängerung der anderen Seite unter Verwendung des resezierten Knochenzylinders eine gute, wenn auch aufwendige Alternative dar. Im zweizeitigen Vorgehen wird dabei zunächst die kürzere Extremität osteotomiert und extendiert. In 2. Sitzung erfolgt dann die Resektion des Knochenzylinders an dem längeren Knochen und das Einfügen desselben in die entstandene Lücke der kürzeren Seite. Die Osteosynthese erfolgt nach der AO-Methode mit Platten. Die Stabilisierung mit einem Marknagel ist ebenfalls möglich, birgt jedoch die Gefahr der Drehung des Zylinders in sich, was die Konsolidierung verzögern kann. Bei diesem Verfahren muß die Gefahr der Osteonekrose des großen Corticalisspanes mit kalkuliert werden.

Posttraumatische Längendifferenzen betragen im allgemeinen nicht mehr als 1–2 cm und bedürfen damit nur in Ausnahmefällen einer operativen Korrektur. Stärkere Längenunterschiede lassen sich durch konservative Maßnahmen nur schwer ausgleichen, so daß sich bei Differenzen über 2 cm die operative Korrektur empfiehlt. Moderne Operationsverfahren und stabile Osteosynthesen ermutigen in diesen Fällen zu einem der genannten operativen Verfahren.

Literatur beim Verfasser.

Stumpfkappenplastik und Stumpfverlängerung bei traumatischen Amputationen

E. Marquardt, A. K. Martini und U. Banniza von Bazan, Heidelberg

Dieses Referat verstehen wir als eine notwendige Ergänzung des im November 1979 vor Ihrer Gesellschaft in Heidelberg gehaltenen Vortrags über „Die Knorpel-Knochentransplantation zur Behandlung drohender Durchspießung am Amputationsstumpf" (Marquardt und Puhl 1981).

Die drohende Knochendurchspießung stellt eine häufige und schwierige Komplikation bei den angeborenen und erworbenen Gliedmaßenverlusten im Kindesalter dar. Sie führt zur Belastungsunfähigkeit des Stumpfes und letztendlich zur Unmöglichkeit der prothetischen Versorgung. Die Weichteile werden über der Knochenspitze durch das Knochenwachstum mehr und mehr gespannt und atrophisch, so daß es schließlich zu einer Perforation und Infektion kommt. In derart gelagerten Fällen wird zumeist die Indikation zur Nachamputation gestellt (Aitken 1963 u. 1968; Tooms 1981), die während des Wachstums alle 2–3 Jahre erneut erforderlich wird; das führt zu einer zunehmenden Verstümmelung und Minderung der Leistungsfähigkeit des Stumpfes. Besonders bei einem primär kurzen Stumpf wird die prothetische Versorgung dadurch oft außerordentlich erschwert.

Eine die Gesundheit zwar nicht gefährdende, aber funktionell ähnliche Ausgangssituation bietet der kurze knöcherne Stumpf in überschüssigen Weichteilen; hier ist die aktive Prothesenführung durch den Stumpf fast unmöglich. Eine Kür-

Regionale plastische und rekonstruktive Chirurgie im Kindesalter
Hrsg. von W. Kley und C. Naumann
© Springer-Verlag Berlin Heidelberg 1983

zung der überschüssigen Weichteile würde keine Besserung der Situation bringen; die Voraussetzungen für eine Stumpfplastik würden dadurch eher verschlechtert.

Unser Behandlungskonzept besteht in der chondro-osteoplastischen Vorbereitung des Stumpfendes und in den Wachstumsreizen der Beanspruchung. Die operative Behandlung besteht je nach Alter und Befund in der Stumpfkappenplastik allein oder kombiniert mit einer Weichteilplastik und/oder einer Stumpfverlängerung.

Ein der Operation beim Patienten vorangegangener und von E. Marquardt und Christa Gerlach 1974 durchgeführter Tierversuch sei hier kurz dargestellt: Bei einem 2 1/2 Monate alten Foxhound mit einer Humeruslänge von 11 cm wurde eine Oberarmamputation mit einer Stumpflänge von 6 cm ausgeführt. Aus dem amputierten Gliedabschnitt wurde das proximale Radiusende in einer Länge von 15 mm entnommen und eine den Humerusstumpf um 5 mm überragende Periostmuskelmanschette eingefügt, vernäht und zusätzlich mit 2 Kirschner-Drähten fixiert. Im Anschluß daran wurde eine Verlängerungsosteotomie in der Technik von Wagner durchgeführt. Mit Hilfe des Transplantates und der instrumentellen Verlängerung wurde die ursprüngliche Humeruslänge wieder annähernd hergestellt. Nach Wachstumsabschluß betrug die Länge des gesunden Humerus dieses Tieres 19 cm, die des amputierten Humerus 16 cm. Der Stumpf wurde von dem Tier jedoch nicht belastet. „Somit dürfte die Verkürzung von 3 cm neben der verminderten Wachstumspotenz der proximalen Radiusepiphysenfuge auf die mangelnde Beanspruchung zurückzuführen sein" (Marquardt und Martini 1979).

Stumpfkappenplastik

Zur Erreichung der Endbelastung und zur Verhinderung der Durchspießung empfehlen wir die Kappenplastik, wie sie von E. Marquardt 1974 zum ersten Mal ausgeführt und beschrieben wurde. Die Operationstechnik wird kurz zusammengefaßt: Die in den Schleimbeutel hineinragende Knochenspitze (Abb. 1a) wird reseziert. 2 oder 3 Periostmuskellappen werden gebildet und mit Haltefäden versehen. Bei einem ausreichenden Knochenquerschnitt wird ein autologes Knorpel-Knochentransplantat entsprechender Größe mit seiner proximalwärts gerichteten Spongiosafläche durch 2 gekreuzte Kirschner-Drähte oder mit einer Schraube am knöchernen Stumpfende fixiert und in die Periostmuskelmanschette eingenäht, während die Knorpelfläche distalwärts abgerundet bzw. schild- oder pilzförmig gestaltet ist (Abb. 1b). Überstehendes Periost wird reseziert. Bei einer weit proximal beginnenden Verjüngung des knöchernen Amputationsstumpfes wird ebenfalls die in den Schleimbeutel hineinragende Knochenspitze reseziert, auch werden Periostmuskellappen gebildet und mit Haltefäden versehen, danach aber wird, um möglichst wenig Stumpflänge zu opfern, der knöcherne Stumpf von der Resektionsfläche aus in proximaler Richtung längsgespalten. Es entstehen dabei 2 Pfeiler, die in ein autologes Knorpel-Knochentransplantat eingestemmt und hier, wie oben beschrieben, mit Kirschner-Drähten oder einer Schraube fixiert werden. Das Knorpel-Knochenmaterial wird bei Gliedmaßenfehlbildungen funktionslosen bzw. funktionell unbedenklichen Bereichen (z. B. mit der Tibia verschmolzene Femurkappe bei Femurdefekt, in Beckenweichteilen bei Amelie der unteren Extremität aufzufindende Knor-

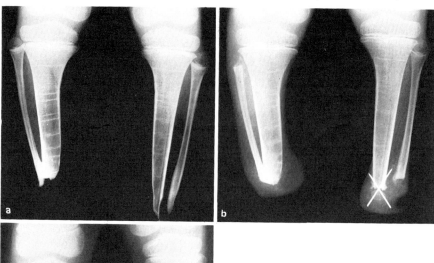

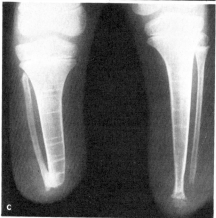

Abb. 1. a Zustand nach Unterschenkelamputation bds. wegen Verbrühung im Alter von 2 Jahren (St.E., geb. 10. 8. 70, Kr.Bl. Nr. 2/20737). Die Rö-A. vom 31. 10. 1978 zeigen den typischen Befund der drohenden Knochendurchspießung (terminal osseous overgrowth – Aitken), ferner eine beidseitige Varusstellung, obgleich nur rechts eine Ertl-Plastik vorliegt (vgl. Aitken). **b** Rö-A. vom 20. 11. 1978, 18 Tage nach der Kappenplastik des linken Tibiastumpfes mittels autologen Knorpel-Knochentransplantates (rechtes Fibulaköpfchen) und nach Resektion der Knochenspitze des rechten Fibulaendes. **c** Rö-A. vom 9. 2. 1981: das rechte Fibulaköpfchen ist am linken Tibiastumpf gut eingeheilt. Die mittransplantierte Wachstumsfuge ist noch erhalten. Klinisch besteht links eine schmerzfreie Endbelastbarkeit. Am rechten Fibulaende hat sich erneut eine distalwärts gerichtete druckempfindliche Exostose entwickelt. Seit der Kappenplastik beträgt das Längenwachstum des linken Tibiastumpfes ca. 25 mm (bis Februar 1982 cm. 30 mm), das des weniger belastbaren Tibiastumpfes nur ca. 4 mm (die Abb. 1 c wurde fotografisch stärker verkleinert als die Abb. 1 a u. b).

Anmerkung: Herrn Dr. med. H.-J. Benz, Leiter der Abteilung Orthopädie im Südwestdeutschen Rehabilitationszentrum für Kinder und Jugendliche Neckargemünd, danke ich für die Überlassung der Röntgenaufnahmen der Abbildungen 1a und 1b, für die bewährte Zusammenarbeit und Assistenz bei der von mir am 2. 11. 1978 im RZN durchgeführten Kappenplastik. Ernst Marquardt

192

pelanlagen etc.), bei Unterschenkelstümpfen dem Fibulaköpfchen, in allen anderen Fällen der Spina iliaca posterior entnommen. Die Dicke des Knorpels sollte möglichst 1 cm, die des spongiösen Anteils maximal 3 mm betragen. Zwischen die beiden Pfeiler wird autologe Spongiosa eingefügt. Die Periostmuskellappen werden fest mit dem Transplantat vernäht, damit sich der Muskeltonus und die willkürlichen Kontraktionen dem neugeschaffenen Stumpfende mitteilen. Der zumeist vorhandene Schleimbeutel wird über der Knorpelkuppe wieder verschlossen. Wir nehmen an, daß die vom Schleimbeutel produzierte Flüssigkeit zur Ernährung des Knorpels mit beiträgt.

Nach Einheilung des autologen Transplantates – womit nach etwa 12 Wochen gerechnet werden kann (Schumacher 1976) – erhalten wir eine Situation ähnlich derjenigen einer Exartikulation und erreichen beim Kind unter regelmäßigem Endbelastungstraining und Gebrauch der Prothese nicht nur eine Kräftigung, sondern darüber hinaus ein überraschend großes Längenwachstum des Stumpfes ohne nochmalige Durchspießungsgefahr (Marquardt und Puhl 1981 und Abb. 1c). Homologe Transplantate, wie sie von O. A. Buchtiarow (1973) an Oberschenkelstümpfen als Kappenplastiken verwendet wurden, um die Endbelastbarkeit zu erhöhen, haben sich uns nicht bewährt (vgl. Abb. 3 b–d).

Die Belastungszone sollte narbenfrei sein. Aus diesem Grunde empfehlen wir, den Hautschnitt nicht über dem Stumpfende, sondern proximal davon anzulegen und die Stumpfspitze herauszustülpen. Mit dieser Technik bleibt die Haut des Stumpfendes unverletzt und nahezu unbegrenzt dehnungsfähig.

Bedenken wir in diesem Zusammenhang, daß es bei der Exartikulation keine Durchspießung gibt, und daß der Knorpel die biologische Substanz ist, über die Druck und Stoß schmerzfrei in den Stützapparat eingeleitet werden, so möchten wir aufgrund unserer Erfahrung mit der Kappenplastik erneut die Forderung stellen, bei Amputationen im Kindesalter primär dem amputierten Gliedabschnitt entnommenes Knorpel-Knochenmaterial – möglichst mit einer Wachstumsfuge – unter den knöchernen Stumpf zu transplantieren (Marquardt 1974). Damit wird die Knochenwunde verschlossen und der Amputationsstumpf in einen exartikulationsähnlichen Stumpf verwandelt.

Ist die Weichteildeckung, insbesondere die Haut im Bereich des Stumpfendes, durch vorangegangene Infektion oder starke Vernarbung belastungsunfähig und brüchig (Abb. 2a), so sollte der gesamte narbige Bereich des Stumpfendes zusammen mit der knöchernen Stumpfspitze zirkulär reseziert werden. Eine ähnliche Situation finden wir bei Amputationen nach schweren Quetschungen bzw. Verbrennungen, wenn in der Absicht, eine optimale Länge des Stumpfes zu erhalten, primär mit freien Hauttransplantaten gedeckt wurde. Um nun die sekundäre Kürzung eines derartigen Stumpfes zu vermeiden und ein belastungsfähiges und mit Weichteilen gut gepolstertes Stumpfende zu erhalten, führen wir die Stumpfkappenplastik am Oberarmstumpf in Kombination mit der Weichteildeckung mittels eines musculocutanen Insellappens durch. Am besten eignet sich der Latissimus-dorsi-Lappen, der uns folgende Vorteile bietet:

1. Die ernährenden Gefäße (Arteria und Vena thoraco-dorsalis) sind leicht zu finden und zu präparieren, auch auf eine extreme Länge, so daß der Stiel lang genug ist, um den Lappen spannungsfrei zu verlegen.

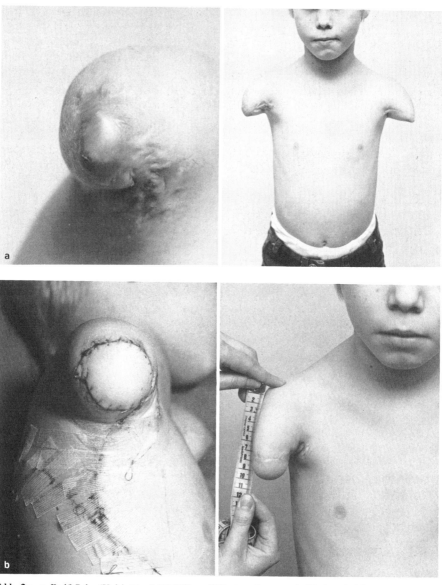

Abb. 2a–c Ralf Sch. (Krbl. Nr. 2/91649). **a** 8jähriger Junge mit Verlust beider Arme infolge einer Starkstromverletzung. Kurze Oberarmstümpfe mit belastungsunfähiger Weichteildecke und akuter Durchspießungsgefahr. **b** Postoperativer Zustand

2. Die Entnahmestelle ist ästhetisch wenig störend und liegt außerhalb der Belastungszone der Prothese.
3. Die Entnahmestelle kann primär verschlossen werden.
4. Der Musculocutanlappen ist nerval versorgt.

194

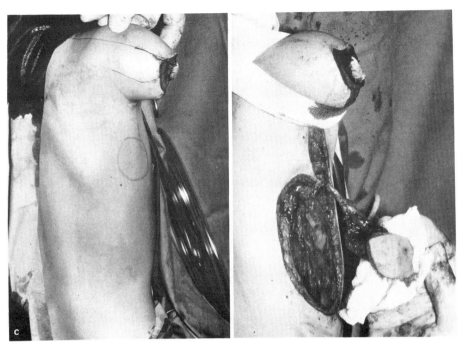

Abb. 2. c Nach Resektion der Stumpfspitze und Durchführung der Stumpfkappenplastik (das Knochen-Knorpel-Transplantat ist mit Fibrinkleber und Einzelnähten fixiert) Markierung und Umschneiden des Insellappens (gestielt an A., V. u. N. thoraco-dorsalis)

Die Technik sei kurz zusammengefaßt: Nach Durchführung der Kappenplastik wird ein Längsschnitt im Bereich der hinteren Axillarlinie angelegt. Die Arteria und Vena axillaris werden dargestellt und die davon abgehende Arteria und Vena thoraco-dorsalis wie auch der Nervus thoraco-dorsalis freipräpariert. Das Gefäßnervenbündel wird entsprechend der Stumpflänge am Thorax verfolgt, die seitlichen Gefäßäste werden unterbunden. Danach wird ein ovaler musculocutaner Lappen entsprechend der Defektgröße geschnitten und abgehoben (Abb. 2 b). Dabei müssen die Schichten (Haut, Fascie, Muskulatur) in ihrem Zusammenhang und damit auch im Durchblutungsverbund erhalten bleiben. Die Verlagerung des gestielten Insellappens von der Entnahmestelle zum Stumpfende kann subcutan oder offen erfolgen (Abb. 2 c). Der Längenverlust durch die notwendige endständige Resektion der Knochenspitze wird von dem Knorpel-Knochentransplantat voll kompensiert. Weiteres Längenwachstum ohne Durchspießungsgefahr ist zu erwarten.

Anstelle der Entnahme eines Latissimus-dorsi-Lappens kämen für den Oberarmstumpf auch ein Pectoralislappen oder zwei VY-Lappen infrage. Durch die letztgenannte Technik konnten wir den Weichteildefekt im Bereich eines kurzen Oberarmstumpfes von ca. 5 cm Länge und 3 cm Breite primär schließen.

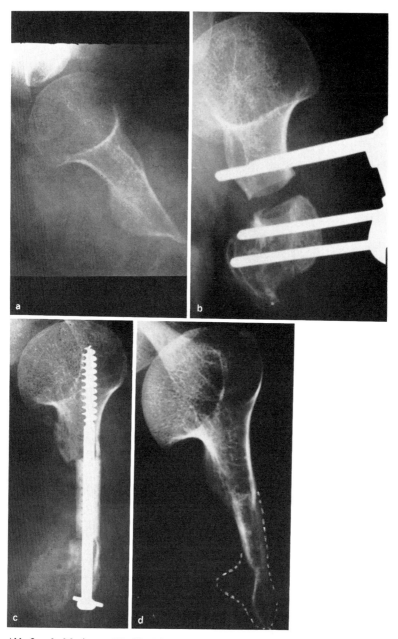

Abb. 3a–d. Marianne W., Kr.-Bl. 2/42 011. Zustand nach Oberarmamputation mit 6 Jahren und zweifacher Nachamputation. **a** Ausgangsbefund mit 23 Jahren. **b** Zustand nach homologer Kappenplastik mit Knorpel-Knochentransplantat. Das Transplantat wird fortschreitend resorbiert. *Jetzt* Osteotomie und Verlängerung mit miniaturisiertem Wagner-Gerät. **c** Ein 3,5 cm langes autologes Fibulatransplantat ist interponiert (6 Wochen nach Verlängerungsosteotomie). **d** (28 Jahre) Fibulatransplantat ist eingeheilt. Die Umrißlinie des weiter abgebauten, nur schwach mineralisierten homologen Transplantats ist nachgezogen

Stumpfverlängerung

Ein ultrakurzer Oberarm- oder Oberschenkelstumpf, der in den Weichteilen verschwindet, kann eine effektive Positionierung einer Prothese nicht mehr gewährleisten. Eine Stumpfverlängerung bedeutet in diesen Fällen die Schaffung bzw. die Wiederherstellung eines Knochengerüstes, das die prothetische Versorgung günstig beeinflußt. Wir stellen die Indikation zur Verlängerung des Stumpfes, wenn bei guter Beweglichkeit des proximal der Amputation gelegenen Gelenkes überschüssige Weichteile mit aktiver Muskulatur vorhanden sind.

Am *Oberarmstumpf* wird zunächst eine Stumpfkappenplastik in einer der beiden oben angegebenen Techniken durchgeführt. Danach erfolgt die subcapitale quere Osteotomie und Verlängerung mit einem miniaturisierten Wagner-Gerät (Wagner 1972). Zum Schluß wird ein autologes Knochentransplantat eingefügt. Auf diese Weise konnten wir bei einer in der frühen Kindheit oberarmamputierten Frau eine Stumpfverlängerung um 6 cm und damit die Voraussetzung für eine funktionelle Prothesenversorgung erreichen (Abb. 3 a–d).

Am *Oberschenkelstumpf* erreichen wir eine knöcherne Verlängerung durch eine Verschiebeplastik aus dem anterioren intertrochanteren Bereich und durch Anlagerung eines corticospongiösen Spans (Abb. 4a). Die Fixation erfolgt mit einer Winkelplatte. Dabei soll ein abgerundeter Anteil der Spina iliaca posterior die Winkelplatte um etwa 1 cm distalwärts überragen. Die Adductoren werden aufgesucht und am verlängerten Stumpf fixiert. Dabei werden die Nähte so gelegt, daß die Spannung von der Metallplatte abgefangen wird, so daß eine Verschiebung des Spanmaterials durch Muskelzug nicht eintreten kann. Von lateral her werden der M. glutaeus maximus und der Tractus iliotibialis in gleicher Weise inseriert. Daran anschließend folgt die Fixation des Musculus biceps femuris und der ischiocruralen Gruppe sowie des Quadriceps am Stumpfende, ebenfalls mit Entlastungsnähten an der Winkelplatte. Eine Verbindung von Beugern und Streckern oder von Abductoren und Adductoren über dem knöchernen Stumpfende ohne Fixation am Knochen würde zu ständigen Verschiebungen mit der Bildung eines schmerzhaften Schleimbeutels und zur Funktionsminderung führen. Dies ist durch sorgfältige Operationstechnik zu vermeiden. Die Verlängerung des knöchernen Oberschenkelstumpfes gelang im Falle unserer unfallverletzten Patientin Bettina K. (Krbl. Nr. 2/79543) um 7,5 cm. Dadurch konnten die Führung der Oberschenkelprothese und das Gangbild wesentlich verbessert werden. In gleicher Weise gelang dies bei einem am 25. 10. 1968, im Alter von 2 1/2 Jahren unfallverletzten Knaben (Frank E., Krbl. Nr. 2/8723), wobei die Möglichkeit der knöchernen Stumpfverlängerung an den Weichteilen ihre Grenze fand. Die Verbesserung der prothetischen Versorgung und des Gehvermögens sind auch bei diesem Patienten deutlich.

Zusammenfassung

Die drohende Knochendurchspießung stellt eine häufige und schwierige Komplikation bei den angeborenen und erworbenen Gliedmaßenverlusten im Kindesalter dar. Von der Traktionsbehandlung der Haut abgesehen, wird in solchen Fällen zumeist die Indikation zur Nachamputation gestellt, was weitere Verstümmelung und

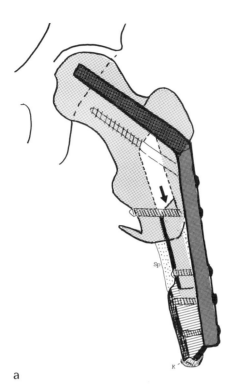

a

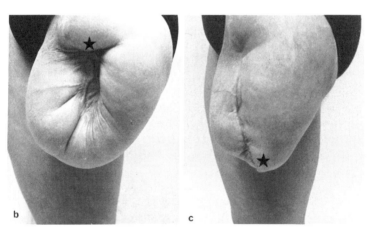

b   c

Abb. 4a–c. Bettina K., 18 J. (Kr.-Bl. 2/79 543). **a** Ultrakurzer Oberschenkelstumpf links nach Motorradunfall. ▦ Subtrochanterer Amputationsstumpf. Beachte: Intertrochanterer, anteriorer Verschiebespan (Pfeil). ≡ Autologer, corticospongiöser Span (Beckenkamm). sp = Spongiosa K = Knorpelkappe. Erzielte Verlängerung des knöchernen Stumpfes 7,5 cm. **b** Ultrakurzer Oberschenkelstumpf links nach Motorradunfall. Extrem ungünstige, tief eingezogene Narbe. Stern bezeichnet Spitze des in Beuge-Abduktionskontraktur stehenden subtrochanteren Knochenstumpfes. **c** Zustand nach Stumpfrevision mit Verlängerung des Knochenstumpfes um 7,5 cm, Muskelplastik und Narbenkorrektur. Beachte Spitze des verlängerten Knochenstumpfes (Stern)

Minderung der Leistungsfähigkeit des Stumpfes bedeutet. Unser Behandlungskonzept besteht in der autologen chondro-osteoplastischen Vorbereitung des Stumpfes durch Kappenplastik und nach Einheilung aus den Wachstumsreizen der Beanspruchung bzw. bei Stümpfen mit Weichteilüberschuß, aber ohne erwartbares bzw. ohne effektives Längenwachstum (z. B. Oberschenkelstumpf) in der der Kappenplastik folgenden oder mit ihr kombinierten Verlängerungsosteotomie.

Prinzip und Einzelheiten der Operationstechnik werden dargestellt. Um eine Verkürzung des Stumpfes bei schlechten Hautverhältnissen zu vermeiden, verwenden wir zur Deckung des Humerusstumpfes einen musculocutanen Latissimus-dorsi-Lappen. Einige klinische Beispiele werden vorgestellt.

Literatur

Aitken GT (1963) Surgical Amputation in Children, J Bone Joint Surg 45-A: 1735–1741

Aitken GT (1968) The Child with an Acquired Amputation, Inter-Clin Info Bull 7 (8): 1–15

Buchtiarow OA (1973) Rekonstruktionsplastische Operationen an den Extremitätenstümpfen mit der Verwendung der knochen-knorpeligen Homo- und Heterotransplantate in Verbindung mit der Prothetik. 1. Internationaler Kongreß für Prothesentechnik und funktionelle Rehabilitation, Wien/Österreich. Proceedings, Bd I: 45–46

Marquardt E (1975) Osteotomia katowa kikuta ramienia. Vortrag Poznan 1974. In: Tomaszewskiej J (ed) Protesowanie typu czynnego po amputcjach w obrebie konczyn gornych. Warzwawa; Poznan, pp 37–50

Marquardt E: Derzeitiger Stand der prothetischen Versorgung von Gliedmaßenverlusten. Unfallmedizinische Tagung des Landesverbandes Hessen-Mittelrhein der Gewerblichen Berufsgenossenschaften in Mainz am 9./10. 11. 1974. Heft 23 der Schriftenreihe Unfallmedizinische Tagungen der Landesverbände der Gewerblichen Berufsgenossenschaften. Hauptverband der Gewerblichen Berufsgenossenschaften e. V. Bonn (Hrsg), S 85–94

Marquardt E (1981) The Multiple Limb-deficient Child, Chapter 41. In: Atlas of Limb-Prosthetics, Surgical and Prosthetic Principles, American Academy of Orthopaedic Surgeons. CV Mosby, St. Louis Toronto London, pp 595–641 (Speziell zum Thema der Stumpfkappenplastik S 601–608)

Marquardt E, Martini AK (1979) Gesichtspunkte der Amputationschirurgie der oberen Extremitäten. Z Orthop 117:622–631

Marquardt E, Puhl W (1981) Die Knorpel-Knochen-Transplantation zur Behandlung drohender Durchspießung am Amputationsstumpf. In: Implantate und Transplantate in der Plastischen und Wiederherstellungschirurgie: [1.–3. Nov. 1979, Heidelberg] Cotta H, Martini AK (Hrsg). Springer, Berlin Heidelberg New York, S 292–301

Schumacher G (1976) Das Verhalten von autologen Kompakta- und Spongiosa-Transplantaten im Tierexperiment. Experiment Biomechanik-Biologie-Pharmakokinetik. Klin Relevanz, Heidelberg

Tooms RE (1981) Chapter 39: Acquired Amputations in Children, in: Atlas of Limb-Prosthetics, Surgical and Prosthetic Principles, American Academy of Orthopaedic Surgeons. Mosby, St. Louis Toronto London, pp 553–559

Wagner H (1972) Technik und Indikation der operativen Verkürzung und Verlängerung von Ober- und Unterschenkel. Orthopädie 1:59–74

IV. Tumoren

Zur plastisch-operativen Versorgung der Hämangiome im Säuglings- und Kleinkindalter

H. Masing und R. Pfister, Erlangen

Die Hämangiome im Säuglings- und Kleinkindalter stellen insofern ein interdisziplinäres Problem dar, da mehrere Fachdisziplinen die Kinder sehen und behandeln. Neben dem Pädiater, der die Kinder zuerst sieht, werden von den ratsuchenden Eltern der Dermatologe, der Röntgenologe, der Kieferchirurg, der plastische Chirurg und der Hals-Nasen-Ohrenarzt aufgesucht, die dann nicht selten sehr widersprüchliche Ratschläge erteilen. Aus diesem Grunde erscheint es sinnvoll, im Rahmen dieser Tagung das Problem der Säuglingshämangiome kurz zu besprechen.

Der Begriff „Hämangiom" wird vielfach in der täglichen Praxis für alle roten Flecken und Tumoren der Haut und Unterhaut verwendet und bedarf einer Differenzierung. Die Ausdrücke in der Literatur sowie die Flut von Unterteilungen und Synonyma verwirren den Kliniker. Deshalb sollen hier nur die wichtigsten Formen der Hämangiome, wie sie in der Behandlung zu unterscheiden sind, aufgeführt werden.

Der *Naevus flammeus* gehört eigentlich nicht zu den Hämangiomen, da er eine Fehlentwicklung der peripheren Strombahn (Proppe, Seiler) der Haut darstellt und sich von der Geburt bis zum Lebensende nicht wesentlich verändert. Alle Versuche, diese flammende Röte der Haut, sei es durch Kältesonden, Laserstrahl, Röntgenbehandlung oder Verödung zu beseitigen, sind bisher unbefriedigend geblieben. Lediglich die großzügige Excision der befallenen Haut und der plastische Ersatz durch Vollhauttransplantate, wie sie Schmid empfohlen hat, haben die Entstellung bessern können. Allerdings wird man sich zu derart plastischen Eingriffen in der Regel nicht vor der Pubertät entschließen.

Am häufigsten werden die sogenannten *capillaren* und *cavernösen Hämangiome* der Haut, der Unterhaut und der Schleimhaut beobachtet. In der Literatur [5, 6] werden sie ebenfalls unter verschiedenen Synonyma beschrieben. Sie entwickeln sich in den ersten Wochen nach der Geburt, sind also in dem Sinne nicht angeboren und wachsen bis zum 6. Monat rapide, um sich dann langsam zurückzubilden. Verschiedene Erscheinungsformen werden beobachtet, je nach Sitz und Ausdehnung, wie die plano-tuberösen, die tubero-nodösen und die nodösen Hämangiome.

Differentialdiagnostisch bereiten diese Hämangiome im allgemeinen keine besonderen Schwierigkeiten, wobei allerdings auch Mischformen möglich sind. Die übrigen Angiome wie das Angioma racemosum oder das sogenannte arterio-venöse Hämangiom, die Glomangiome oder Glomustumoren der Haut sowie auch der Morbus Rendu-Osler sind Raritäten in dieser Altersstufe.

Regionale plastische und rekonstruktive Chirurgie im Kindesalter
Hrsg. von W. Kley und C. Naumann
© Springer-Verlag Berlin Heidelberg 1983

Behandlung

Zur Behandlung der Hämangiome sind die verschiedensten Methoden empfohlen worden wie Kryosonde, Argonlaser, Röntgenbestrahlungen, Operation und Verödung [1, 2, 3, 4, 6]. Da aber nach Proppe 2/3 aller Hämangiome schon bis zum 10. Lebensjahr sich weitgehend zurückgebildet haben, hat sich die abwartende Haltung nach dem Motto „wait and see" mehr und mehr durchgesetzt.

Hier erhebt sich aber die Frage, ob man dem sich bildenden punktförmigen Hämangiomherd tatenlos zusehen soll in der etwas zweifelhaften Hoffnung, daß sich das Hämangiom spätestens bis zum 6. Lebensjahr spontan zurückbilden werde, zumal erwiesenermaßen ca. 20% der Hämangiome es nur unvollkommen tun und die Eltern des Kindes verständlicherweise auf eine Behandlung drängen.

Wir haben aufgrund dieser Überlegung in Zusammenarbeit mit den Pädiatern kleine sich bildende plano-tuberöse Hämangiome sofort mit der Kryosonde behandelt. Die Flecken blaßten in der Regel ohne Narbenbildung ab.

Schwieriger ist die Entscheidung der Behandlung bei großen bereits voll ausgebildeten Hämangiomen. Da die Hämangiome am häufigsten im Kopf-Halsgebiet auftreten, wirken sie sehr entstellend für das Kind. Die abwartende Haltung sollte meines Erachtens dann aufgegeben werden, wenn das Hämangiom wichtige Funktionen stört, blutet oder ulceriert. Als Beispiel sei hier ein Kopfschwartenhämangiom angeführt, welches sich gut excidieren ließ (Abb. 1 a u. b).

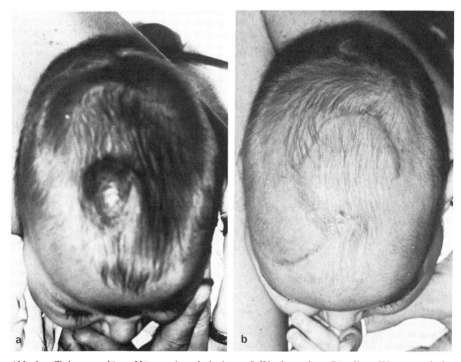

Abb. 1.a Tubero-nodöses Hämangiom bei einem 8 Wochen alten Säugling. Wegen mehrfacher Blutung Excision und Deckung des Hautdefektes durch zwei Rotationslappen. **b** Operationsresultat 6 Wochen postoperativ

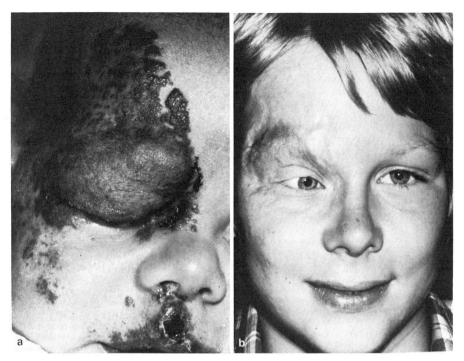

Abb. 2.a Ausgedehntes tuberöses Hämangiom der rechten Stirnseite, rechtes Oberlid und Oberlippe bei einem 6 Wochen alten Säugling. Wegen des Unvermögens, das rechte Auge zu öffnen und wegen der Ulceration der Oberlippe wurde der Tumor operativ verkleinert und mit der Kryosonde behandelt. **b** Derselbe Patient 10 Jahre später

In einem weiteren Fall wuchs das Hämangiom beim Säugling rapide und hatte auch schon geblutet. Wir haben das Hämangiom total excidiert und durch Rotationslappen den Defekt auf dem Kopf decken können.

Hämangiome im Bereich der Ober- oder Unterlider beeinträchtigen die Motilität der Lider. Das Auge wird nicht mehr geöffnet. Hier haben wir auch das Hämangiom excidiert.

Allerdings bei sehr großen Oberlidhämangiomen wird man nur teilexcidieren können. Im nächsten Fall wurde von mir ein Großteil des Hämangioms des Oberlids excidiert und gleichzeitig die wulstförmig deformierte Oberlippe mit der Kryosonde behandelt. Das Hämangiom fing nur zögernd an abzublassen, so daß noch eine Excision der Oberlippe zur Besserung der Trinkfunktion durchgeführt werden mußte (Abb. 2 a u. b). Kleinere Lippenhämangiome lassen sich ohne Schwierigkeiten mit gutem kosmetischen Resultat excidieren.

Die nodösen Hämangiome im Bereich der Nase sollten ebenfalls excidiert werden. Das Hämangiomgewebe deformiert die Nasenflügelknorpel, so daß die Atmung behindert wird. Außerdem wird die Entwicklung der Infrastruktur der Nase gestört. Die nächsten beiden Fälle zeigen Ihnen nodöse Hämangiome der Unterhaut und ihre plastische Versorgung. Differentialdiagnostisch muß man bei Nasenrückenhämangiomen auch an kongenitale Nasencysten denken.

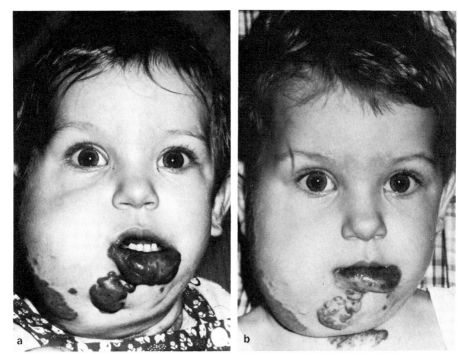

Abb. 3.a Ausgedehntes tubero-nodöses Parotis-Wangen-Unterlippenhämangiom bei einem 7 Monate alten Säugling mit Trinkschwierigkeiten und zunehmendem Kompressionsstridor. b Derselbe Säugling 8 Monate später nach operativer Verkleinerung des Tumors mit dem CO$_2$-Laser

Erwähnt werden soll noch das Hämangiom oder Lymphohämangiom im Bereich der Parotis. Der Tumor wächst bei den Säuglingen in dieser Gegend auffallend schnell, so daß auch an ein malignes Hämangiom gedacht werden muß. Ich habe mich in zwei Fällen zur Operation dieser Parotishämangiome entschlossen, weil in einem Falle das Hämangiom die gesamte Submandibularisregion ausfüllte und bis in den prälaryngealen Raum reichte, so daß der Stridor bedrohliche Formen annahm (Abb. 3a u. b). Im anderen Fall war die Nahrungsaufnahme wegen der massiven Wangenschwellung deutlich gestört. Überraschenderweise lassen sich Hämangiome ohne stärkere Blutungen operieren. Das hängt mit der knolligen Form und den noch relativ geringen Hohlräumen des Tumors zusammen. Die Darstellung des Nervus facialis bereitet auch im Säuglingsalter keine wesentlich größeren Schwierigkeiten als bei erwachsenen Patienten.

Röntgenbestrahlungen bei Hämangiomen im Säuglings- und Kleinkindalter halten wir für bedenklich, zumal narbige Veränderungen mit Knorpeldeformitäten wie z.B. im Bereich der Ohrmuschel und Pigmentverschiebungen nicht zu vermeiden sind. Außerdem scheint die Röntgenbestrahlung der Spontaninvolution des Hämangioms, wie Proppe behauptet, entgegenzuwirken. Dieses wird allerdings von den Röntgenologen bestritten.

Die Verödungstherapie mit sklerosierenden Substanzen dürfte nur beim arteriovenösen Rankenhämangiom Anwendung finden. Diese Fälle sind jedoch Raritäten.

Zusammenfassung

Hämangiome, die punktförmig in der Haut beim Säugling aufschießen, sollten mit der Kryosonde behandelt werden. Dadurch kann der Ablauf des Geschehens günstig beeinflußt werden. Das gilt natürlich nicht für die subcutan nodösen Formen des Hämangioms. Hat sich ein Hämangiom voll ausgebildet, so wird man die Spontaninvolution abwarten, obwohl es schwerfällt, dem drängenden Wunsche der Eltern zur Beseitigung des Tumors nicht nachzugeben. Bestehen Funktionsstörungen, welche die Entwicklung des Kindes hemmen oder gefährden, so sollte das Hämangiom beseitigt oder verkleinert werden.

Literatur

1. Apfelberg D. et al. (1981) Results of Argon Laser Exposure of Capillary Hemangiomas of Infancy – Preliminary Report – Plast Reconstr Surg 67:188–193
2. Bek V et al. (1980) Perinatal subglottic and hepatic hemangiomas as potential emergencies: effect of radiotherapy. Neoplasma 27:337–344
3. Garfinke TJ, Handler SD (1980) Hemangiomas of the head and neck in children – a guide to management. J Otolaryng 9:439–450
4. Othsuka H, Shioya N, Tanaka S (1980) Cryosurgery for hemangiomas of the body surface and oral cavity. Ann Plast Surg 4:462–468
5. Proppe A (1981) Benigne Hauttumoren. In: Korting GW (Hrsg) Dermatologie in Praxis und Klinik Thieme, Stuttgart 40. 1-40.19
6. Seiler G (1971) Tumoren des Gefäßsystems. Handbuch der Kinderheilk Bd 8/T. II Springer, Berlin Heidelberg New York
7. Schmid E (1963) Die chirurgische Behandlung von Gesichtshämangiomen Dtsch Röntgenkongr Teil B, Urban & Schwarzenberg, München Berlin S 155

Diskussion

H. Drepper, Münster-Hornheide: Die Indikation zur chirurgischen Behandlung von Augenlidhämangiomen hängt von der Lidöffnungsfähigkeit und damit der Gefahr der Amblyopie ab. Wir stellen die Indikation daher grundsätzlich nur, wenn der Ophthalmologe die Notwendigkeit feststellt.

I. Coerdt, München: Warnung vor Radiotherapie im Kopf-Hals-Bereich wegen der Gefahr des späteren Schilddrüsencarcinoms.

H. Masing, Erlangen: Radiotherapie ist abzulehnen. Die Kopfschwartenhämangiome sollten doch, wenn sie bluten oder ulcerieren, operativ entfernt werden.

Therapie kindlicher Gefäßmißbildungen im Kopf-Hals-Bereich

C. Naumann, Würzburg

Die Hämangiome sind Neubildungen aus mesodermalen Resten angioblastischen, reticulären Bindegewebes. Hämangiome stehen daher den Mißbildungen näher als den echten Geschwülsten. Ihr Wachstum kann in den ersten Lebensmonaten rasch sein, geht aber meist proportional zum Körperwachstum. Spontane Rückbildungen sind nach Klostermann [5] in 70% der Fälle zu erwarten. Obwohl im allgemeinen im 6. Lebensmonat die Wachstumstendenz nachläßt, läßt sich im Einzelfall der weitere Verlauf nicht voraussagen. Die Therapie der Hämangiome sollte im frühesten Säuglingsalter streng konservativ sein, jedoch zwingen rapides Wachstum, Ulceration und kosmetische Gesichtspunkte zu einem aggressiven Vorgehen [2].

Ziele der Behandlung des Hämangioms im Kopf- und Hals-Bereich sind nach Hommens [3]:

1. Das Aufhalten der extremen Wachstumstendenz, 2. das Einleiten ihrer Rückbildung, 3. eine kosmetische und eventuell funktionelle Besserung, wobei 4. Schäden der darunterliegenden Gewebe, besonders der zarten Knorpel vermieden werden sollten.

Als Therapiemöglichkeiten stehen zur Verfügung:

- Die *Injektionsbehandlung*, bei der durch Intimaschädigung, Thrombosierung und Sklerosierung der Gefäße eine Tumorregression bewirkt wird. Die Erfolgsangaben der Injektionsbehandlung schwanken zwischen 60 und 85% [9].
- Die Hämangiome sprechen gut auf Strahlentherapie an, jedoch erfordert diese besonders im Gesicht und speziell an der äußeren Nase besondere Erfahrung und Sorgfalt. Wegen der Strahlenschäden der benachbarten Knorpel sowie nachfolgender Wachstumsstörungen ist die Radiotherapie bei Kindern abzulehnen [7].
- Bei oberflächlichen Angiomen bietet sich die Kryochirurgie an, wobei vacuumisolierten geschlossenen Sonden der Vorzug vor der oberflächlichen Vereisung mit Sprays gegeben werden sollte. Große Angiome sind in mehreren Sitzungen kryochirurgisch zu behandeln, wodurch schnell ein Abblassen bei relativ geringer Narbenbildung zu erreichen ist (Abb. 1 c).
- Eine operative Behandlung im frühen Säuglingsalter erzwingen lediglich große Tumoren mit einem schnellen Wachstum, die zur Ulceration neigen und kosmetische Entstellung hervorrufen.

Fallbericht: Bei einem 3 Monate alten weiblichen Säugling fand sich ein Hämangiom der linken Wange, das nach Aussagen der Mutter unmittelbar nach der Geburt noch nicht bestanden und in den letzten Wochen deutlich an Größe zugenommen hatte (Abb. 1a). In mehreren Sitzungen wurde mit einer breiten Flachkopfkryosonde das Hämangiom in je zwei Cyclen bis −172° C durchgefroren (Abb. 1 b). Der entstandene sklerosierte, deutlich abgeblaßte und nur noch wenig erhabene Bezirk (Abb. 1 c) läßt sich unserer Meinung nach später wesentlich besser operativ angehen, als es bei dem Ausgangsbefund möglich gewesen wäre.

Eindeutig operativ ist die Therapie bei einer anderen Gefäßmißbildung, der Phlebektasie der Vena jugularis interna. Die Phlebektasie ist definitionsgemäß eine

Regionale plastische und rekonstruktive Chirurgie im Kindesalter
Hrsg. von W. Kley und C. Naumann
© Springer-Verlag Berlin Heidelberg 1983

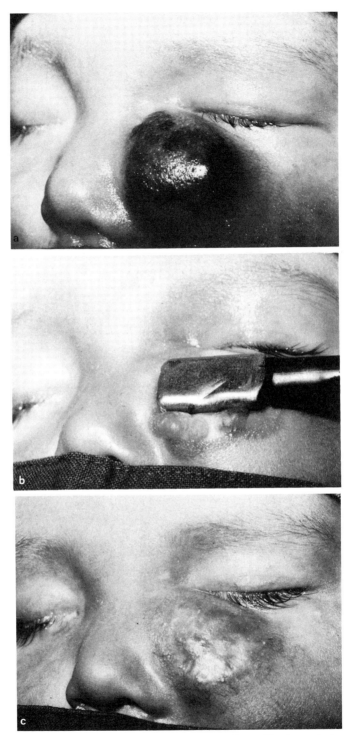

Abb. 1. a Hämangiom linke Wange bei einem drei Monate alten Säugling. **b** Vereisen mit der Flachkopfkryosonde bei −172° C. **c** Der sklerosierte, abgeblaßte und nur noch wenig erhabene Bezirk nach 3 kryochirurgischen Sitzungen

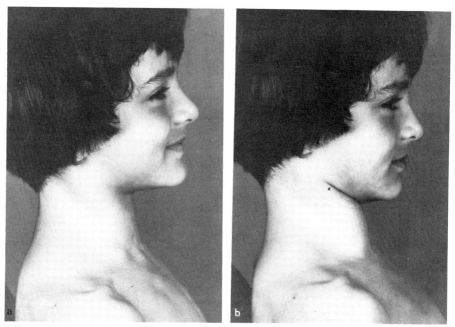

Abb. 2a u. b. Auftreibung der rechten Halsseite vor dem M. sternocleidomastoideus durch Phlebektasie der V. jugularis interna in Ruhe (**a**) und beim Pressen (**b**)

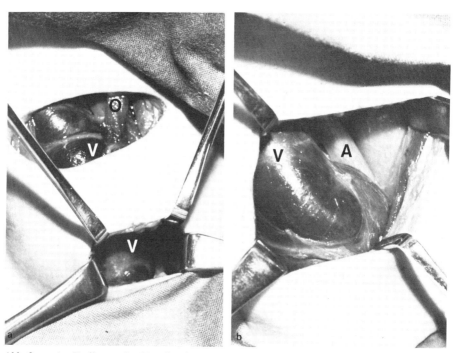

Abb. 3a u. b. Freilegen der Venektasie (*V*) in mehreren Stufenschnitten. A. carotis (*A*), M. omohyoideus (*O*)

abnorme, spindelförmige Auftreibung einer Vene (Abb. 2a u. b). Es handelt sich dabei um ein sehr seltenes Krankheitsbild, von dem in der Weltliteratur ca. 70 bis 80 Fälle beschrieben sind [1, 4, 6]. Nur in etwa 10% aller Fälle konnte die Diagnose präoperativ gestellt werden. Eine präoperative Diagnose wird aber möglich, wenn man die folgenden Punkte beachtet: Der weiche, einseitige – meist rechtsseitige – Tumor liegt lateral am Vorderrand des Musculus sternocleidomastoideus (Abb. 3a u. b) meist tiefer als eine Laryngocele. Die fehlende Transillumination unterscheidet ihn vom Hygrom und anderen cystischen Tumoren. Palpatorisch läßt sich kein pulssynchrones Schwirren nachweisen, das an ein Aneurysma oder an eine arterio-venöse Fistel denken ließe. Auf der Weichteilaufnahme des Halses im a. p.-Strahlengang läßt sich beim Pressen im Gegensatz zum Luftsack einer Laryngocele ein homogener, wenig dichter Schatten darstellen. Beweisend ist schließlich das Phlebogramm mit ortho- und retrograder Füllung.

Die Palette der Therapievorschläge reicht vom alleinigen Beobachten über eine Stützung und Umscheidung der Gefäßwand mit Muskelgewebe, Fascie oder mit einem Kunststoffnetz bis hin zur Resektion des befallenen Venenabschnitts [8, 10]. Die Resektion scheint uns das Mittel der Wahl zu sein, lassen sich hierdurch doch am sichersten die unangenehmen subjektiven Symptome der Erkrankung beseitigen. Komplikationen, wie eine Gefäßwandruptur sind bislang nicht beschrieben.

Literatur

1. Banfai J (1960) Die primäre kongenitale Ektasie der Vena jugularis interna. Z Laryng Rhinol Otol 39:325–329
2. Denecke H-J, Meyer R (1964) Plastische Operationen an Kopf und Hals. Springer, Berlin
3. Hommens W (1969) Die Hämangiome im Lippen- und Wangenbereich und ihre Behandlung. Inaug.-Diss. Marburg
4. Isakov JUF, Tikhonov JUA (1967) Congenital phlebectasia of the jugular veins in children (Russisch). Vestn Khir 99 (12): 88–91
5. Klostermann GF (1966) Therapie des Hämangioms unter modernen Gesichtspunkten. Therapiewoche 16:137
6. Okay NH, Bryk D, Kroop JG (1970) Phlebectasia of the jugular and great mediastinal veins. Radiology 95:629–630
7. Pfeifer G, Günther H (1952) Beobachtungen über Strahlenschäden des Gesichts und der Kiefer. Fortschr Kiefer- u GesichtsChir 8:29
8. Sitkovski NB, Danishin TJ, Kolomitytsev AK, Vatsenko VP (1976) Surgical treatment of congenital dilatation of the jugular vein in children (Russisch). Klin Chir 8:1–5
9. Wang KH, Macomber B (1970) Congenital tumors of the nose. In: Reconstructive Plastic Surgery, Bd. II. Converse JM (ed) Saunders, Philadelphia
10. Zuckschwerdt L (1929) Venektasie. Dtsch Z Chir 216:283

Die Defektdeckung bei Hämangiomoperationen im Gesicht bei Kindern

N. Schwenzer, Tübingen

Mehr als die Hälfte aller Gefäßgeschwülste des menschlichen Körpers tritt im Gesichts-, Kopf- und Halsbereich auf. Die meisten davon – ca. 83% – bestehen bereits bei der Geburt oder entwickeln sich während der ersten Lebensmonate. Somit ergibt sich häufig die Notwendigkeit, früh operativ einzugreifen. Basierend auf den Erfahrungen bei 105 einschlägigen Fällen möchte ich auf die besonderen Probleme der Defektdeckung bei Hämangiomoperationen im Kindesalter eingehen.

Wenn Wachstumstendenz besteht, hat eine „Frühtherapie" innerhalb des ersten Jahres den Vorteil, daß sich „noch kleine" Hämangiome relativ leicht excidieren lassen, bevor sie größer werden und später durch den Wachstumsdruck zu Deformitäten des Gesichtsskelettes oder der Zahnreihen, zu Entstellungen und Funktionsstörungen führen. Zu einem späteren Zeitpunkt werden unter Umständen umfangreichere und mehrfache Eingriffe erforderlich. Erfahrungsgemäß werden auch operative Maßnahmen später immer schwieriger, insbesondere dann, wenn Knochenbeteiligung vorliegt. In jedem Fall ist das Ziel der chirurgischen Maßnahmen die totale oder partielle Excision und die Wiederherstellung von Form und Funktion. Wir sind mit Pfeifer (1977) der Meinung, daß die ästhetische Indikation der funktionellen gleichzusetzen ist. Die Art des Vorgehens hängt vom Typ, der Größe und der Lokalisation des Hämangioms sowie dem Alter des Kindes ab.

1. Kleinere cutane oder oberflächlich subcutan liegende, leicht zugängliche und abgrenzbare Hämangiome werden in toto excidiert. Häufig müssen dabei beteiligte oder überschüssige Hautareale mitreseziert werden. Die entstehenden Defekte lassen sich durch Wundrandmobilisation oder durch einfache Lappenverschiebungen aus unmittelbarer Wundumgebung decken, wobei sich die Dehnbarkeit der kindlichen Haut als vorteilhaft erweist. Man sollte bei der Wahl der Schnittführung grundsätzlich natürliche Grenzen und Falten benützen, wie z. B. die Augenbraue, Nasolabialfurche oder Traguskante (Abb. 1). Bei Hämangiomen im Lippenrotbereich empfiehlt es sich, den Schnitt an die Lippenrot-Schleimhautgrenze zu legen, so daß die erforderliche Excision zur Beseitigung des Schleimhautüberschusses ausschließlich im Bereich der Schleimhaut erfolgen kann.

2. Bei tiefliegenden Hämangiomen mit Wachstumstendenz ist ebenfalls eine Exstirpation in toto angezeigt und möglich. Der operative Zugang muß unter Berücksichtigung ästhetischer Gesichtspunkte erfolgen und sollte natürliche Grenzen bevorzugen. Hier sei einmal das tiefliegende Hämangiom im Parotisbereich (Schwenzer 1977), zum anderen das Orbitahämangiom als Beispiel genannt (Abb. 2). Die Defektdeckung ist in der Regel unproblematisch, da im Bereich der bedeckenden Haut keine Substanzverluste eintreten. Man wird gelegentlich auch hier Hautüberschüsse excidieren müssen. Präoperative Angiographien sind unerläßlich. Wir lassen grundsätzlich Serienangiographien mit Subtraktion durchführen.

Regionale plastische und rekonstruktive Chirurgie im Kindesalter
Hrsg. von W. Kley und C. Naumann

3. Die Defektdeckung unter Benutzung freier Vollhaut- bzw. freier Spalthauttransplantate eignet sich vor allem zur Defektdeckung bei flächenhaften Hämangiomen. Dieses Vorgehen sollte vorwiegend als temporäre Maßnahme mit dem Ziel
einer späteren Korrektur, entweder durch schrittweise Excision oder eine Ver-
schiebelappenplastik eingestuft werden. Bei ausgedehnten Naevi flammei ist die
Hauttransplantation die Methode der Wahl, sollte aber erst nach weitgehendem
Abschluß des Gesichtswachstums erfolgen.
4. Die Excision in mehreren Schritten, zunächst unter bewußter Belassung von
Hämangiomresten, empfiehlt sich dann, wenn eine Exstirpation mit einer Verstümmelung und Funktionsstörung einhergehen würde. Ich möchte hier vor allem das Oberlippenhämangiom, aber auch das Hämangiom der Nase und Lider

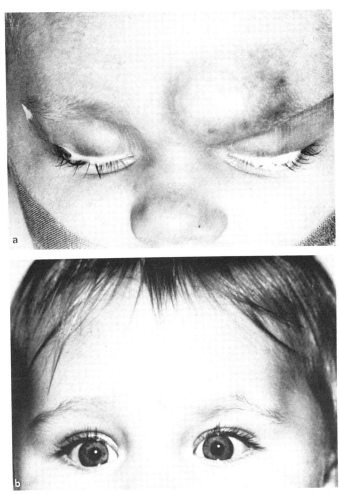

Abb. 1. a Subcutan liegendes kavernöses Hämangiom der Stirn. Als Zugangsweg wurde ein
Schnitt in der medianen Augenbrauenhälfte benutzt. Das Hämangiom wurde in toto entfernt.
Excision eines kleinen Hautareals. **b** Postoperativer Zustand ein Jahr später

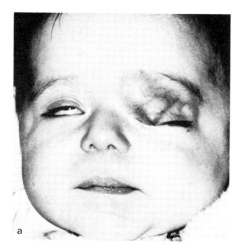

Abb. 2. a Cavernöses Hämangiom der Orbita, das zu einer Verdrängung des Bulbus geführt hatte. Exstirpation von einem medialen Schnitt im Bereich der Augenbraue. **b** Postoperatives Ergebnis. Bulbusmotilität und Visus sind normal

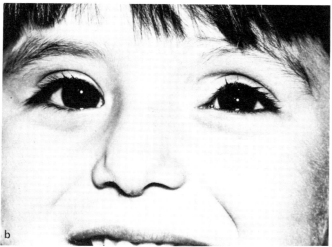

besonders erwähnen (Abb. 3). Besonders bei Lippenhämangiomen, die häufig die Lippenmuskulatur wie ein Schwamm durchsetzen, hat sich dieses Vorgehen bewährt, wobei man zusätzlich von den offenen Wundrändern aus Coagulationen durchführen kann. Auch das Einlagern von Lyodura mit dem Ziel, Narbenbarrieren zu schaffen, erweist sich als nützlich. Die bewußte Schaffung eines keilförmigen Lippendefektes, um einen späteren Verschluß – wie bei einer Lippenspalte – vorzunehmen, sollte man aus psychologischen Gründen nur im äußersten Fall vornehmen.

5. Bei ausgedehnten Hämangiomen, insbesondere auch solchen, die auf verschiedene Schichten der Gesichtsweichteile, mitunter auch auf den Knochen übergreifen, muß oft eine *kombinierte Therapie* erfolgen. Die Unterbindung der A. carotis bzw. deren Äste auf der betroffenen Seite hat nach meinen Erfahrungen keinerlei

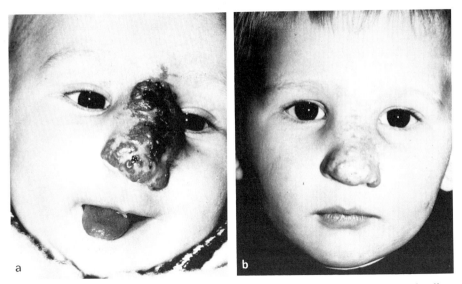

Abb. 3. a Rasch wachsendes und blutendes Hämangiom der Nase. **b** Zustand nach dreimaliger schrittweiser Excision

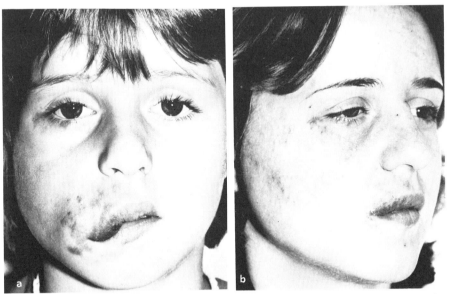

Abb. 4. a Ausgedehntes Cavernom der gesamten rechten Wange. Nach mehreren intraoralen kleineren Excisionen Embolisation und weitgehende Excision von außen. 10 Tage später horizontaler Schnitt in Verlängerung des Mundwinkels sowie Schnitt in der Nasolabialfalte. **b** Postoperativer Zustand

213

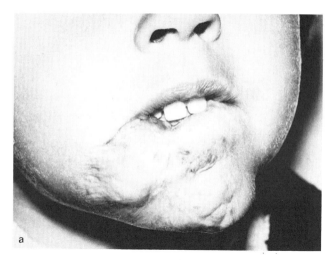

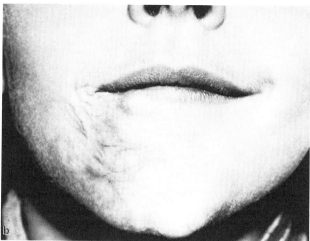

Abb. 5. a Unterlippennarbenfeld mit Defektbildung nach Strahlentherapie eines Unterlippen-
hämangioms im Kindesalter. **b** Zustand nach Narbenreduktion und Wiederherstellung der
Unterlippenregion mit Hilfe einer Z-Plastik, ähnlich wie bei einer Lippenspalte

Einfluß auf das Hämangiom. Zwei Therapiemöglichkeiten sollen aufgezeigt werden:

a) die Kombination der Injektion verödender Maßnahmen (Äthoxysklerol) mit der
schrittweisen Excision, um eine Begrenzung durch Narbenbildung und
Schrumpfung zu erzeugen. Bei Injektion in große Hämangiomhohlräume ist der
rasche Abtransport des Medikamentes zu befürchten. Ein Kompressionsverband, unterfüttert mit Schaumgummi, kann dies verhindern, läßt sich aber nicht
überall anlegen. Ein kürzlich bekannt gewordener Fall einer Erblindung nach
Äthoxysklerolinjektion im Bereich der Nase wirft natürlich die grundsätzliche
Frage nach der weiteren Anwendung dieses Medikamentes im Kopfbereich auf.

b) Die Kombination der präoperativen Embolisation nach Djindjian (1973, 1977) zum Verschluß zuführender Gefäße mit anschließender Operation, die innerhalb von zwei Wochen erfolgen muß, da die eingebrachten Emboli, die aus gelförmigem, resorbierbarem Material bestehen, sonst wieder aufgelöst sind. Dieses Verfahren läßt sich bei Kindern ebensogut durchführen wie bei Erwachsenen und wird von uns gegenüber der zuvor genannten Kombination bevorzugt (Voigt, Schwenzer, Stoeter 1978) (Abb. 4).

Abschließend möchte ich noch einmal hervorheben, daß wir eine primäre Strahlentherapie nicht empfehlen können, da sie unkontrollierbare Narben und Wachstumsstörungen hervorrufen kann, so daß ausgedehntere plastische Maßnahmen erforderlich werden (Abb. 5).

Ich möchte jedoch nicht schließen, ohne darauf hinzuweisen, daß bei ausgedehnten Hämangiomen, die sehr häufig auf zu langes Warten auf die Spontanrückbildung zurückzuführen sind, unseren operativen Möglichkeiten Grenzen gesetzt sind. Dies läßt sich sicherlich vielfach durch eine Frühtherapie unter Ausnutzung aller zur Verfügung stehenden plastischen Maßnahmen vermeiden.

Zusammenfassung

Basierend auf den Erfahrungen bei 105 Kindern mit Hämangiomen des Gesichtes werden das operative Vorgehen und die Ergebnisse mitgeteilt. Im Hinblick auf die bekannte Tatsache, daß Hämangiome entweder bei Geburt bereits vorhanden sind oder kurz danach entstehen, wird es erforderlich, eine frühzeitige Therapie bereits beim Säugling durchzuführen, bevor sich die Geschwulst vergrößert. Wir exstirpieren daher kleinere Hämangiome in toto. Bei größeren ist eine schrittweise Entfernung möglich. Bei ausgedehnten Hämangiomen hat sich uns auch bei Kindern die Embolisation mit nachfolgender Exstirpation bewährt. Entstehende Defekte lassen sich in der Regel durch Nahlappenplastiken decken, so daß keine funktionellen und ästhetischen Nachteile entstehen.

Wir sind der Meinung, daß durch eine Frühtherapie unter Verwendung aller in Betracht kommenden plastischen Maßnahmen die mitunter sehr aufwendigen und gefährlichen Spätoperationen zumindest in vielen Fällen zu vermeiden sind.

Literatur

Djindjian R (1977) Embolisation von Gefäßmißbildungen im Kopf-Gesichts-Bereich durch superselektive Arteriographie der Arteria carotis externa. Fortschr Kiefer-Gesichts-Chir. Schuchardt K (Hrsg) Bd 22, S 164 Thieme, Stuttgart

Pfeifer G (1977) Die chirurgische Behandlung der Gefäßanomalien und Geschwülste im Mund-, Kiefer- und Gesichtsbereich in Abhängigkeit von Sitz, Größe und Lebensalter. Fortschr Kiefer-Gesichts-Chir, Schuchardt K (Hrsg) Bd 22, S 153 Thieme, Stuttgart

Schwenzer N (1976) Zur operativen Hämangiomtherapie im Kiefer- und Gesichtsbereich. Röntgen-Berichte 5:284

Schwenzer N (1977) Die operative Behandlung von Angiomen im Parotisbereich. Fortschr Kiefer-Gesichts-Chir, von K. Schuchardt (Hrsg) Bd 22, S 179 Thieme, Stuttgart

Voigt K, Schwenzer N, Stoeter P (1978) Angiography, operative and histologic findings after embolisation of craniofacial angiomas. Neuroradiology 16:424

Zur Therapie kindlicher Hämangiome s. auch Beitrag Metz, Röckl, Metz „Die Spontanregression des Neugeborenen-Hämangioms, S. 323".

Diskussion

H. Weerda, Freiburg: Eine Bestrahlung von Hämangiomen führt nicht nur zu unkontrollierter Einschmelzung von Gewebe, sondern wir haben auch zwei Patienten gesehen, bei denen nach 15 und 25 Jahren multiple Basaliome bzw. Carcinome auf den Bestrahlungsnarben auftraten. Eine Bestrahlung ist deswegen grundsätzlich abzulehnen.

J. Uffenorde, Würzburg: Vor Verwendung von Aethoxysklerol im Gesichtsbereich kann aus der Sicht der Hals-Nasen-Ohrenklinik Würzburg nur gewarnt werden. Das juristische Spätergebnis dieser Therapie: Verurteilung des behandelnden Arztes wegen schwerer Körperverletzung, da die Patientin einseitig erblindete.

N. Schwenzer, Tübingen: Bei der Verwendung von Aethoxysklerol ist darauf zu achten, daß das Areal, in das injiziert wird, lange genug komprimiert wird, damit das Verödungsmittel nicht ausgeschwemmt wird.

Morphologie und Behandlung von Pigmentzellnaevi im Kindergesicht

G. Pfeifer, Hamburg

Die meisten Pigmentzellnaevi bzw. Naevuszellnaevi entstehen in der Embryonalzeit und gehören deshalb in das Grenzgebiet zwischen Fehlbildung und Tumor. Sie treten in allen Körperregionen auf, sind aber im Gesicht häufiger als am Stamm und an den Extremitäten. Außerdem fällt im Gesicht eine bestimmte Verteilung der Naevuszellnaevi wie auch bei Naevi flammei auf. Deshalb ist von Interesse, welche Regionen bevorzugt betroffen sind und ob Lage und Ausdehnung Schlüsse auf die Entstehungsweise dieser Hautanomalien zulassen. Diese Frage wurde in zwei Dissertationen untersucht.

Morphologie und Morphogenese

In der ersten Arbeit vor 15 Jahren (Kahl 1967) wurde bei 37 Patienten festgestellt, daß pigmentierte Naevi um Mund und Augen sowie in der seitlichen Stirn und an der Wange häufiger vorkommen, in der Stirnmitte und am Kinn hingegen seltener sind. Das histologische Ergebnis nach der chirurgischen Entfernung war unterschiedlich und wenig aufschlußreich für die Beantwortung der Frage nach der Morphogenese und der unterschiedlichen Verteilungshäufigkeit im Gesicht. Dazu sollte

Regionale plastische und rekonstruktive Chirurgie im Kindesalter
Hrsg. von W. Kley und C. Naumann

erwähnt werden, daß inzwischen in der dermatologischen Literatur der Begriff des Pigmentnaevus genauer definiert und für eine epidermale Hyperpigmentierung von normal gebauten Melanocyten reserviert worden ist wie z.B. bei Café au lait-Flekken, Sommersprossen und Leberflecken. Nicht mehr als Pigmentnaevus hingegen sollen Naevus-Naevuszellnaevi bezeichnet werden (Kuske 1960; Korting 1964; Nikolowski 1965; Pinkus 1965), wie es immer noch im klinischen Sprachgebrauch üblich ist, weil es sich hierbei um einen benignen Tumor aus charakteristischen Naevuszellen der Haut mit Melanin-Hyperpigmentierung handelt.

Seit Unna (1893) ist das sogenannte Abtropfen der Naevuszellen von der Oberfläche in die Tiefe in Abhängigkeit vom Lebensalter aus histologischen Befunden gefolgert worden. Nach Allen und Spitz (1953); Kuske (1960); Cottini (1963); v. Albertini (1964) und anderen Autoren gehen die aktiven Junktions- und Compoundnaevi in ruhende intradermale Endphasen über. Handelt es sich dann aber tatsächlich um echte Tumoren mit dem Charakteristikum des autonomen Wachstums oder ist der inaktive dermale Naevus nicht eher ein Hinweis auf ein zwar eigenartiges, aber kontrolliertes Wachstum?

Durch die Untersuchungen über die Lokalisation von 62 Pigmentzellnaevi in der Dissertation von Meissner (1979) verstärkt sich dieser Zweifel. Alle 62 Naevi auf eine Gesichtsoberfläche projiziert (Abb. 1a) lassen zwei deutliche Konzentrationen

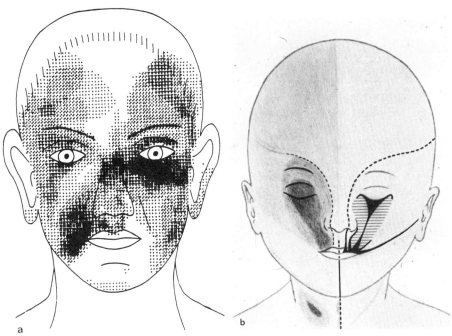

a   b

Abb. 1. a Häufigkeitsverteilung der Pigmentzellnaevi von 62 Patienten. **b** Kinderkopf (schematisch). *rechte Gesichtsseite:* Darstellung der entwicklungsmechanisch besonders störanfälligen Zonen durch Schattierung. *linke Gesichtsseite:* Darstellung der typischen embryonalen Gesichtsspalten

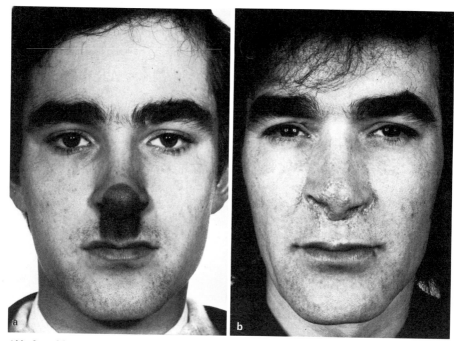

Abb. 2. a Naevuszellnaevus im Philtrum-, Columella- und Nasenspitzenbereich bei einem 18jährigen Mann. **b** Zustand nach schrittweiser Excision und Defektdeckung durch Nahlappen 1 Jahr postoperativ

im mittleren Gesicht erkennen. Beim Vergleich mit dem Schema des Kinderkopfes (Abb. 1 b) fällt auf, daß die meisten pigmentierten Naevi dort liegen, wo die Gesichtsentwicklung am kompliziertesten verläuft und deshalb am störanfälligsten ist.

Auf Keimlingsköpfen im Alter von 6–8 Wochen liegen die entwicklungsstabilen Zonen – wie Stirn und Kinnmitte – weit ab von den Zwischenkopfgrenzen der embryonalen Kopfareale, in deren Umgebung die meisten Mißbildungen auftreten. Es liegt deshalb nahe, diese Naevuszellnaevi als Hamartoblastome aufzufassen.

Von besonderem entwicklungsgeschichtlichen Interesse ist ein Naevuszellnaevus, dessen Ausdehnung dem caudalen Teil des facialen Vorderkopfareals entspricht und der durch die Zwischenkopfgrenze bilateral begrenzt wird (Abb. 2 a). Die Lippenrot-weißgrenze wird nicht überschritten, sondern nur tangiert.

Therapie

Die Behandlung solcher Naevi besteht überwiegend in der schrittweisen Excision (Abb. 2 b). Am Stamm können auf diese Weise auch große Naevi entfernt werden, weil sich die gesunde Haut weit mobilisieren läßt. Im Gesicht bestehen kompliziertere Verhältnisse, da außer an der Nase auch an Mund, Auge und Ohr die Funktion der Sinnesorgane durch chirurgische Eingriffe nicht leiden darf. So wurde bei einem 14jährigen Mädchen ein flächenhafter pigmentierter Naevus im Oberlippen-Mund-

218

winkelbereich nicht schrittweise excidiert, sondern in einem Zuge entfernt (Abb. 3 a u. b). Die Wundfläche wurde temporär mit lyofilisierter Dura abgedeckt; heute verwenden wir dafür Aeroplast. 6 Tage später wurde ein Vollhauttransplantat nach der Defektgtöße unter der rechten Achsel entnommen. Das verdünnte Hautstück wurde auf den inzwischen gut ausgebildeten Granulationsrasen eingenäht und durch einen straffen Schaumgummikunststoffverband adaptiert. 3 Jahre später ist die Transplantatfarbe zufriedenstellend und die Funktion bei ausgeprägter Nasolabialfalte gut.

Bei der chirurgischen Entfernung von Naevi an den Lidern ist darauf zu achten, daß kein Ektropium entsteht. Für die Oberlidhaut bietet sich Ersatz aus dem Nasenwurzelbereich an. Beim Unterlid kann die Defektdeckung nach Entfernung des Naevus entweder durch einen Nahlappen mit zwangsläufiger Narbe über den Lidbereich hinaus oder durch ein freies Hauttransplantat mit der Tendenz zur Schrumpfung erfolgen. Sie ist bei Verwendung eines dünnen, z.B. retroauriculär entnommenen Vollhauttransplantates deutlich geringer als bei einem Spalthautlappen.

Für die Behandlung von pigmentierten Naevi sind außer der operativen Entfernung auch andere Verfahren empfohlen worden, wie hochtouriges Fräsen, Elektrocoagulation, Ätzbehandlung, Vereisung oder gar Röntgenbestrahlung. Nach unseren Erfahrungen ist die operative Entfernung und Defektdeckung durch gesunde Haut die Methode der Wahl.

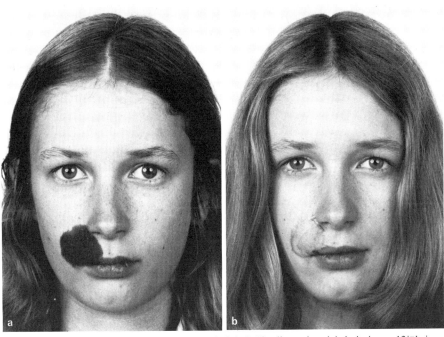

Abb. 3. a Naevuszellnaevus im rechten Mundwinkel-Oberlippenbereich bei einem 12jährigen Mädchen. **b** Zustand nach einzeitiger Excision und Defektdeckung durch ein Vollhauttransplantat 3 Jahre postoperativ

Die Indikation zur Entfernung der Pigmentzellnaevi wird in der Regel aus ästhetischen Gründen gestellt. Bei einer Veränderung der Oberflächenbeschaffenheit, Behaarung, Farbe oder Größe ist wegen der Gefahr einer Entartung die Excision unbedingt erforderlich.

Zusammenfassung

Die meisten Pigmentzellnaevi bzw. Naevuszellnaevi entstehen in der Embryonalzeit und gehören deshalb in das Grenzgebiet zwischen Fehlbildung und Tumor. Sie treten in allen Körperregionen mit Bevorzugung des Gesichtes auf. Wegen der eigenartigen Verteilung wurden in zwei Dissertationen 99 chirurgisch behandelte Pigmentzellnaevi nach Lokalisation und Ausdehnung sowie ihrer histologischen Eigenart untersucht (Junktions-Naevuszellnaevi, Compound-Naevuszellnaevi und Dermal-Naevuszellnaevi). Das massiv gehäufte Auftreten in der Infraorbitalregion und im Mundwinkelbereich läßt morphogenetische Rückschlüsse auf die Periode der Gesichtsbildung im 2. und 3. Embryonalmonat zu. Nach unseren Erfahrungen ist die schrittweise oder einzeitige Excision anderen Behandlungsmethoden überlegen.

Literatur

Albertini A v (1974) Histologische Geschwulstdiagnostik. 2. Aufl. Thieme, Stuttgart
Allen AC, Spitz S (1953) Malignant melanoma. Cancer 6:1–45
Cottini GB (1963) Die Hautmelanome. In: Gottron HA; Hdb. d. Haut- und Geschl.-Krkh., Nicht entzündliche Dermatosen I, Bd III/1. Springer Berlin Göttingen Heidelberg
Kahl H-G (1967) Über angeborene Pigmentnaevi der Gesichtsregion. Diss Med Dent Hamburg
Korting GW (1964) Über Klinik und Therapie der Melanome. Dtsch Ärztebl 61:367–461
Kuske H (1960) Pigmentanomalien, einschließlich Naevuszellnaevus. In: Gottron HA, Schönfeld W. Dermatologie und Venerologie, Bd IV. Thieme, Stuttgart
Meissner J (1979) Kongenitale Naevuszellnaevi im Gesichtsbereich. Diss Med Dent. Hamburg
Nikolowski W (1965) Das Melanom und seine Problematik in der ärztlichen Praxis. Münch Med Wschr 107:457–463
Pinkus H (1965) Zur Begriffsbestimmung der Naevi, Organnaevi und naevoiden Tumoren. Hautarzt 16:184–190
Unna PG (1893) Naevi und Naevocarcinome. Berl Klin Wschr 1:14–16

Operatives Vorgehen bei Gesichtsnaevi im Kindesalter

B. Reil-Ehlers, Düsseldorf

Gesichtsnaevi von kleiner oder mittlerer Größe sind für den Gesichtschirurgen keine besondere Herausforderung. Primärer Wundrandverschluß, Verschiebeplastik und Defektdeckung mit freiem Hauttransplantat ermöglichen zufriedenstellende Resultate.

Ausgedehnte Pigmentzellnaevi im Kopf-Gesichtsbereich und hier vor allem die sog. Tierfellnaevi, die als groteske Entstellungen sowohl für die betroffenen Kinder als auch für deren Eltern eine erhebliche psychische Belastung mit sich bringen, stellen den Behandler zwar nicht vor unlösbare Aufgaben in chirurgischer Hinsicht, beinhalten aber häufig in bezug auf den Zeitpunkt der Intervention und die erforderliche Radikalität des Eingriffs noch Entscheidungsprobleme.

Daß große Pigmentzellnaevi und davon besonders die Tierfellnaevi als fakultative Präcancerosen zu werten sind, ist schon länger bekannt. Nach Reed et al. (1965) und anderen Autoren treten in ihnen nicht selten schon im Kindesalter Melanome auf. Trozak (1974) will als zeitlichen Gipfel für das Auftreten von Melanomen in pigmentierten Naevi bei Kindern und Jugendlichen das 10. Lebensjahr ermittelt haben.

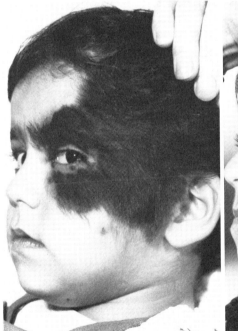 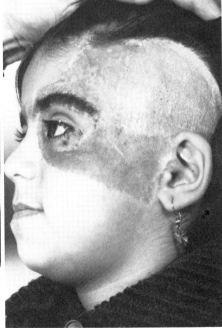

Abb. 1. Pat. G.C., 3 Jahre. Sog. Tierfellnaevus li. Parietal-, Temporal- und Lidregion

Abb. 2. Pat. G.C., 6 Jahre. Zustand nach Excision und Deckung mit Spalthaut

Regionale plastische und rekonstruktive Chirurgie im Kindesalter
Hrsg. von W. Kley und C. Naumann
© Springer-Verlag Berlin Heidelberg 1983

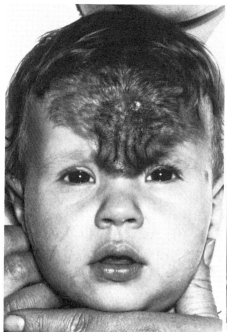 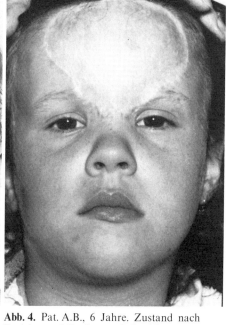

Abb. 3. Pat. A.B., 1 Jahr. Sog. Tierfell-naevus Stirn

Abb. 4. Pat. A.B., 6 Jahre. Zustand nach Excision und Deckung mit Spalthaut

Literaturangaben über die Entartungshäufigkeit schwanken zwischen 2 und 30%. Welchen Wert man diesen Prozentzahlen mit ihrer großen Schwankungsbreite beimessen kann, soll dahingestellt sein, denn es ist in der Regel doch wohl so, daß bevorzugt nur die maligne entarteten Fälle erfaßt werden. Sober et al. (1980) empfehlen grundsätzlich auch die schon sehr frühzeitige Excision kleiner Pigmentnaevi, da sie in ihrem histologischen Aufbau den großen sehr ähnlich (Mark et al., 1973) und aus klinischer Erfahrung ebenfalls als fakultative Präcancerosen einzustufen sind. Auch auf der 32. Tagung der Deutschen Dermatologischen Gesellschaft 1980 wurde die operative Entfernung angeborener Pigmentnaevi bis spätestens zum Eintritt der Pubertät gefordert. Petres und Mitarbeiter (1980) schlagen vor, die Naevi schon in der Neugeborenenphase abzuschleifen, da zu diesem Zeitpunkt die Naevuszellen sich noch rein intraepidermal befinden.

Für nicht allzu große Pigmentnaevi mag dieses Vorgehen anwendbar sein, wenn auch hier bei nicht vollständiger Abtragung die Gefahr der Ausbildung eines sog. Pseudo-Melanoms besteht, das dann sowohl der klinischen wie der histologischen Beurteilung vermehrte Schwierigkeiten bereitet. Wie schon eingangs erwähnt, stellen die kleinen und mittelgroßen Pigmentnaevi für den Gesichtschirurgen kein Problem dar und sollten u. E. möglichst frühzeitig operativ entfernt werden.

Dasselbe gilt auch unter Berücksichtigung der fakultativen Entartung für sehr ausgedehnte Pigmentzellnaevi der Kopf-Gesichtsregion, auch wenn daraus Entstellungen resultieren und es wegen der Größe des zu ersetzenden Hautareals Schwie-

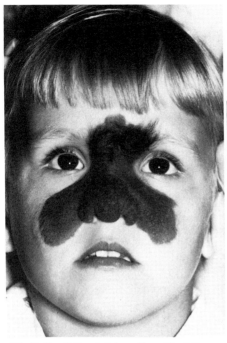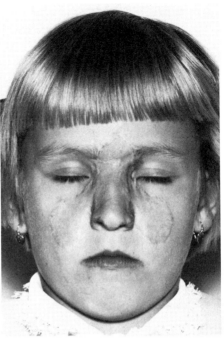

Abb. 5. Pat. R.B., 4 Jahre. Sog. Tierfellnaevus Nase und Wange

Abb. 6. Pat. R.B., 7 Jahre. Zustand nach Excision und Deckung mit Spalthaut

rigkeiten bereitet, genügend „freie Haut" für die Defektdeckung zu gewinnen (Abb. 1–6).

Literatur

1. Mark GJ, Mihm MC, Liteple MG et al (1973) Congenital melanocytic nevi of the small and garment type: Clinical, histopathological studies. Hum Pathol 4:395–418
2. Petres J, et al (1980) 32. Tagung der Deutschen Dermatologischen Gesellschaft
3. Reed WB, Becker SW, Becker SW Jr, Nickel WR (1965) Giant pigmented nevi, melanoma and leptomeningeal melanocytosis. Arch Derm 91:100–119
4. Sober AJ, Thomas BF, Mihm MC Jr (1980) Primary melanoma of the skin: Recognition and management. J Am Acad Dermatol 2:179–197
5. Trozak DJ, Rowland WD, Nu F (1974) Metastatic malignant melanoma in prepubertal children. Pediatrics 55:191–204

Diskussion

H. Drepper, Münster-Hornheide: Da die Entartungsgefahr von behaarten Pigmentmälern von der Herdgröße abhängt, glauben auch wir, einen schmalen Augenbrauensaum stehen lassen zu können. Andererseits raten wir, größere Mäler in der behaarten Schädelkalotte im Vorschulalter vollständig zu entfernen, da diese Mäler nur ungenügend zu beobachten sind und relativ häufig entarten.

Congenitale Melanosis circumscripta „Touraine" – Möglichkeiten und Grenzen der plastischen Gesichtschirurgie

C. Chmelicek-Feurstein und O. Staindl, Salzburg

Die operative Korrektur congenitaler Naevi zählt zu den spezifischen Aufgaben der plastisch-rekonstruktiven Chirurgie im Kindesalter.

Bei Vorliegen kleiner und mittelgroßer Geschwülste gelingt die Defektdeckung nach der Resektion zumeist durch primären Wundverschluß, kleine Verschiebelappen oder Transplantate. In Extremfällen können sich jedoch erhebliche Probleme ergeben, wie am Beispiel einer 12jährigen Patientin dargestellt werden soll, die von der Hautabteilung mit der Diagnose einer „Melanoblastose neurocutanée circumscripta Touraine" an unsere Ambulanz für plastische Operationen überwiesen wurde.

Das Krankheitsbild selbst zählt zu den Melanophakomatosen, bei denen sich dysontogenetische Störungen an den zur Melaninbildung befähigten Geweben der Haut und des zentralen Nervensystems auswirken und die mit Hyperplasie aber auch Neoplasie einhergehen.

Die Melanoblastose neurocutanée betrifft vor allem das weibliche Geschlecht, unterliegt jedoch keiner erblichen Belastung. Sie weist charakteristische Hautveränderungen in Form von kleinen, mittleren und Riesennaevi auf, die sich – meist Dermatomen entsprechend – mit zunehmendem Längenwachstum ausdehnen und mit glatter bis verrucös-papillomatöser Oberfläche mit verstärktem Haarwuchs in Erscheinung treten. In ihrer Umgebung sind oft kleinere Naevi satelittenartig angeordnet. Die Histologie weist das typische Bild eines Naevuszellnaevus auf.

Neben den Hautveränderungen kann es aber auch zu einer leptomeningealen Beteiligung kommen, die sich im Säuglingsalter gelegentlich als Hydrocephalus mit Convulsionen manifestiert. Beim Erwachsenen stehen Cephalea, psychische Veränderungen bis zur Bewußtseinstrübung im Vordergrund.

Alle diese Symptome fehlten allerdings bei unserer Patientin zur Zeit der operativen Behandlung. Auch die entsprechenden neurologischen Untersuchungen, das EEG und ein augenärztlicher Befund ergaben keine pathologischen Veränderungen.

Von Seiten der Patientin und ihrer Eltern bestand der unbedingte Wunsch zur Entfernung der kosmetisch stark störenden Hautveränderungen im Gesicht, von denen die Stirne, der Nasenrücken, beide Wangen und auch die Halspartien betroffen waren (Abb. 1 a u. b).

Vom Gesichtspunkt der plastischen Chirurgie her, ergeben sich bei der Touraineschen Erkrankung vor allem zwei Probleme:

1. Soll überhaupt eine operative Korrektur durchgeführt werden, oder besteht vielmehr die Gefahr einer mechanischen Irritation und damit die Möglichkeit zur malignen Entartung?

Die Tendenz zu einer solchen ist zwar in der einschlägigen Literatur in Einzelfällen beschrieben, die eigentliche Frage, ob eine maligne Degeneration jedoch durch einen operativen Eingriff gefördert wird, ist weitgehend ungeklärt.

Regionale plastische und rekonstruktive Chirurgie im Kindesalter
Hrsg. von W. Kley und C. Naumann
© Springer-Verlag Berlin Heidelberg 1983

2. Nachdem wir uns doch zur Korrektur der Naevi entschieden haben, bestand das Problem, in welcher Form eine geeignete Defektdeckung erfolgen sollte.

Ohne Zweifel hätte die Verwendung großflächiger Vollhauttransplantate die kosmetisch günstigsten Resultate gewährleistet.

Bei unserer Patientin konnte dieses Verfahren aber nicht angewandt werden, da potentielle Spenderareale wie die Submammärregion, Leisten- oder Flankenregion ebenfalls von ausgedehnten und generalisierten Melanoseherden befallen waren (Abb. 2a u. b).

Lediglich die Veränderungen an der Stirne und am Nasenrücken konnten mit je einem, den beiden Retroauriculärregionen entnommenen Vollhauttransplantat gedeckt werden.

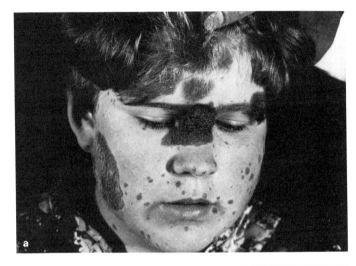

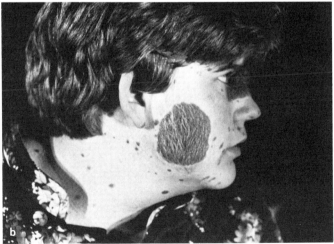

Abb. 1a u. b. 12jährige Patientin mit einer generalisierten Melanoblastose neurocutanée Touraine

225

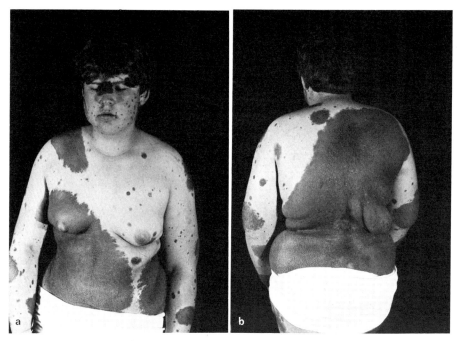

Abb. 2a u. b. Legende s. Abb. 1

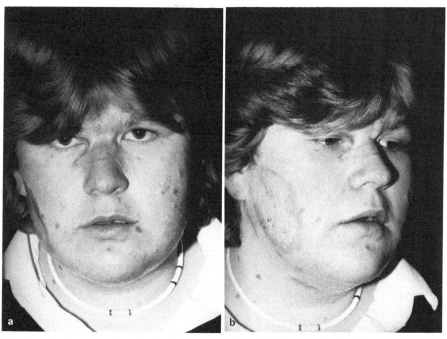

Abb. 3a u. b. Postoperatives Ergebnis nach operativer Entfernung der Gesichtsnaevi und Defektdeckung mit Vollhaut- und Spalthauttransplantaten

Nach Resektion der größten Geschwulst an der Wange mußten wir den entstandenen Defekt jedoch mit einem Spalthauttransplantat decken. Dieses wurde aus einem Areal der rechten Thoraxvorderseite entnommen, der einzigen Stelle, die herdfrei war. Durch die Verwendung von Spalthaut mußte ganz bewußt ein kosmetisch weniger zufriedenstellendes Resultat in Kauf genommen werden.

Eine Reihe kleinerer Naevi wurden excidiert und die Defekte primär verschlossen. Die Einheilung der Transplantate erfolgte komplikationslos. Der histologische Befund ergab in allen Fällen einen Naevus pigmentosus naevo-cellularis, typus corialis pilosus et papillomatosus cutis.

Die Patientin steht seither nunmehr 2½ Jahren in regelmäßiger Kontrolle in unserer Ambulanz. Sie ist subjektiv mit dem bisher erreichten Resultat zufrieden und wollte sich zu weiteren kleineren Korrekturen zur Verbesserung der Narbenbildung noch nicht entschließen (Abb. 3a u. b).

Dieser Fallbericht zeigt zwar, daß auch bei ausgedehnten kongenitalen Naevi Möglichkeiten zu einer plastischen Korrektur bestehen. Er zeigt aber vielmehr auch die Grenzen, die unserem Bemühen zur Erzielung eines völlig zufriedenstellenden Resultates gesetzt sein können.

Literatur

1. Musger A (1963) Melano-Phakomatose. Melano-Phakomatose vom Typus der sogenannten Melanoblastose neuro-cutanée Touraine. Hautarzt 14:106–110
2. Schmid E: Die Bedeutung des Lagers für Vollhauttransplantationen. In: Transplantatlager und Implantatlager bei verschiedenen Operationsverfahren. Hierholzer G, Zilch H (Hrsg) 16. Jahrestagung der Deutschen Gesellschaft für Plastische und Wiederherstellungschirurgie (November 1978) Düsseldorf. Springer, Berlin Heidelberg New York, S 161–166

Der Giant-Naevus im Kindesalter – Entartungsgefahr und Behandlungsmöglichkeiten

H. Drepper, H. Tilkorn und W. Voss, Münster

Als „Giant-Naevus" oder „Naevus naevocellularis pilosus giganteus" bezeichnen wir auffällig große, entstellend wirkende, meist dicht behaarte, angeborene Pigmentmäler. Die Behaarung und die für menschliche Haut ungewöhnliche Oberflächenstruktur trugen diesen Mälern die vielfach als diskriminierend empfundene Bezeichnung „Tierfellnaevus" ein. Greely und Mitarb. begrenzen den Begriff „Giant-Naevus" auf Pigmentmäler über 900 cm² Größe oder auf funktionell bedeutende anatomische Regionen. Dies hat sich aber bislang nicht durchgesetzt.

Regionale plastische und rekonstruktive Chirurgie im Kindesalter
Hrsg. von W. Kley und C. Naumann
© Springer-Verlag Berlin Heidelberg 1983

Der „Giant-Naevus" ist keine Krankheit, sondern eine Fehlbildung. Er wird jedoch klinisch bedeutsam

1. als Melanom-Risikofaktor und
2. als gravierender Störfaktor der psychosozialen Entfaltung.

Die Unsicherheit in der Bewertung der krankmachenden Faktoren und der therapeutischen Möglichkeiten läßt Eltern und Ärzte den Betroffenen oft hilflos gegenüberstehen.

Wir wollen hier zu den wichtigsten Fragen Erfahrungen und Überlegungen zusammentragen, um dem plastischen Chirurgen – wenn möglich – Entscheidungshilfen an die Hand zu geben.

Die *erste* Frage gilt dem *Melanomrisiko.* Dieses wird kontrovers zwischen 1,8% und 42% bewertet (Voss und Mitarb.). Die Diskrepanz liegt einmal an dem sehr unterschiedlichen Krankengut, das den jeweiligen Arbeiten zugrunde liegt. Andererseits ist der Begriff „Giant-Naevus" auch nicht eindeutig definiert.

Nach heutiger Auffassung entstehen die malignen Melanome aus Melanocyten, die in Naevuszellnaevi viel zahlreicher als in normaler Haut vorkommen. Dies erklärt das relativ häufige Vorkommen von Melanomen in Naevuszellmälern. Auch bei den Riesenmälern nimmt das Melanomrisiko mit der Flächengröße zu. In einem Krankengut, in dem auch behaarte Naevi mittlerer Größe als „Giant-Naevi" gerechnet werden, ist das Melanomrisiko daher niedriger.

Ein entscheidender Parameter des Melanomrisikos scheint ferner die Lokalisation des „Giant-Naevus" zu sein. Riesennaevi im Bereich der embryonalen Neuralleiste, die an Kopf, Nacken, Rücken oder Steiß lokalisiert sind, haben nach unserer Erfahrung eine relativ hohe Entartungsrate. Viele dieser Fälle sind den neurocutanen Melanosen bzw. Melanophakomatosen zuzurechnen.

In der Fachklinik Hornheide wurden von 1965 bis jetzt 669 Tierfellmäler registriert. Von diesen erstrecken sich 51 Mäler über eine Fläche von mindestens

Tabelle 1. Malignes Melanom auf „Giant-Naevus" der Fachklinik Hornheide

Lfd. Nr.	Geschl.	Alter bei Erstbeh.	Stadium	Lokalisation		% der Oberfl.	Erf.-Jahr	Überlebenszeit (Mon)
				Melanom	Naevus			
1 B.H.	M	36 J.	T4NX	Unterschenkel	Stamm Extrem.	18	1966	151
2 A.A.	W	7 J.	T4N1	Schulter	Schulter Rücken	8	1973	12
3 D.B.	W	5 J.	T4N1	Hinterkopf	Kopf Nacken	3	1974	32
4 W.M.	M	11 J.	T4NX	Ellenbeuge	Stamm, Ob. Extrem.	20	1975	2
5 S.M.	W	8 J.	T4N4	Hinterkopf	Kopf, Nack. Schulter	8	1976	4
6 L.J.	W	44 J.	TXN1	Gesäß	Stamm u. Oberschen.	15	1976	38
7 H.A.	W	5 J.	T4N1	Hinterkopf	Kopf u. Nacken	3	1979	4

200 cm² oder deutlich mehr als 1% der Körperoberfläche und können als Naevi gigantei gelten (Abb. 2c und 4a). 27 Mäler hiervon waren im Bereich der embryonalen Neuralleiste lokalisiert. 17 dieser Mäler bedeckten erheblich mehr als 2% der Körperoberfläche. Alle 7 Melanomfälle auf „Giant-Naevi", die bei uns registriert wurden, entfallen auf diese Gruppe, bei der wir mit einer hohen Entartungsrate rechnen müssen, die je nach Größe des Males bis zu 20% oder gar darüber liegen dürfte. Bei kleineren behaarten Mälern an Extremitäten, Gesicht, Brust und Bauch liegt die Entartungsrate wohl erheblich unter 3%.

Andererseits müssen wir davon ausgehen, daß die angeborenen, behaarten Mäler von vornherein anders strukturiert sind (Steigleder) und mehr zur Melanomentstehung neigen als die im Laufe des Lebens entstehenden Naevuszellnaevi. Die Giant-Naevus-Melanome im Kindesalter haben eine außerordentlich ernste Prognose. Ihre Morbidität ist fast mit der Mortalität identisch (Tabelle 1).

Dies hat seinen Grund nicht nur in der besonderen Aggressivität der rasant wachsenden kindlichen Melanome, sondern auch in dem Umstand, daß diese Melanome regelmäßig erst in sehr fortgeschrittenen Stadien erkannt und behandelt werden. Bei allen 7 von uns beobachteten Fällen lag ein T_4-Stadium, meistens auch ein N_1- bzw. N_4-Stadium vor.

Die späte Erkennung liegt zum Teil an der schwer zu beurteilenden Hautstruktur des Riesennaevus. Zum anderen erschwert die Stigma-Wirkung die Beobachtung und verzögert den Arztgang.

Schließlich spricht vieles dafür, daß das Riesenmal-Melanom im Gegensatz zum typischen malignen Melanom nicht immer an der Cutis-Epidermis-Grenze, sondern vielfach in tieferen Haut- oder Unterhautschichten entsteht. Solche Melanome werden erst an der Oberfläche sichtbar, wenn der Tumor schon weit fortgeschritten ist (Drepper und Mitarb.).

Erschreckend ist trotzdem die sehr kurze Überlebenszeit der kindlichen Riesenmal-Melanome. Auch die in der Literatur beschriebenen Fälle überlebten weniger als 1 Jahr. In einem einzigen Fall einer 6jährigen Schülerin mit einem T_4N_1-Melanom auf Riesenmal der Kopfhaut erreichten wir eine Überlebenszeit von 32 Monaten (Abb. 1a–c). Diesem Mädchen konnten wir die längste Zeit ein fast normales Leben mit wenig Beschwerden möglich machen.

Einige weitere Bilder sollen die typische Lokalisation und Tumorgröße demonstrieren (Abb. 2a–c).

Die negative Umweltreaktion auf den auffälligen „Giant-Naevus" erschwert die psychosoziale Entfaltung des betroffenen Kindes. Dieser *zweite* krankmachende Faktor belastet die psychosozialen Beziehungen der Betroffenen trotz besten Willens der Eltern manchmal so tiefgreifend, daß schon aus diesem Grund eine Operation im Kleinkindalter notwendig wird.

Das *dritte* Problem betrifft die Behandlung. Unser Ziel, das Riesenmal so zu entfernen, daß die Melanomgefahr gebannt und eine Beeinträchtigung der körperlichen und psychosozialen Entfaltung des Kindes vermieden wird, ist nie 100%ig zu erreichen.

Eine wirksame Melanomprophylaxe muß auch die in tiefen Haut- und Subcutisschichten gelegenen entartungsfähigen Zellen mit erfassen. Die zuerst von Schreus, später u.a. von Johnson empfohlene Dermabrasionsbehandlung in den ersten Lebensmonaten ist keine sichere Melanomprophylaxe, wie noch jüngst von Steigleder

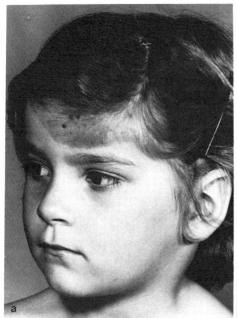
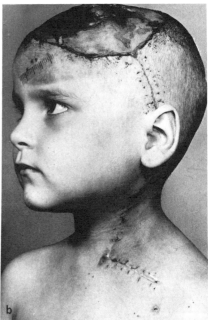
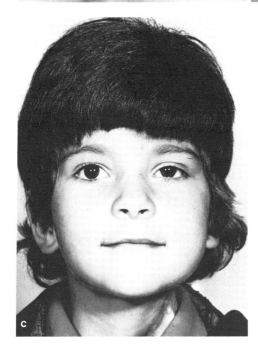

Abb. 1 a–c. 6jähriges Mädchen mit T_4N_1-Melanom auf Riesenmal der Kopfhaut.
a Vor der Behandlung. **b** Nach Operation.
c Nach Wiederherstellung mit Perücke

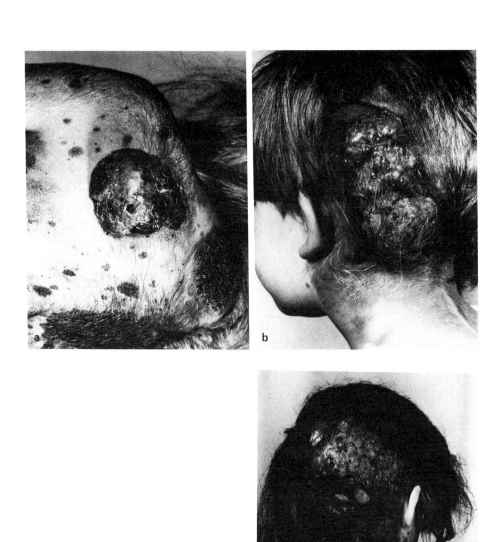

Abb. 2a–c. Typische Bilder von kindlichen Melanomen auf Giant-Naevus

231

sowie Rhodes und Mitarbeiter betont wurde. Die Erfahrungen zahlreicher Rezidive zeigen – und histologische Untersuchungen bestätigen –, daß die Naevuszellen und Melanocyten schon kurz nach der Geburt in die Tiefe gedrungen sein können.

Das Melanomrisiko verteilt sich unterschiedlich auf das ganze Leben. Wie u. a. auch von Konz beobachtet, erreicht das Risiko im ersten Dezennium einen größeren und im dritten bis vierten Dezennium einen kleineren Gipfel (Abb. 3). In den ersten drei Lebensjahren entstehen relativ wenig Melanome. In diesem Zeitraum ist

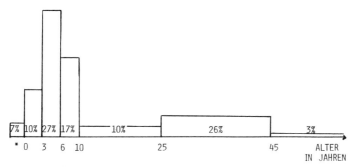

Abb. 3. Maligne Melanome auf Giant-Naevus nach Altersgruppen (* bei Geburt bestehend)

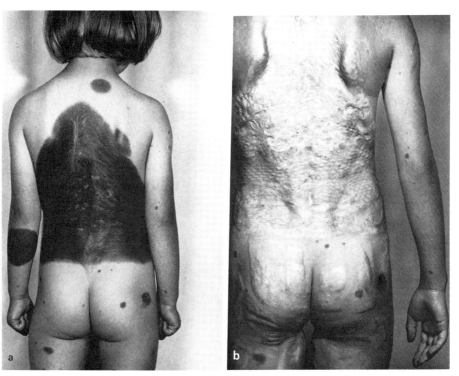

Abb. 4a u. b. 5jähriges Mädchen mit Giant-Naevus am Rücken. **a** vor der Behandlung. **b** Nach der Behandlung

232

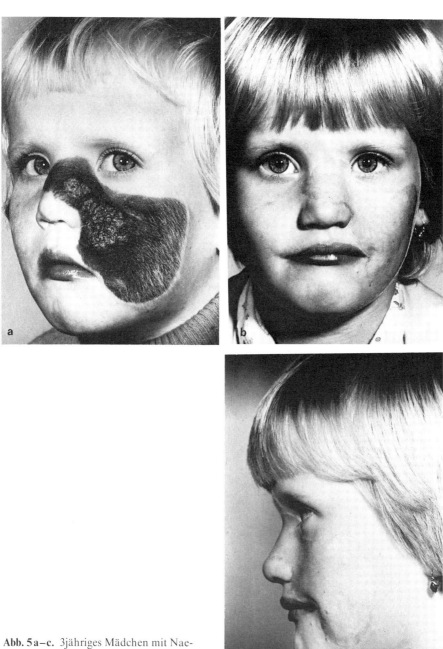

Abb. 5a–c. 3jähriges Mädchen mit Naevuszellnaevus im Gesicht. **a** Vor der Behandlung. **b** Nach der Behandlung.
c Nach der Behandlung

die Operationsbelastung einer Hautexcision über mehrere Prozent der Körperoberfläche aus rein prophylaktischer Indikation kaum vertretbar und läßt Entwicklungsstörungen des Haltungs- und Bewegungsapparates erwarten.

Andererseits ist bis zum dritten Lebensjahr die Behaarung dünn und das Riesenmal besser zu kontrollieren als später. Darum halten wir es für vertretbar, die melanomgefährdeten, aber unverdächtigen Riesennaevi bis zum Alter von drei Jahren unter sorgfältiger Fotodokumentation zu beobachten und erst nach dem dritten Lebensjahr das Mal zu entfernen.

Die Excision bis tief in die Subcutis geschieht bei den übergroßen Naevi in mehreren Sitzungen (Abb. 4a–b). Damit die verbliebene intakte Haut nicht mehr als vermeidbar versehrt wird, decken wir die großen Defekte mit Mesh-graft 1:3 oder 1:6. Nur an Gelenkbeugen und funktionell besonders wichtigen Hautpartien verwenden wir Spalthaut bzw. im Gesicht Vollhaut (Abb. 5a–c). So können auch große Mäler, die 20 und mehr Prozent der Körperoberfläche einnehmen, beseitigt werden.

Spätere Wachstumsbehinderungen haben wir bei nach dem dritten Lebensjahr durchgeführter Entfernung und plastischer Deckung nicht beobachtet. Dabei verschweigen wir nicht, daß die langwierige Behandlung tief in das kindliche Leben eingreift. Die Kinder bleiben durch große Narben versehrt.

Die chirurgische Behandlung muß neben intensiver Physiotherapie auch heilpädagogische Aspekte in engem Eltern-Kind-Kontakt miteinbeziehen, wenn wir das rehabilitative Ziel unserer Behandlung wenigstens annähernd erreichen wollen.

Literatur

1. Drepper H, Peters A, Biess B (im Druck) Malignes Melanom und Pigmentnaevi im Kindesalter. 4th Congress of the International Society for Maxillofacial Surgery, Prag 1979
2. Greeley PW, Middleton AG, Curtin JW (1965) Incidence of malignancy in giant pigmented nevi. Plast Reconstr Surg 36:26
3. Johnson HA (1977) Permanent removal of pigmentation from giant hairy naevi by dermabrasion in early life. Br J Plast Surg 30:321–323
4. Konz B (1980) Melanome im Kindesalter. Dermatologia 161: (Suppl. 1), 62–73
5. Rhodes AR, Wood WC, Jober AJ, Mihm MC (1981) Nonepidermal origin of malignant melanoma associated with a giant congenital nevocellular nevus. Plast Reconstr Surg 67: No. 6:782–790
6. Schreus HTH (1959) Pigmentnaevi und ihre Behandlung. Dtsch Med Wschr 84:2217–2219
7. Steigleder GK (1981) Was tun mit seit Geburt vorhandenen Melanozyten-Naevi? Hautkr 56:1311–1312
8. Voss W, Biess B, Drepper H (1980) Naevus pigmentosus giganteus und Malignes Melanom im Kindesalter. 110. Gem Tag Rhein Westf u. SWdt Dermat, Krefeld
9. Voss W, Biess B, Ehring R (1981) Malignes Melanom im Kindesalter. Hautarzt 32:48–50

Diskussion

H. Scheunemann, Mainz: Gemeinsam mit Herrn Korting haben wir über einen Tierfellnaevus der Gesichts- und Nackenregion berichtet. Von Interesse erscheint mir hier die Feststellung, daß der bedeckende großflächige Naevus den Ohrknorpel im Wachstum nur unwesentlich gehemmt hat. Er war mit einer starken fibrösen Gewebsplatte bedeckt, die eine gute Matrix für die Aufnahme und Heilung eines Spalthauttransplantats darstellte. Bei der schrittweisen Operation fanden wir pigmentierte caudale und cervicale Lymphknoten, die klinisch den Eindruck von Metastasen erweckten. Dieser Verdacht lag um so näher, da von einem namhaften Pathologen andernorts bereits früher histologisch die Diagnose „Lymphknotenmetastasierung" gestellt worden war. Das Kind ist mehrere Jahre rezidivfrei und es kam zu keiner echten regionalen Metastasierung, auch Fernmetastasen wurden nicht beobachtet.

Ich möchte Herrn Drepper die Frage stellen, ob er ähnliche Erfahrungen gemacht hat.

H. Drepper, Münster-Hornheide: *Zu Herrn Scheunemann:*
1. Bei behaarten Naevi der Ohrmuschel lassen wir den Knorpel stehen und decken das Perichondrium mit freien Transplantaten;
2. Pigmentzellen in Lymphknoten werden heute nach Auffassung der Pathologen nicht als Ausdruck einer Metastasierung angesehen.

Zu Herrn Pfeifer:
Die schlechte Prognose kindlicher Melanome bezieht sich nur auf die in behaarten angeborenen Riesen-Melan. auftretenden. In der Literatur wird allgemein eine Überlebenszeit von weniger als 1 Jahr angegeben.

Rekonstruktive Chirurgie bei Riesenzelltumoren/Granulomen der Kiefer im Kindesalter

H. G. Luhr, Göttingen

Zentrale Riesenzellgranulome – auch reparative, resorptive Riesenzellgranulome genannt – kommen, wenn auch insgesamt relativ selten, im Bereich des Ober- und Unterkiefers bevorzugt bei Jugendlichen vor. Ätiologisch wird ein Zusammenhang mit dem Zahnwechsel diskutiert (Klammt 1981), ist jedoch unbewiesen.

Differentialdiagnostisch sind Riesenzellgranulome vor allem gegen echte Riesenzell*tumoren* mit ihrer hohen Rezidivneigung und einer malignen Entartung von 10–30% der Fälle abzugrenzen. Eine solche Abgrenzung ist offenbar selbst histologisch außerordentlich problematisch. Einige Autoren halten echte Riesenzell*tumoren* im Kiefer allerdings für so selten, daß man sie vernachlässigen könne, oder bezweifeln ihr Vorkommen überhaupt (Dahlin 1978).

Wenn allerdings vom Pathologen die Diagnose eines solch seltenen Riesenzelltumors gestellt wird, ist die radikale Tumorresektion angezeigt wie in diesem Fall eines 13jährigen Mädchens, bei dem vor 5 Jahren eine linksseitige Oberkieferresektion durchgeführt wurde (Abb. 1). Die Patientin war 5 Jahre rezidivfrei, entzog sich dann aber der Kontrolle, so daß über ihr weiteres Schicksal keine Aussage möglich ist. Die Versorgung des Defektes erfolgte nach Auskleidung mit einem Spalthauttransplantat durch eine Resektionsprothese.

Aber auch die Therapie von Riesenzell*granulomen* kann problematisch sein, wenn einerseits die histologische Untersuchung mehrerer Gewebeproben die Diagnose zentrales Granulom ergibt mit Ausschluß der Kriterien des echten Tumors,

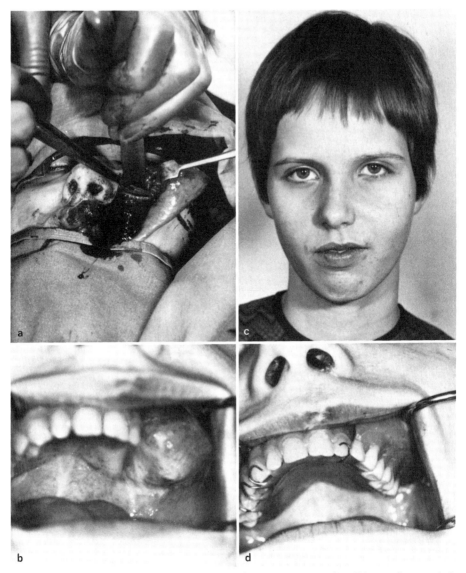

Abb. 1. a Oberkieferresektion nach Aufklappung der Wange wegen eines Riesenzelltumors bei einem 13jährigen Mädchen. Rekonstruktion des Orbitabodens mit Lyodura. **b** u. **d** Der Resektionsdefekt wurde mit einem Spalthauttransplantat ausgekleidet und mit einer Resektionsprothese versorgt. **c** Patientin 1 Jahr nach dem Eingriff

andererseits der destruktive Knochenprozeß ausgedehnte Kieferabschnitte befällt mit klinisch progredientem Wachstum. Dieses kann zu starken Auftreibungen der Kieferknochen führen, Verdrängung ganzer Zahngruppen und Deformierung des Gesichtsskelettes.

Das progrediente Wachstum zwingt einerseits zu einer möglichst weitgehenden Entfernung eines solchen zentralen Riesenzellgranuloms, wegen des nicht eindeu-

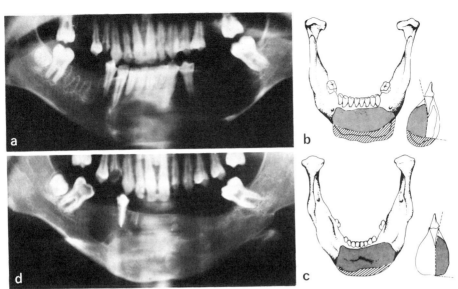

Abb. 2. a Progredientes Riesenzellgranulom des Unterkiefers bei einem 13jährigen Jungen.
b In einem ersten Eingriff wurde nach Art einer sagittalen Spaltung mit einer kastenförmigen
Resektion der vom Tumor befallene Unterkieferknochen in seinem labilen Anteil entfernt.
Der Defekt wurde mit autologen Spongiosabröckeln aufgefüllt (dunkler Bezirk). Überstehende vom Tumor befallene Anteile im Bereich der Kinnkontur wurden nach Art einer modellierenden Osteotomie abgetragen (schräg schraffiert). **c** Nach Einheilung der autologen Spongiosa konnte dann 4 Monate später der lingualwärts auf der Innenseite des Kiefers gelegene Teil
des Riesenzellgranuloms in gleicher Weise reseziert und der Defekt wiederum mit Spongiosa
aufgefüllt werden. **d** Ein Jahr nach der zweizeitigen Granulomentfernung und Rekonstruktion
zeigte sich im Bereich des Unterkiefers rechts ein rundlicher Rezidivherd, der ebenfalls ausgeräumt und mit Spongiosa aufgefüllt wurde. Dieser Bezirk ist auf der vorliegenden Aufnahme
noch als Aufhellung zu erkennen, da sich das Transplantat noch im Umbau befindet

tigen Tumorcharakters ist jedoch andererseits eine radikale destruktive Chirurgie in
diesen Fällen nicht zu verantworten. Die heutigen Möglichkeiten der rekonstruktiven Knochenchirurgie verbunden mit einer Planung, die von vornherein mehrere
Operationsetappen vorsieht, bieten jedoch die Möglichkeit einer weitgehenden Entfernung auch ausgedehnter zentraler Kiefergranulome ohne die besonders im Kindesalter so gravierenden Folgen einer Defektchirurgie.

An ausgewählten Beispielen solcher progredienter Riesenzellgranulome mit Lokalisation im Unterkiefer oder im Oberkiefer sollen diese Prinzipien der mehrphasigen Eingriffe mit gleichzeitiger Rekonstruktion dargestellt werden. Bei einem 13jährigen Patienten war 3 Wochen vor der Klinikeinweisung eine nicht schmerzhafte
Schwellung der Kinnregion aufgefallen. Röntgenologisch fand sich eine großkammrige, polycystische und wenig scharf begrenzte Aufhellung der mittleren Unterkieferregion mit Verdrängung der Frontzahngruppen (Abb. 2). Die Laborwerte waren
im Normbereich. Probeexcisionen aus mehreren Arealen ergaben eindeutig ein zentrales Riesenzellgranulom ohne Anhalt für ein echtes Tumorwachstum. Da sich die
Eltern des Jungen zu einer Operation zu diesem Zeitpunkt nicht entschließen konn-

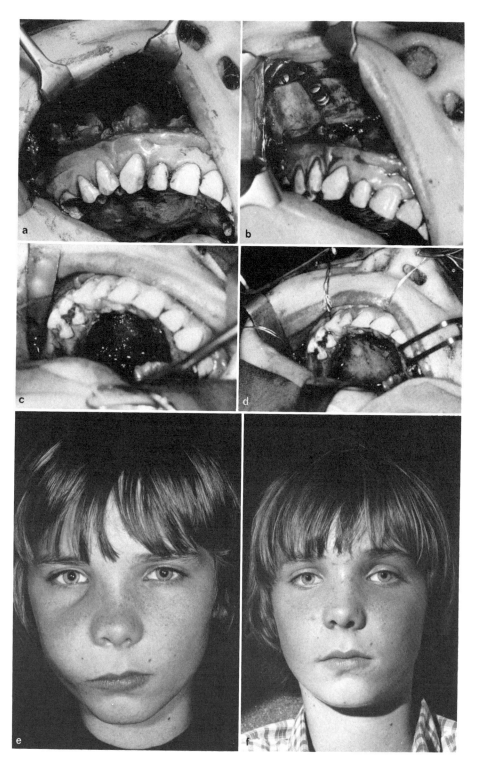

238

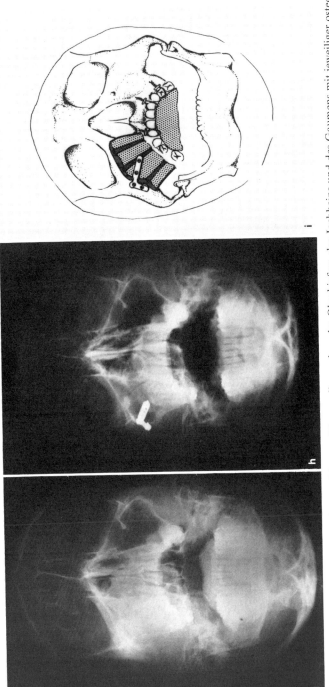

Abb. 3a–i. Zweizeitiges Vorgehen bei ausgedehntem Riesenzellgranulom des Oberkiefers, des Jochbeins und des Gaumens mit jeweiliger osteoplastischer Rekonstruktion. **a** Defekt nach Ausräumung des Riesenzellgranuloms im Bereich des rechten Oberkiefers und des Jochbeines. Einzelne Knochenlamellen, die die Zahnwurzeln tragen, werden belassen. **b** Rekonstruktion der facialen Kieferhöhlenwand und des resezierten Jochbeinanteiles durch ein autologes cortico-spongiöses Transplantat vom Beckenkamm, das paßgenau in den Defekt eingesetzt und mit einer Mini-Kompressionsplatte fixiert wird. **c** 5 Monate später wurde nach Aufklappung mittels eines Palatinalappens der gesamte von dem Riesenzellgranulom befallene harte Gaumen und der Nasenboden reseziert. **d** Rekonstruktion des harten Gaumens durch ein corticospongiöses Transplantat vom Beckenkamm, das hier mit transalveolären Drahtosteosynthesen fixiert wird. Zustand vor dem Zurückklappen des Gaumenlappens. **e** Zustand des Patienten vor Beginn der Behandlung. **f** Patient drei Monate nach der letzten Operation mit normalisierter Gesichtskontur. **g** Röntgenbild eines ausgedehnten Riesenzellgranuloms des rechten Oberkiefers mit Destruktion der facialen Kieferhöhlenwand, der Crista zygomatico alveolaris und eines Teils des Jochbeines. **h** Röntgenkontrolle drei Monate nach der zweizeitigen operativen Therapie mit osteoplastischer Rekonstruktion der seitlichen Oberkiefer-Jochbeinregion und des harten Gaumens. **i** Schematische Darstellung der Einlagerung der corticospongiösen Transplantate. Das Transplantat zur Defektüberbrückung der Oberkiefer-Jochbeinregion wurde jeweils an seiner äußeren Corticalisfläche mit einer birnenförmigen Fräse rinnenförmig geschwächt, so daß das Transplantat formbar wurde und sich der Kontur vor allem im Bereich der Crista zygomatico alveolaris anpassen ließ. Fixierung durch eine Mini-Kompressionsplatte

ten, warteten wir zunächst ab. Innerhalb der nächsten 8 Monate kam es dann zu einem weiteren progredienten Wachstum mit Verplumpung der Kinnkontur und Zahnlockerungen, was eine aktiv chirurgische Therapie erforderte. Nach Anlegen von dentalen Schienenverbänden wurde in einem ersten Eingriff der vom Tumor befallene Abschnitt des Kiefers in seiner äußeren Hälfte reseziert und der Defekt mit autologer Spongiosa aufgefüllt (Abb. 2 b). Die knollenförmig aufgetriebenen verdünnten Corticalis-Abschnitte an der Kieferbasis wurden im Sinne einer modellierenden Osteotomie zusätzlich entfernt. 4 Monate später konnte dann der lingualwärts auf der Innenseite des Kiefers gelegene Teil des Riesenzellgranuloms reseziert und der Defekt wiederum mit Spongiosa aufgefüllt werden (Abb. 2 c). Durch das zweizeitige Vorgehen konnten wir dem Patienten die Kontinuitätsresektion ersparen, die trotz aller technischen Fortschritte hinsichtlich der Rekonstruktion bei derart großen Kinnabschnitten noch Probleme bietet. Es soll noch erwähnt werden, daß im Unterkiefer rechts ein Rezidiv auftrat und sich im Verlaufe eines Jahres vergrößerte. Dieser umschriebene Herd konnte allerdings in einem kleineren Eingriff entfernt und wiederum durch Spongiosa rekonstruiert werden. Die letzte Röntgenkontrolle 6 Monate später zeigt noch angedeutet den Umbau des Transplantates ohne einen Anhalt für ein erneutes Rezidiv (Abb. 2 d).

Problematischer ist die Therapie ausgedehnter zentraler Riesenzellgranulome bei Befall des *Oberkiefers*. Bei einem damals 12jährigen Jungen war eine Schwellung der rechten Wange aufgefallen (Abb. 3 e), verursacht durch eine cystische unscharf begrenzte Aufhellung des Oberkiefers. Nach einer alio loco durchgeführten Probeexcision mit der Diagnose „gutartiges Riesenzellgranulom" entschloß man sich, abzuwarten. Nachdem der Junge 1 Jahr später in unsere Behandlung kam, zeigte der klinische Befund und auch ein neues Röntgenbild eine deutliche Progredienz mit Kippung der Oberkieferzähne und weitgehender Destruktion des Alveolarfortsatzes (Abb. 3 g). Wir entschlossen uns auch hier zu einem zweizeitigen Vorgehen mit gleichzeitiger Rekonstruktion.

In einem ersten Eingriff wurde der Tumor oberhalb des Alveolarfortsatzes im Bereich der Kieferhöhle und des Jochbeins reseziert (Abb. 3 a) und anschließend die faciale Kieferhöhlenwand mit einem cortico-spongiösen Transplantat vom Beckenkamm wiederhergestellt. Durch Einfräsen von flachen Rillen in die außenliegende Corticalis wurde das Transplantat abschnittweise geschwächt, so daß man es manuell biegen und der gewünschten Form z. B. der Crista zygomatico alveolaris anpassen konnte. Das Transplantat wurde mit einer Mini-Kompressionsplatte (Luhr 1979) stabil verschraubt und stützte gleichzeitig den hochmobilen Alveolarfortsatz rechts ab (Abb. 3 b). Nach Einheilung und Konsolidierung der facialen Oberkieferregion wurde 5 Monate später nach Aufklappung mittels eines Palatinalappens der Anteil des Granuloms reseziert, der nahezu den gesamten harten Gaumen befallen hatte (Abb. 3 c). Auch hier die Rekonstruktion mit einem exakt zugeschnittenen corticospongiösen Transplantat, das mit interdentalen Drahtligaturen fixiert wurde (Abb. 3 d). Wir konnten durch dieses Vorgehen sowohl den vorher mobilen zahntragenden Teil des rechten Oberkiefers vollkommen stabilisieren als auch die ästhetische Entstellung des Patienten beseitigen (Abb. 3 f). Inwieweit bei diesem ausgedehnten Befund Rezidive auftreten, bleibt allerdings abzuwarten.

Ätiologisch unklare Krankheitsbilder zwingen den Chirurgen besonders im Wachstumsalter zu einem differenzierten Vorgehen mit dem Ziel einer möglichst vollkommenen Wiederherstellung von Form und Funktion. Das Ziel dieses Beitrages ist es, Möglichkeiten einer solchen Therapie aufzuzeigen.

Literatur

Dahlin DC (1978) Bone Tumors. General aspects and data on 6.221 cases, 3rd Ed. Charles C. Thomas, Springfield
Klammt J (1981) Periphere und zentrale Granulome der Kiefer. In: Schwenzer N, Grimm G, Zahn-Mund-Kiefer-Heilkunde, Bd 2. Thieme, Stuttgart, S 332 ff.
Luhr HG (1979) Stabile Fixation von Oberkiefer-Mittelgesichtsfrakturen durch Mini-Kompressionsplatten. Dtsch Zahnärztl Z 34:851

Diskussion

E. Steinhäuser, Erlangen: Bei der zweizeitigen Resektion von Riesenzellgranulomen muß man ja die Spongiosa direkt auf den verbleibenden Tumor legen. Läßt sich die eingesetzte Spongiosa nun bei der Zweitoperation klar vom Tumorgewebe trennen, oder findet hier ein Ineinanderwachsen von Tumorgewebe und Spongiosa statt? Dann wäre die Radikalität der Tumorentfernung ja nicht gegeben.

Unterkieferrekonstruktion nach Tumorresektion beim Kind und Jugendlichen

F. Schröder, Würzburg

Nach einer Tumorresektion im Unterkiefer lassen sich Defekte mit einer sofortigen Knochentransplantation überbrücken und Entstellung und Funktionsstörungen des Unterkiefers beim Erwachsenen vermeiden. Beim Kind und Jugendlichen ist es allerdings die Frage, ob bei einem Knochentransplantat des rekonstruierten Unterkiefers Wachstumsstörungen zumindest zu teilwesen Folgestörungen führen oder ob nach temporären platzhaltenden Maßnahmen Defektüberbrückungen nach Abschluß des Wachstums vorzuziehen sind.

Bei den während des ganzen Lebens ablaufenden Umbauvorgängen des Knochens, der im wesentlichen aus anorganischer, organischer Substanz und aus Zellen aufgebaut ist, spielen sich diese hauptsächlich in der Spongiosa ab, wobei die Umbaurate in der Spongiosa nach Frost (1963) etwa dreimal so groß ist wie diejenige der Compacta. Von wesentlicher Bedeutung ist allerdings, daß auch die Compacta und das Periost an den Umbauvorgängen teilhaben. Während jedoch beim wachsenden kindlichen Organismus nach Owen (1963) und Young (1964) die Knochenoberflächen von nahezu 100% aktiven Knochenzellen bedeckt sind, so daß die Knochenbildung sowohl in der endostalen wie in der periostalen Schicht stattfindet, sind dagegen beim Erwachsenen nach Sissons et al. (1959) und Jowsey et al. (1965) nur 10–15% aktive Zellen an der Oberfläche vorhanden. Das heißt, daß die periostale Knochenbildung beim Erwachsenen, wie durch Untersuchungen von Tonna und Cronkite (1962) und Young (1963) bestätigt, nur von geringer Bedeutung sind. Steinhardt hat 1967 nach subperiostaler Resektion einer Unterkieferhälfte bei einem 13jährigen Patienten eine weitgehende Regeneration des Knochens beschrieben und sein Mitarbeiter P. Weiss hat diese Vorgänge experimentell an jungen Hunden bestätigt.

Eine Regeneration des Knochens vom Periost beim Erwachsenen bleibt dagegen aus, wie schon von Levander (1941) berichtet.

Auch Skoog hat durch die Überbrückung von Kieferspalten bei Säuglingen mit gestielten Periostlappen eine knöcherne Überbrückung der Kieferspalte erreicht und damit die osteogene Potenz des Periostes beim wachsenden Knochen unter Beweis gestellt.

Die osteogenetische Potenz von Spongiosa, Compacta und Periost verschiebt sich mit zunehmendem Alter deutlich zugunsten der Spongiosa.

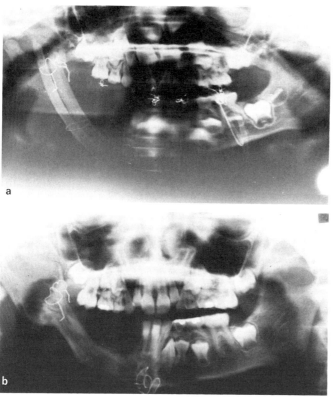

Abb. 1. a Zustand nach Resektion des Tumors. Defektüberbrückung durch zwei Rippen vom seitl. Schneidezahn bis zum Processus musc. und articularis. b Das Transplantat ist 4 Jahre 5 Monate nach Operation kompakt, der Kieferwinkel ist bereits deutlich ausgeprägt. Durch kieferorthopädische apparative Behandlung Steuerung des Wachstums

Die Einheilung eines Transplantates wird begünstigt durch entsprechende Ruhigstellung des Transplantates und des Lagerknochens durch Schienung, Draht- oder Plattenosteosynthese in Abhängigkeit von den individuellen Verhältnissen.

Dabei ist die Vermeidung von Gewebsinterposition oder Haematom, vor allem aber die exakte Adaption von Lagerknochen mit dem Transplantat und weniger eine unterschiedliche Stärke des Druckes (Luhr 1968; Reuther 1977) eine unabdingbare Voraussetzung für komplikationslose Heilung.

Untersuchungen unseres Doktoranden Sonntag (1978) bestätigten, daß bei exakter Ruhigstellung mit Stabilisationsplatten auch ohne Druck die Umbauvorgänge bzw. die Einheilung von Transplantaten bei Kaninchen unter funktioneller Belastung in wesentlich kürzerer Zeit (4 Wochen) erfolgten.

Die Art der Ruhigstellung sollte daher individuell abgestimmt werden.

Mit der Einheilung des Transplantates ist die Behandlung bei Osteoplastiken im Unterkiefer beim wachsenden Individium längst nicht abgeschlossen.

Sowohl durch funktionelle Impulse wie schon von Roux (1885 u. 1895), Wolff (1892 u. 1895) und Pauwels (1960 u. 1965) angegeben, lassen sich im Kieferbereich wesentliche Verbesserungen des Wachstums in Form und Länge, vor allem durch zusätzliche kieferorthopädische Nachbehandlungen erzielen. Bei einem großen Knochentransplantat, welches Lindemann einem Verwundeten des 1. Weltkrieges eingepflanzt hatte, konnte ich 1952 einen Unterkiefer sehen, der lediglich durch funktionelle Beanspruchung fast normal geformt war und eine einwandfreie Gelenkfunktion aufwies.

Anhand einiger Beispiele sollen die unterschiedlichen Verläufe am wachsenden Unterkiefer dargestellt werden, bei denen durch funktionelle und apparative Nachbehandlung die Umbauvorgänge des Knochentransplantates unterstützt wurden.

Ein stark wachsender und rezidivierender Tumor (Riesenzellgranulom) machte die Resektion fast des ganzen rechten horizontalen Astes bei diesem 4 Jahre und 9 Monate alten Kind erforderlich. Mit zwei mit Drahtnähten fixierten Rippen wurde der Defekt überbrückt. Zusätzlich erfolgte eine Ruhigstellung der Mandibula. Nach 2 Monaten war eine völlige Vereinigung der beiden Rippen erfolgt, allerdings läßt die Höhe des rekonstruierten Kieferkörpers noch zu wünschen übrig.

Durch kieferorthopädische Behandlung konnte der Knochenumbau wesentlich verstärkt und das Wachstum so gesteuert werden, daß keine Verschiebung der Mittellinie eintrat und die Verzahnung des Restgebisses und die Mundöffnung normal ist. Die Verstärkung im Kieferwinkelbereich läßt sich bereits 4 Jahre und 5 Monate nach der Operation erkennen (Abb. 1).

Eine 11jährige Patientin wurde nach Probeexcision alieno loco mit einem zur Mundhöhle offenen Ameloblastom überwiesen.

Nach Resektion des Tumors im Kieferwinkel und aufsteigendem Ast inclusiv Processus muscularis und Implantation eines Silastikimplantates als Platzhalter heilte die Wunde komplikationslos ab.

Danach erfolgte 2 Monate später nach Entfernung des Silastikimplantates unter aseptischen Verhältnissen eine Knochenplastik mit einem Rippenspan am caudalen Rand, während das restliche Cavum mit Knochenstückchen ausgefüllt wurde. Das Kontrollbild zwei Jahre später zeigt, daß auch im aufsteigenden Ast unter funktioneller Behandlung ein starker Knochenanbau stattgefunden hat. Mit Hilfe eines Bionators, der nur nachts getragen wird, wurde zusätzlich eine völlige Normalisie-

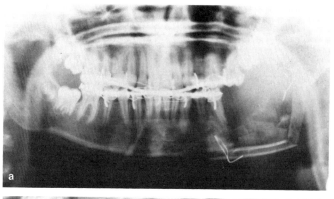

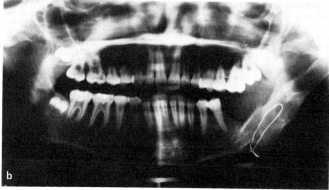

Abb. 2. a Zustand bei 11jähriger Patientin mit anoperiertem Ameloblastom. Temporäres Silastikimplantat durch Rippenspan und bone ships ersetzt. Processus muscularis ist reseziert. **b** Kompakter aufsteigender Ast mit Betonung des Kieferwinkels 1 Jahr 7 Monate nach Operation

rung des vorher retrudierten Bisses erreicht. Mit der Korrektur der geringen Abflachung des Kieferwinkels und der Narbe wollen Eltern und Patientin noch einige Jahre warten (Abb. 2 u. 3).

Bei dem Patienten Sch. Ingo war mit 13 Jahren in Bukarest wegen eines Tumors ein großer Teil des rechten horizontalen Unterkieferastes reseziert worden.

Die Kieferstümpfe sind im Alter von 14 Jahren atrophisch abgerundet. Mit einer Knochenplastik wurde im Mai 1978 der Defekt überbrückt und durch Stabilisationsplatten – und Drahtosteosynthese und Schienung ruhiggestellt und nach 1½ Jahren der Alveolarfortsatz durch ein zweites Transplantat aufgebaut.

3½ Jahre nach der Plastik ist keine Knochengrenze zwischen Transplantat und Lagerknochen zu erkennen. Die maximale Mundöffnung beträgt 3,8 cm SKD. Die Funktion der Gelenke ist einwandfrei (Abb. 4).

Die außerordentlich schlechte Mitarbeit des Patienten, der z.Z. keine Prothese trägt, läßt eine geringe Atrophie des Kieferkörpers durchaus möglich erscheinen.

Mit der Darstellung der Fälle kann gezeigt werden, daß Knochentransplantate im Unterkiefer von kindlichen und adulten Patienten nach komplikationsloser Ein-

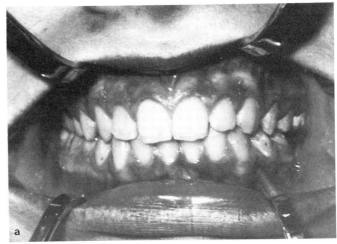

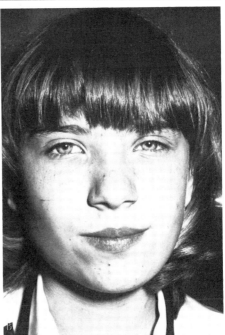

Abb. 3. a Intraoraler Befund normale Occlusion. **b** Extraoral symmetrisches Gesicht

heilung unter funktioneller Beanspruchung und kieferorthopädischer Behandlung an dem Wachstum des übrigen Restkiefers teilnehmen und einer Entwicklung normaler Bißverhältnisse in Form und Größe nicht hinderlich sind. Dies erscheint insbesondere bemerkenswert, weil Rehrmann, Koberg und Koch aufgrund ihrer Untersuchungen bei LKG-Patienten, bei denen zur Überbrückung der Kieferspalte im Säuglingsalter ein autologes Knochentransplantat eingefügt worden war, eine Fesselung des wachsenden Oberkiefers und Deformierung beobachteten. Aufgrund un-

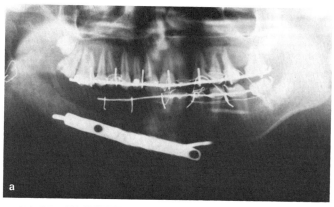

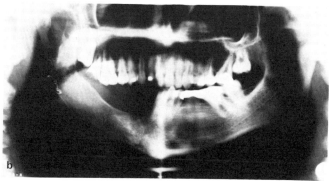

Abb. 4. a Der Defekt ist durch ein Beckenkammtransplantat von der Mitte bis zum Gelenkfortsatz überbrückt. Ruhigstellung mit Plattenosteosynthese, Drahtosteosynthese und Schienung. **b** 3½ Jahre nach funktioneller Betätigung des Unterkiefers ohne kieferorthopädische Behandlung

serer Ergebnisse kann angenommen werden, daß für eine erfolgreiche Defektüberbrückung die osteogene Potenz von Spongiosa, Compacta und Periost im kindlichen Alter bestimmend ist und die beim Erwachsenen übertrifft.

Als Voraussetzung für eine erfolgreiche Unterstützung des Wachstums gehört aber auch eine einwandfreie Ruhigstellung der adaptierten Knochenflächen bis zur schnellen Revasculisierung des Transplantates und eine funktionelle Unterstützung bzw. apparative kieferorthopädische Nachbehandlung, die im Unterkiefer besser gefördert werden kann als im Oberkiefer.

Bei fehlendem Gelenkkopf, dem Wachstumszentrum des aufsteigenden Unterkieferastes ist die Reorganisation schlecht, wobei auch die funktionelle Nachbehandlung unwirksam bleibt.

Literatur beim Verfasser.

Diskussion

H. G. Luhr, Göttingen: Beglückwünsche Sie zu den guten Ergebnissen auch bei den ausgesuchten Unterkieferrekonstruktionen mit Wiederherstellung der Kontur und Occlusion.

Zur Kompressionsosteosynthese: Die ossale Kompression ist nur für die exakte Adaptierung und Ruhigstellung der Fragmente wichtig – der Druck beeinflußt nicht direkt die Osteogenese.

Zur Einwirkung funktioneller Kräfte auf das Transplantat: Eine solche muß in den ersten 4–6 Wochen absolut ausgeschaltet werden. Erst später brauchen wir funktionelle Kräfte, damit das Transplantat während der Umbauphase in den Kraftfluß eingeschaltet wird und eine Atrophie vermieden werden kann.

W. Steinhäuser, Erlangen: Sollte bei Resektionen des Unterkiefers, die bis an den Processus articularis heranreichen, nicht besser der Gelenkfortsatz mitentfernt werden? Die Anlagerung eines Knochentransplantats ist dort bei der schmalen Anlagerungsfläche problematisch. Nach unseren Erfahrungen ist es besser, den Gelenkkopf mit zu resezieren und das Transplantat in der Gelenkgrube abzustützen. Gerade beim jugendlichen Patienten bildet sich im Laufe der funktionellen Belastung ein praktisch gleichwertiger Gelenkfortsatz. Dieses sind nicht nur unsere Erfahrungen, sondern diese Feststellungen werden auch aus der Literatur bestätigt.

F. Schröder, Würzburg: Die Fragen von Herrn Luhr möchte ich dahingehend beantworten, daß weniger der axiale Druck als die exakte und breitflächige Adaptation der Transplantate mit dem Lagerknochen für eine schnelle Vascularisation und damit für die Reorganisation des Knochens verantwortlich sind, da sich stärkerer Druck schnell erschöpft.

Zu Herrn Steinhäuser möchte ich bemerken, daß ein gesunder Processus articularis wertvoller ist als ein Transplantat, welches als Freiendtransplantat keine osteogenetische Potenz aufweist und atrophisch abgerundet wird.

Beitrag zur rekonstruktiven Ersatzosteoplastik im kindlichen Unterkiefer

J. Lentrodt, C. U. Fritzemeier, Düsseldorf und R. Schmitz, Hamburg

In der Mund-Kiefer-Gesichtschirurgie kann bei den Knochentumoren unter therapeutischen Aspekten nicht nur zwischen gutartig und bösartig unterschieden werden. Wir haben es in unserem Fachgebiet vielmehr, besonders im Unterkiefer, nicht selten mit gutartigen odontogenen Tumoren zu tun, die sich jedoch lokal aggressiv verhalten können, wie zum Beispiel das Ameloblastom, oder sich durch eine hohe Rezidivfreudigkeit auszeichnen, wie zum Beispiel das ameloblastische Fibrom oder das odontogene Myxom (Lentrodt, Gundlach 1978). Haben derartige Geschwülste weite Teile des Unterkiefers durchsetzt, so ist zur dauerhaften Beseitigung des Tumors analog zu den Malignomen eine Kontinuitätsresektion des Knochens indiziert.

Im Erwachsenenalter wird die rekonstruktive Ersatzosteoplastik je nach Tumorart primär oder sekundär durchgeführt, wobei die Erfolgssicherheit bei der Knochentransplantation durch stabile Osteosyntheseverfahren entscheidend verbessert werden konnte (Luhr 1981).

Demgegenüber muß bei Kindern und Jugendlichen nach Unterkieferkontinuitätsresektionen berücksichtigt werden, daß der Eingriff am wachsenden Gesichtsschädel erfolgte. In solchen Fällen muß es deshalb das Ziel aller Rekonstruktions-

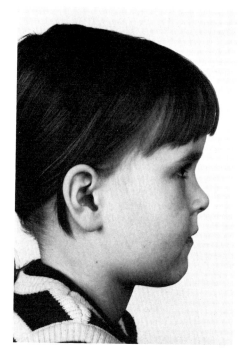

Abb. 1. Profilansicht einer 8jährigen Patientin mit Auftreibung der rechten Wange über dem Unterkiefer

verfahren sein, über die Wiederherstellung der Kontinuität hinaus ein möglichst ungestörtes Wachstum des Unterkiefers zu ermöglichen.

Da Metallüberbrückungsplatten oder andere alloplastische Materialien durch funktionelle Krafteinwirkungen nicht beeinflußbar sind, halten wir bei Kindern im Gegensatz zu Erwachsenen auch nach der operativen Entfernung bösartiger Knochentumoren die primäre, und wo diese nicht möglich ist, die frühzeitige, d.h. die frühest mögliche sekundäre knöcherne Substitution für angezeigt.

Das beste knöcherne Ersatzgewebe zum definitiven Wiederaufbau des kontinuitätsresezierten Unterkiefers ist sowohl von der Struktur als auch von der Form her das autologe Transplantat von der Beckenschaufel. Bei Kindern und Jugendlichen mit noch nicht abgeschlossenem Wachstum bevorzugen wir jedoch das autologe Rippentransplantat aus zwei Gründen:

1. Entlang der Crista iliaca, der Region also, von der die Beckenkammtransplantate gewonnen werden, verläuft ein Knochenkern, dessen Beschädigung durch die Knochenentnahme zu erheblichen Störungen des Beckenwachstums führen kann. Demgegenüber ist die subperiostale Entfernung auch größerer Rippentransplantate insofern unproblematisch, als wir zum Beispiel von der Osteoplastik im Rahmen der Lippen-Kiefer-Gaumenspaltenchirurgie wissen, daß beim wachsenden Individuum das Periost regelhaft in der Lage ist, das entnommene Knochenstück vollständig zu ersetzen; röntgenologisch lassen sich demzufolge innerhalb weniger Monate keinerlei Veränderungen im Thoraxbereich mehr nachweisen und auch Langzeitbeobachtungen ergaben keine Deformitäten oder Wachstumsstörungen am Ort der Transplantatentnahme.

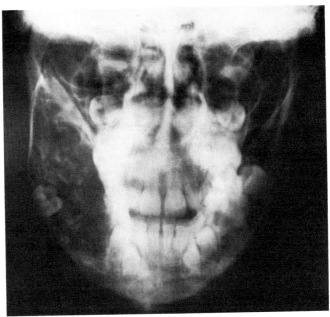

Abb. 2. Cystische Auftreibung des rechten Unterkiefers von der incisura semilunaris bis zur Prämolarenregion

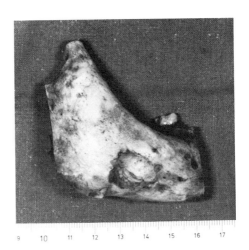

Abb. 3. Unterkieferresektat. Histologische Diagnose: den gesamten Unterkieferknochen durchsetzendes odontogenes Myxom

2. Der zweite Grund, warum wir bei im Wachstum befindlichen Patienten Rippentransplantaten zur primären Ersatzosteoplastik den Vorzug geben, liegt in der Tatsache, daß das Beckenkammtransplantatmaterial in seiner originären Form für eine eventuell notwendige Korrekturoperation im Erwachsenenalter erhalten bleibt.

Unser Vorgehen und die bei der rekonstruktiven Ersatzosteoplastik im kindlichen Unterkiefer erzielten Ergebnisse möchte ich Ihnen an einem Beispiel demonstrieren (Abb. 1–6).

Das Beispiel zeigt deutlich, daß autologe Rippentransplantate zur rekonstruktiven Ersatzosteoplastik im kindlichen Unterkiefer hervorragend geeignet sind. Die funktionelle Einheit des Unterkiefers läßt sich auf diese Weise nicht nur temporär,

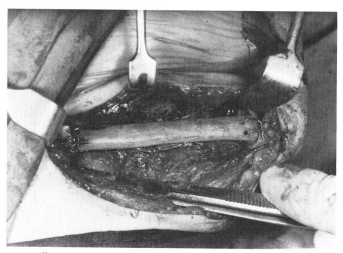

Abb. 4. Überbrückung des Knochendefektes mit einem autologen Rippentransplantat

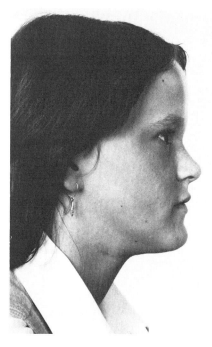

Abb. 5. Profilansicht der jetzt 15jährigen Patientin. Klinisch kein Anhalt für Wachstumsstörung des Unterkiefers

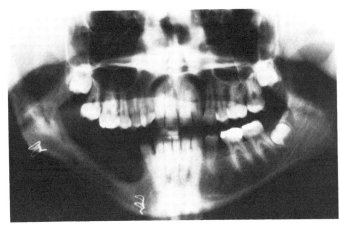

Abb. 6. Röntgenkontrollbild 7 Jahre nach Unterkieferresektion und primärer Knochenrekonstruktion mit einem autologen Rippentransplantat. Vollständiger Umbau des Transplantates, das sich analog dem Wachstum vergrößert hat

sondern dauerhaft wiederherstellen. Auch aus diesem Grund sind wir überzeugt, daß das autologe Knochentransplantat allen alloplastischen Materialien überlegen ist, bei denen zudem stets die Gefahr einer Sekundärinfektion gegeben ist. Unser Beispiel demonstriert darüber hinaus, daß die Rippentransplantate nach ihrer Inkorporation die funktionsbedingten Reize an die noch erhaltenen Unterkieferanteile weitergeben, so daß das funktionsabhängige Unterkieferwachstum ungestört stattfinden kann. Damit ist die oft geäußerte Hypothese widerlegt, daß ein Knochentransplantat wie eine Fessel wirkt und die normale Entwicklung behindert. Unsere diesbezüglichen postoperativen Langzeitkontrollen lassen vielmehr erkennen, daß die Transplantate ihrerseits durch die funktionellen Reize beeinflußt werden und eine den örtlichen Gegebenheiten entsprechende echte Größenzunahme erfahren, d. h. daß sie unter der Funktion selbst am Wachstum beteiligt sind.

Literatur

Lentrodt J, Gundlach KKH (1978) Zur chirurgischen Therapie der gutartigen odontogenen Tumoren. Dtsch Z Mund-Kiefer-Gesichtschir 2:3
Luhr HG (1981) Das Mandibular-Rekonstruktions-System (MRS). Indikation und operative Technik der Defektüberbrückung am Unterkiefer. In: Cotta H, Martini AK (Hrsg) Implantate und Transplantate in der Plastischen und Wiederherstellungschirurgie. Springer, Berlin Heidelberg New York

Diskussion

D. Körner, Stuttgart: 1. Wurde Periost des Unterkiefers bei der Resektion zurückgelassen, und welchen Einfluß hatte dies auf das Implantatwachstum? 2. Wo fand das Wachstum des Rippentransplantates statt? Interstitielles Längenwachstum konnte experimentell, zuletzt durch eigene Untersuchungen, niemals sicher nachgewiesen werden.

Zur temporären Rekonstruktion des Unterkiefers mit Silastik im frühen Kindesalter

G. Nissen und H. Scheunemann, Mainz

Einleitung

Über den Zeitpunkt des Knochenersatzes nach Resektion am kindlichen Unterkiefer sind die Auffassungen nicht einheitlich. In der Vergangenheit hat Sailer (1974) über günstige Ergebnisse nach primärer Wiederherstellung der Unterkieferkontinuität berichtet.

Außer Zweifel steht wohl, daß nach Resektion maligner Tumoren bei fraglicher Radikalität die primäre Osteoplastik keine absolute Indikation darstellt (McDowell u. Ohlwiler 1962). Wir haben an anderer Stelle bereits berichtet (Scheunemann 1976), daß sich für den temporären Unterkieferersatz im Kindesalter Silastik in verschiedener Konsistenz als temporäres Platzhalterimplantat bewährt hat. Viele Autoren, u.a. Brown et al. (1963) und Stellmach (1967), berichten über günstige Ergebnisse mit Silastik in der rekonstruktiven Gesichtschirurgie. Es erfüllt die von Scales (1953) definierten Eigenschaften, die ein ideales synthetisches Ersatzmaterial besitzen sollte. Heiss (1956) hat als besonderen Vorteil der primären Alloplastik nach Tumorresektion auf die Platzhalterfunktion für die spätere Osteoplastik verwiesen und auf den Vorteil der Schonung nervöser Strukturen bei der Sekundäroperation aufmerksam gemacht. In diesem Zusammenhang verweisen wir auf eigene publizierte Erfahrungen (Scheunemann 1979).

Kasuistik und Ergebnisse

Zur primären Unterkieferrekonstruktion verwandten wir bei insgesamt 10 Fällen kindlicher Tumoren im Unterkieferbereich temporär eine Alloplastik mit Silastik. An einem ausgewählten klinischen Fall sollen nachfolgend verschiedene Probleme erörtert werden.

Bei einem 20 Monate alten Jungen F. A., Krbl. Nr.: 114/1971, mußte wegen eines ausgedehnten Tumors im Bereich des linken Unterkiefers eine Resektion von regio 18 bis knapp unter die linke Incisura semilunaris erfolgen. Die vorhandene Tumorausdehnung erforderte daneben eine großzügige Resektion benachbarter Weichteile en bloc (Abb. 1).

Histologisch handelte es sich um ein aggressiv, infiltrierend wachsendes juveniles Fibrom, auch Desmoidtumor genannt. Zur Defektrekonstruktion diente ein aus einem Silastikblock mittlerer Konsistenz geschnitzter Silastikkörper, der durch zusätzliches Einfügen eines Kirschner-Drahtes entsprechend der ursprünglichen Unterkieferkonfiguration geformt wurde. Außerdem wurden, da sich der Kirschner-Draht im medialen Resektionsstumpf wegen beabsichtigter Schonung benachbarter Zahnkeime nur wenige Millimeter eintreiben ließ, zusätzlich quere Stahlstifte in den

Regionale plastische und rekonstruktive Chirurgie im Kindesalter
Hrsg. von W. Kley und C. Naumann
© Springer-Verlag Berlin Heidelberg 1983

Silastikkörper eingebracht, die ein Ausreißen fixierender Drahtligaturen aus letzterem verhüten sollten. Es handelt sich dabei um eine technische Erweiterung des von Scheunemann 1970 bereits angegebenen Verfahrens. Aus anatomischen Gründen ließ sich der Stahlstift im proximalen Resektionsstumpf unterhalb der Incisur nicht in den dort extrem dünnen Knochen eintreiben. Hier erfolgte deshalb die Fixierung mittels zweier Osteodrahtsynthesen, die ebenfalls über einen zusätzlich quer in den Silastikkörper eingetriebenen Stahlstift fixiert wurden. Das beschriebene Verfahren veranschaulicht das postoperativ angefertigte Orthopantomogramm (Abb. 2). Unter systematischer antibiotischer Therapie sowie lokalen Maßnahmen kam es zu einem komplikationslosen Wundheilungsverlauf.

Das postoperativ klinisch erzielte Ergebnis zeigt die Abb. 3a.

Später wurde das Silastikimplantat durch ein entsprechend dem eingetretenen Wachstum größer gewähltes ersetzt. Die Abb. 3b zeigt den Jungen im Alter von 6 Jahren; inzwischen ist er 12½ Jahre alt. Die Eltern konnten sich bisher zu keiner osteoplastischen Rekonstruktion bei dem Kind entschließen.

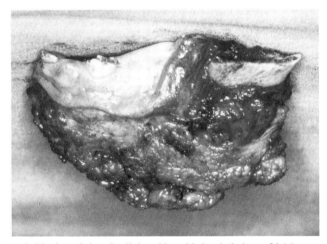

Abb. 1. Operationspräparat nach Blockresektion des linken Unterkiefers bei einem 20 Monate alten Jungen

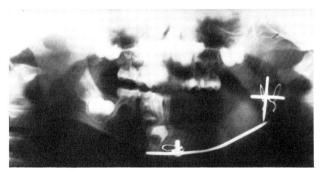

Abb. 2. Rekonstruktion des Unterkiefers mit einem Silastikimplantat und formgebendem Kirschner-Draht. Gelenkkopf auf resezierter und nicht resezierter Seite sind gleich groß

253

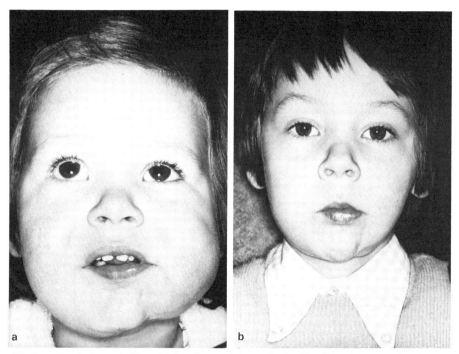

Abb. 3. a Ergebnis nach Unterkieferrekonstruktion mittels Silastikimplantat nach primärer Heilung, en face. **b** Ergebnis nach temporärer Unterkieferrekonstruktion mit Silastik im Alter von 6 Jahren

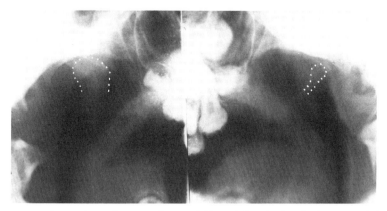

Abb. 4. Gegenüberstellung zweier spezieller Kiefergelenksaufnahmen nach Parma aus dem Jahre 1981. Das linke Kiefergelenk zeigt eine erhebliche Knochenatrophie, die auf der gesunden, rechten Seite nicht erkennbar ist

Bei guter Konzentration ist der Junge in der Lage, den bezahnten Unterkiefer-stumpf in Occlusion zu bringen. Die Mundöffnung ist mit einer maximalen Schnei-dekantendistanz von 4,5 cm unbehindert. Aktive Seitwärtsbewegungen nach rechts und links sind möglich. Die Narbe über dem Silastikimplantat ist völlig reizlos. Äs-thetisch und funktionell fühlt sich das Kind im Augenblick in keiner Weise beein-trächtigt; laut eigenen Angaben kann es jede Kostform zu sich nehmen.

Von besonderem Interesse erscheinen die Röntgenbefunde in der Kiefergelenk-region.

In zwei Orthopantomogrammen aus den Jahren 1977 und 1981 zeigt sich eine erhebliche Atrophie des auf der Resektionsseite liegenden linken Kiefergelenkköpf-chens, während auf der gesunden rechten Seite keinerlei Wachstumsstörung zu er-kennen ist. Dabei ist die Knochenatrophie im 8. Lebensjahr weniger stark ausge-prägt als 4½ Jahre später, im Jahre 1981. Der gleiche Befund findet sich in einer Ge-genüberstellung der speziellen Kiefergelenkaufnahmen nach Parma noch deutlicher (Abb. 4).

Hingewiesen sei in diesem Zusammenhang, daß bei der Erstoperation die Re-sektion unter Erhaltung des linken Kiefergelenks unterhalb der Incisura semilunaris erfolgt ist (vergl. Abb. 1).

Diskussion

Der temporäre Unterkieferersatz mit Silastik im frühen Kindesalter erscheint uns besonders dann gerechtfertigt, wenn aufgrund des malignen Charakters des Tumors keine ausreichende Sicherheit bezüglich der Rezidivfreiheit besteht. Silastik als Al-loplastik im frühen Kindesalter darf auch deshalb empfohlen werden, weil hier im Gegensatz zum Erwachsenenalter nicht die nachteilige sekundäre Infektion im Vor-dergrund stand, was wir im Rahmen einer Dissertation (Härtel 1981) an unserem Krankengut ermitteln konnten. Nach angemessener Wartezeit von ein bis zwei Jah-ren ist dann zu entscheiden, ob eine Osteoplastik in Frage kommt. Dabei sollte un-seres Erachtens im Kindesalter mit der Osteoplastik nicht zu lange gezögert werden, um eine Atrophie des Kiefergelenks durch mangelnde Funktion zu vermeiden. Als Operationszeitpunkt diskutieren wir aus den von uns gemachten Erfahrungen die Zeit vor der Einschulung.

Zusammenfassung

Es wird über die besondere Problematik, die sich bei der Unterkieferrekonstruktion mit Silastik im frühen Kindesalter nach Resektion ausgedehnter Tumoren stellt, be-richtet. Ein Fallbeispiel beschreibt die temporäre Rekonstruktion mit einem Sila-stikimplantat. Dabei wird auf die Beobachtung ausgebliebenen Wachstums des Kiefergelenks nach Unterkieferresektion unterhalb der Incisura semilunaris bei nicht erfolgter Osteoplastik hingewiesen. Dieses Phänomen wird durch mangelnde funktionelle Reize erklärt. Als Operationszeitpunkt für die Rekonstruktion mit au-tologem Material wird der Zeitpunkt vor Einschulung diskutiert.

Literatur

Braley S (1968) The silicones in maxillofacial surgery. Laryngoscope 78:549–557

Brown JB, Minot PF, Kollias P, Ohlwiler DA, Tempelton JB (1963) Silicone and teflon prostheses, includes full jaw substitution. Ann Surg 157:932–943

McDowell F, Ohlwiler D (1962) Mandibular resection and replacement. Int Abstr Surg 115:2, 103–115

Farrior RT (1966) Synthetics in head and neck surgery. Arch Otolaryng 84:82–90

Farrior RT (1966) Implant Materials in restoration of facial contour. Laryngoscope 76:934–954

Haas E (1971) Erfahrungen mit Silastik in der plastischen Gesichtschirurgie. Z Laryng Rhinol Otol 50:751–754

Härtel J (1981) Zur Rekonstruktion von Unterkieferdefekten nach Tumorresektion unter besonderer Berücksichtigung der Kinnrekonstruktion. Diss Med Mainz

Heiss J (1956) Das Zwischenimplantat zur Vorbereitung der Osteoplastik. Zahnärztl. Rdsch 65:367–373

Sailer HF (1974) Experiences with intra-oral partial resection and simultaneous reconstruction of the mandible in preoperatively non-infected cases. J Maxillofac Surg 2:173–178

Scales JT (1953) Discussion on metals and synthetic materials in relation to soft tissues; tissue reaction to synthetic materials. Proc Roy Soc Med 46:647

Scheunemann H (1970) Kinnrekonstruktion mit Silastik in Kombination mit einem formgebenden Kirschner-Draht. Zahnärztl Welt 79:100–104

Scheunemann H (1976) Zur sekundären Osteoplastik nach temporärer Kinnrekonstruktion mit Silastik im jugendlichen Alter. In: Schuchardt K, Scheunemann H (Hrsg) Fortschr. Kiefer- und Gesichtschir Bd XX. Thieme, Stuttgart, S 42–44

Scheunemann H (1979) Zur Wiederherstellung der Gesichtsweichteilkonturen nach Unterkieferresektion und Weichteilrekonstruktion. In: Schuchardt K, Schwenzer N (Hrsg) Fortschr. Kiefer- und Gesichtschir. Bd XXIV. Thieme, Stuttgart, S 13–15

Stellmach R (1967) Aufbau der Gesichtskonturen mit Silastik. In: Schuchardt K (Hrsg) Fortschr. Kiefer- und Gesichtschir. Bd XII. Thieme, Stuttgart, S 141–144

Stellmach R (1979) Ersatzplastiken bei großflächigen subkutanen Gewebedefekten des Gesichts. In: Schuchardt K, Schwenzer N (Hrsg) Fortschr. Kiefer- und Gesichtschir. Bd XXIV. Thieme, Stuttgart, S 46–47

Operationstechniken und spezielle Rekonstruktions-Verfahren bei kindlichen Knochentumoren

R. Rahmanzadeh, F. Hahn und R. Tiedtke, Berlin

Knochentumoren und tumorähnliche Knochenerkrankungen sind nicht häufig, der geringere Anteil entfällt auf das Kindesalter. Von den 225 operierten Knochentumoren der Jahre 1975–1980 in unserer Klinik waren 131 primäre Knochentumoren, bei 94 handelte es sich um Metastasen. Von den primären Knochentumoren fielen 79 auf Erwachsene und 52 wurden bei Kindern festgestellt, Metastasen kamen bei Kindern in unserem Krankengut nicht vor. Die Aufschlüsselung der primären Knochentumoren zeigt, daß die benignen Veränderungen beim Erwachsenen und beim

Regionale plastische und rekonstruktive Chirurgie im Kindesalter
Hrsg. von W. Kley und C. Naumann
© Springer-Verlag Berlin Heidelberg 1983

Kind überwiegen. Maligne Knochengeschwülste im Kindesalter sind noch seltener als beim Erwachsenen. Bei der topographischen Verteilung fällt auf, daß kindliche Tumoren häufig am Oberarm, Ober- und Unterschenkel auftreten und wie bei den Knochenmetastasen metaphysäre Knochenabschnitte bevorzugt werden.

Die erfolgreiche Behandlung dieser Tumoren setzt in vielen Fällen den Einsatz aller technischen Möglichkeiten voraus, einschließlich aufwendiger Osteosynthese-verfahren und der Endoprothetik. Aus diesem Grunde empfiehlt sich die Behandlung dieser Kinder in speziellen Zentren, die über die nötige Erfahrung verfügen und bei denen durch eine interdisziplinäre Zusammenarbeit mit Pädiatern, Pathologen, Radiologen und Strahlentherapeuten über die chirurgische Versorgung hinaus eine optimale Weiterbetreuung gewährleistet ist.

Zur Diagnostik gehören in jedem Fall Röntgenaufnahmen in 2 Ebenen und Basis-Laborwerte. Es bleibt aber zu betonen, daß weder klinisch noch röntgenologisch noch diagnostisch die sichere Diagnose über einen Knochenprozeß gestellt werden kann, sich nur Hinweise auf bestimmte Wahrscheinlichkeiten ergeben.

Die Indikation zur explorativen Operation wird aus dem Verlauf, dem Beschwerdebild über die große Erfahrung gestellt. Hierbei kommen verschiedene Operationsverfahren zur Anwendung. Die tangentiale Abtragung genügt bei der Exostose, die wir allerdings nur dann operativ behandeln, wenn sie Beschwerden macht. Juvenile Knochencysten werden ausgeräumt und alles pathologisch veränderte Gewebe mit einer Fräse von der Cystenwand entfernt. Beim Osteoidosteom, beim Riesenzelltumor und bei aneurysmatischen Knochencysten ist die en-bloc-Resektion das bevorzugte Verfahren. Während das Ewing-Sarkom eine Domäne der Strahlenbehandlung in Verbindung mit cytostatischer Therapie ist, wird beim osteogenen Sarkom nach wie vor die Amputation unter Einhaltung eines Sicherheitsabstandes bevorzugt.

Tabelle 1. Kindliche Knochentumoren 1975–1980 ($n = 52$)

Lokalisation		
Humerus	9	(19%)
Ulna/Radius	5	
Femur	13	(25%)
Tibia/Fibula	13	(25%)
Becken	3	
Übrige	9	

Tabelle 2. Resektionstechnik bei Knochentumoren unterschiedlicher Dignität

Exostose	Tangentiale Abtragung
Juvenile Knochencyste	Ausräumung, Abfräsen
Osteoid-Osteom	
Riesenzell-Tumor	En-bloc-Resektion
Aneurysmatische Knochencyste	
Osteogenes Sarkom	Amputation

Tabelle 3. Operationsverfahren bei kindlichen Knochentumoren ($n = 52$)

Tumorart	A	A+S	A+S+O
Exostosen	20	–	2
Juv. Knochencysten	2	8	2
Osteoid-Osteome	4	–	2
Riesenzell-Tumoren	2	1	1
Andere	2	4	1
	(1 Amput.)		
Zusammen	31	13	8

A = Ausräumung; S = Spongiosaplastik; O = Osteosynthese

In welcher Kombination die einzelnen Behandlungsverfahren einschließlich der Osteosynthese bei den einzelnen Tumoren bei unserem Patientengut zur Anwendung kamen, zeigt Ihnen die Tabelle 3. Anzumerken ist, daß bei kleinen Kindern mit großen Defekten, bei denen die Gewinnung autologer Spongiosa einen relativ großen Eingriff darstellt und häufig nicht genug Material gewonnen werden kann, auch homologe Spongiosa gute Dienste leistet.

Einige Fallbeispiele sollen zeigen, welches Vorgehen sich bei uns bewährt hat und welche technischen Möglichkeiten uns heute zur Verfügung stehen, um diese Kinder völlig wiederherzustellen oder die Funktionsausfälle möglichst gering zu halten (Abb. 1–4).

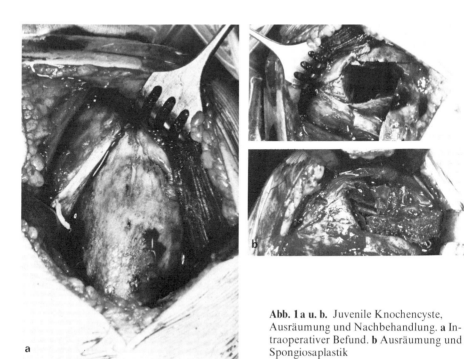

Abb. 1a u. b. Juvenile Knochencyste, Ausräumung und Nachbehandlung. **a** Intraoperativer Befund. **b** Ausräumung und Spongiosaplastik

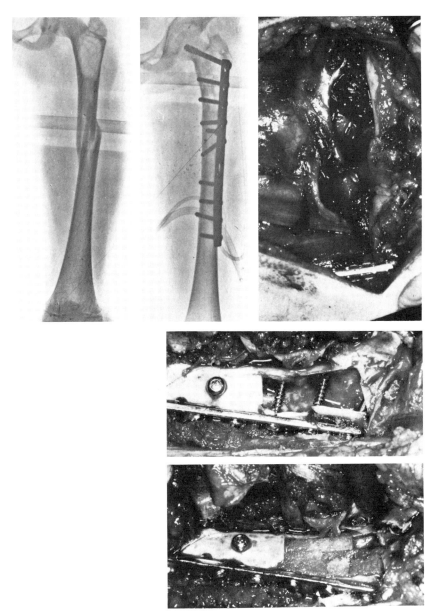

Abb. 2. Juvenile Knochencysten werden oft erst bei einer Fraktur oder als Zufallsbefund bei benachbarten Verletzungen im Röntgenbild erkannt. Die Ausräumung und das Auffräsen der Cystenwand sollten schonend und exakt vorgenommen werden. Das Auffüllen des Defektes geschieht hier mit homologer Spongiosa. Stabilisierung mit einer schmalen DC-Platte

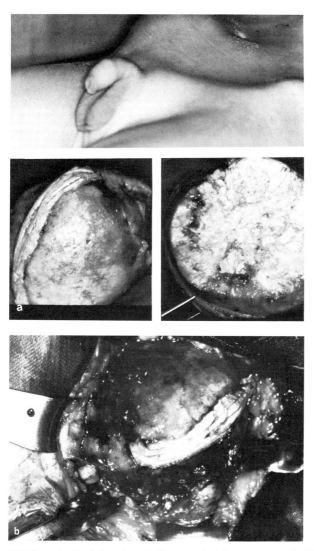

Abb. 3a u. b. Nach heutiger Auffassung sind Amputationen im Kindesalter nur noch bei peripheren Sarkomen angezeigt. Ansonsten wird bei Amputationen der einschneidende Funktionsverlust durch keinerlei Verbesserung der Prognose aufgewogen. In diesem Falle wurde das Osteosarkom im Bereich der rechten Beckenschaufel im Gesunden reseziert und durch eine nach Maß angefertigte Kunststoffprothese ersetzt. **a** u. **b** klinischer und intraoperativer Befund

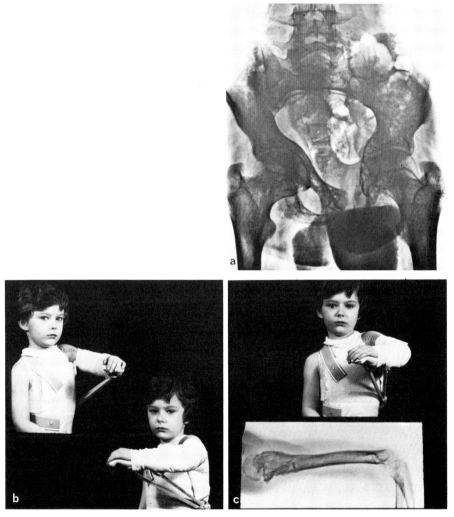

Abb. 4a–k. Dieser Patient kam mit den abgebildeten destruktiven Veränderungen im Bereich des Beckens und beider proximaler Femura zur stationären Aufnahme. Histologisch handelte es sich hierbei um eine Angiomatose des Knochens. Nach der radikalen Ausräumung wurden die Defekte prothetisch ersetzt. Praeoperativ war der Patient bettlägerig. Nach der Operation konnte er selbständig wieder laufen. **a** Röntgenbefund bei der Verlegung aus dem Universitätskinderkrankenhaus. **b** Nachbehandlung mit Thoraxabduktionsschiene aus Neofrakt. **c** einwandfreier Sitz des Kunststoffverbandes und einwandfreie Röntgenstrahlentransparenz. **d** angefertigte Kunststoffprothese. **e** Röntgenbilder prä- und postoperativ. **f** u.**g** Intraoperativer Befund mit teilweisem Resektat. **h** Die nach Röntgenbildern und Computertomogrammen angefertigte Kunststoffprothese. **i** postoperatives Röntgenbild. **j** u. **k** Funktionsbilder postoperativ

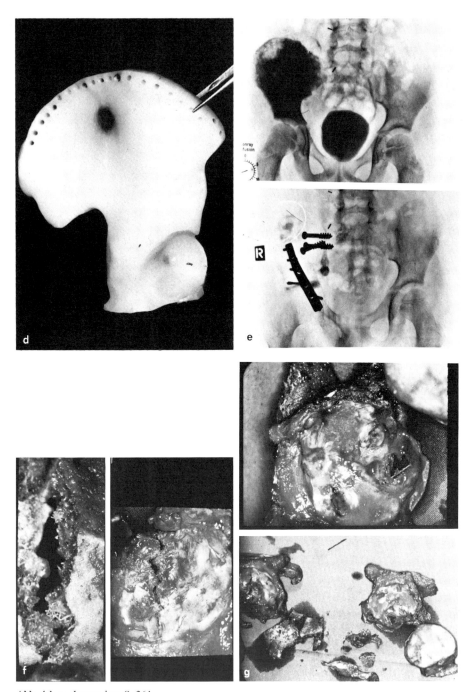

Abb. 4d–g. Legende s. S. 261

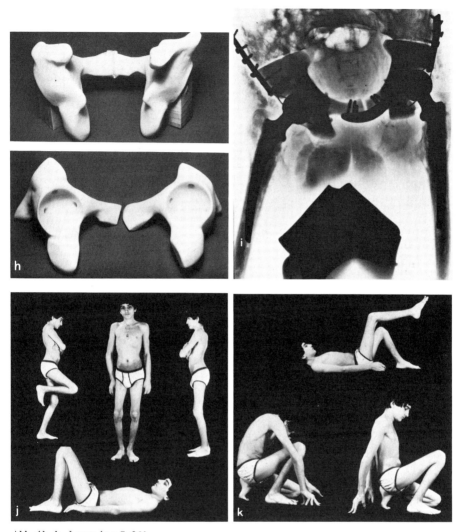

Abb. 4h–k. Legende s. S. 261

Die Wichtigkeit der guten Verständigung zwischen den beteiligten Klinikern und dem Pathologen als wichtige Voraussetzung für die erfolgreiche Behandlung der kindlichen Knochentumoren kann nur immer wieder betont werden.

Die letztendliche Klärung der Knochentumoren erfolgt immer histo-morphologisch und ist selbst da in der Langzeitbeobachtung nicht frei von Irrtümern.

Eine umfangreiche, lückenlose Dokumentation und regelmäßige Nachuntersuchungen für den einzelnen jungen Patienten sind ebenso wichtig wie dieses für das ständig aktualisierte Wissen um diese Krankheitszustände erforderlich ist.

Diskussion

P. Himstedt, Münster: Sollen Neurosarkome im Kindesalter in jedem Fall operiert werden? Ist eine Radiatio obsolet?

Dr. Rettig, Gießen: Weshalb Resektion en bloc bei osteoidem Osteom mit plastischen Rekonstruktionsmaßnahmen? Eine ausgiebige Resektion mit Entfernung des „Nodus" reicht aus, um Beschwerde- und Rezidivfreiheit zu bekommen.

Wiederherstellung des Unterarmes nach destruierendem Knochentumor der Ulna

R. Tiedtke, R. Rahmanzadeh und F. Hahn, Berlin

Ein Fall der kindlichen Knochentumoren mit destruierenden Veränderungen im Bereich des Unterarmes, der in der Abteilung für Unfall- und Wiederherstellungschirurgie im Klinikum Steglitz, Berlin, behandelt worden ist, soll herausgegriffen werden, um die Problematik der Diagnostik mit histologischer Beurteilung, die Therapie mit dem taktischen Vorgehen kritisch vorzustellen.

Ein 14jähriger, in seiner geistigen Entwicklung retardierter Junge, bemerkte eine Schwellung seines rechten Unterarms. Zwei bis drei Monate erfolgte die Behandlung durch den Hausarzt in Form von allgemeinen medikamentösen und physikalischen Maßnahmen. Als nach ca. drei Monaten die Verdickung sichtbar zunahm, veranlaßte der Hausarzt eine Röntgenaufnahme. Es war eine weit fortgeschrittene Destruktion des proximalen Ulnadrittels mit weiter beidseitiger Abhebung des Periosts zu sehen (Abb. 1). Die stationäre Aufnahme in der Universitätskinderklinik erfolgte daraufhin am 21. 12. 1979.

Hier wurden die gründlichen diagnostischen Maßnahmen zur Abklärung dieses Tumors am Unterarm eingeleitet: Knochenmarkspunktion, Probeexcision des Tumors mit histologischer und cytologischer Untersuchung, Röntgenuntersuchungen, zahlreiche Blutentnahmen, EEG, Szintigramm waren einige davon. Nach der Probeexcision kam es zu Wundheilungsstörungen, die lokale Revisionen notwendig machten. Durch die Ruhigstellung – Oberarmschiene und Bettruhe – entwickelte sich eine Bronchopneumonie.

In diesen 2½ Monaten stand die Diagnostik im Vordergrund, hinsichtlich einer effektiven Therapie des festgestellten Tumors wurde eine abwartende Haltung mit einem gewissen Optimismus eingenommen, wie wörtlich aus dem Verlegungsbericht zu entnehmen ist: „Nachdem nach der Röntgenkontrolle des re. Unterarmes vom 7. 1. 80, die deutliche Hämatomverkalkungen zeigte, die Hoffnung auf eine Konsolidierung des Prozesses bestand, zeigen die weiteren Kontrollen – zuletzt vom 1. 3. 80 – eine fortschreitende Destruktion der Ulna" (Abb. 2).

Der Umfang des Unterarmes muß in dieser Zeit zugenommen haben, wie der Aufnahmestatus bei der Verlegung des Patienten am 4. 3. 1980 zu uns deutlich zeigt.

Regionale plastische und rekonstruktive Chirurgie im Kindesalter
Hrsg. von W. Kley und C. Naumann
© Springer-Verlag Berlin Heidelberg 1983

Anlaß zur Verlegung war die Empfehlung auf Amputation des Unterarmes, der wir uns nicht anschließen konnten (Abb. 3).

Am 5. 3. 1980 führten wir die Operation mit vollständiger Exstirpation des Tumors durch. Aufgrund der durchgemachten Wundheilungsstörungen nach PE und der schlechten Weichteilverhältnisse erfolgten nur die Fixation mit langer schmaler DC-Platte und PMMA-Ketten (Abb. 4).

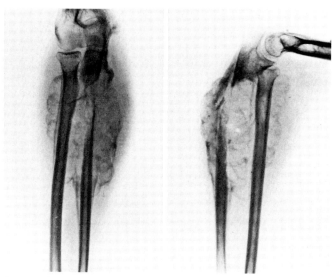

Abb. 1. Röntgenuntersuchung rechter Unterarm vom 7. 1. 1980: Deutliche Hämatomverkalkungen

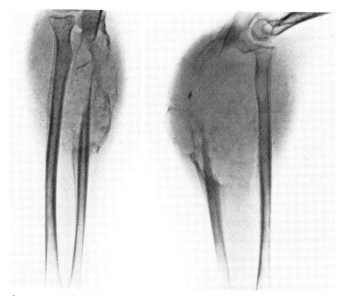

Abb. 2. Röntgenuntersuchung vom 1. 3. 1980: Fortschreitende Destruktion der Ulna

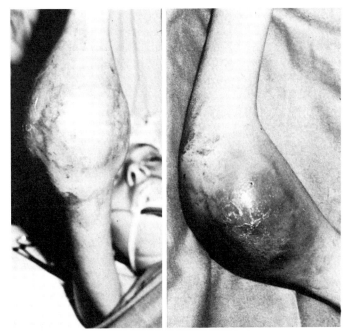

Abb. 3. Klinischer Befund bei der Übernahme am 5. 3. 1980

Die Weichteilverhältnisse stabilisierten sich, so daß wir am 26. 3. 1980 die Reosteosynthese mit Spongiosaplastik durchführen konnten. Wundheilungsstörungen machten am 23. 5. 80 eine Sekundärnaht in Allgemeinnarkose notwendig, bei der wir zugleich eine Gelenkmobilisation durchführten. Am 18. 7. 80 erfolgte eine erneute Spongiosaplastik und Stabilisation mit dem Wagner-Gerät.

Der Patient wurde entlassen und ambulant nachbehandelt. Hier war im Dezember 1980 eine Sequesterentfernung notwendig. Im Januar 1981 waren die Narben reizlos, die Funktion zufriedenstellend. Eine knöcherne Überbrückung des Defektes ist röntgenologisch noch nicht sichtbar. Klinisch bestehen stabile Verhältnisse, so daß der Wagner-Fixateur entfernt werden konnte (Abb. 5).

Der Patient ist bei der letzten Nachuntersuchung im Juli 1981 beschwerdefrei und hat eine gute Funktion (Abb. 6a u. b).

Die Probeexcision im Dezember 1979 und die Untersuchung des Resektates führte zu unterschiedlichen histologischen Diagnosen. Experten auf dem Gebiet der Knochentumoren schwankten zwischen aneurysmatischer Knochencyste und teleangiektatischem Osteosarkom (Tabelle 1). Neben dem typischen Bild der aneurysmatischen Knochencyste wurden in manchen Abschnitten eine sehr umfängliche Bildung unreifer osteoider Gitter und Bälkchen in ungewöhnlichem Ausmaß gefunden. Die Polymorphie der Zellen in diesen Bezirken wird unterschiedlich beurteilt, insbesondere das Ausmaß der Mitosen. Auch atypische Mitosen, reaktiv entstandene Faserknochenbälkchen mit angelagerten Reihen von Osteoblasten wurden beschrieben.

266

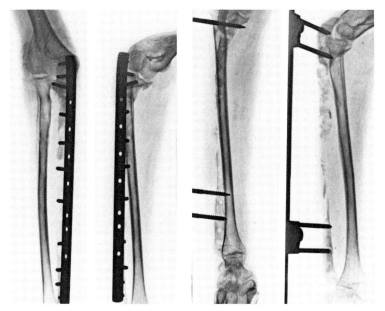

Abb. 4. Röntgenuntersuchung vom 12. 6. 1980 mit schmaler DC-Platte und vom 1. 9. 1980 mit dem Wagner-Apparat

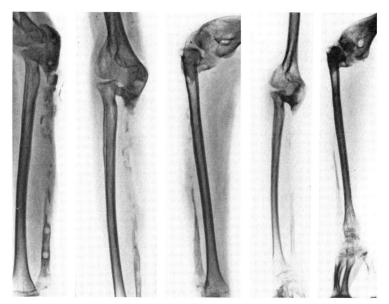

Abb. 5. Röntgenuntersuchung vom 9. 10. 1980 und vom 14. 9. 1981

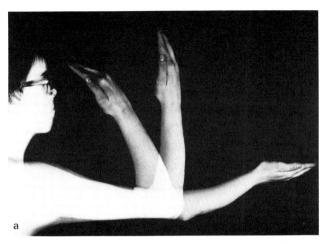

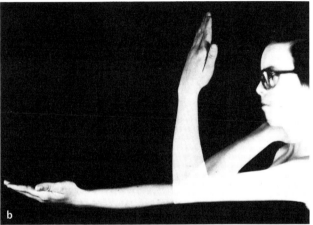

Abb. 6. a Phantomaufnahmen des rechten Armes. **b** Phantomaufnahmen des linken Armes vom 14. 9. 1981

Tabelle 1. Histologische Beurteilung der Probeexzision vom 24. 12. 1979

Aneurysmatische Knochencyste	Teleangiektatisches Osteosarkom
FU Berlin-Steglitz Universität Kiel Knochengeschwulstregister Westfalen Mayo Clinic/Rochester Minnesota/USA	Referenzzentrum für Knochentumoren der Universität Freiburg

268

Die Röntgenbilder sprechen nach unterschiedlicher Interpretation verschiedener Pathologen und Röntgenologen mit der Lokalisation im proximalen Ulnabereich und den destruktiven Veränderungen sowohl für eine aneurysmatische Knochencyste, als auch für ein teleangiektatisches Osteosarkom.

Die ausführliche Anamnese erlaubt einige kritische Bemerkungen, die wir im folgenden zur Diskussion stellen möchten:

1. Sind Probeexcisionen bei derartigen klinischen und röntgenologisch nachweisbaren Befunden notwendig, haben sie eine entscheidende Bedeutung für das taktische Vorgehen bei der Behandlung?
2. Ist die chirurgische Therapie bei diesen klinischen und röntgenologischen Befunden gegenüber einer definitiven Diagnostik vorrangig?
3. Wie genau lassen sich die histologischen Veränderungen bei aneurysmatischer Knochencyste und teleangiektatischem Sarkom gegeneinander abgrenzen?
4. Welche Konsequenzen hat der Chirurg aus den histologischen Diagnosen zu ziehen?

Unseres Erachtens ist die aneurysmatische Knochencyste eine gutartige, offenbar nicht neoplastische Knochenaffektion mit einem meist exzentrischen osteolytischen ossären und einem extraossären Anteil. Sie besteht aus größeren und kleineren mit Blut oder einer blutserumähnlichen Flüssigkeit gefüllten Hohlräumen, Osteoid, unreifem Knochengewebe, kollagenem riesenzellhaltigem Bindegewebe und selten auch aus Knorpelgewebe. Diese selbständige Knochenerkrankung wurde 1893 von Arsdale und Oehler unter der Bezeichnung „ossifizierendes Hämatom" und „Knochenaneurysma" beschrieben. Später betrachtete man sie als Variante der echten Riesenzelltumoren des Knochens. Nachdem jedoch bei Verlaufsbeobachtungen Heilungen nach unvollständiger Entfernung festgestellt wurden, erfolgten 1942 durch Jaffee und Lichtenstein ihre Abgrenzung von Riesenzelltumoren und von anderen cystischen Knochenläsionen und die deskriptive Benennung als aneurysmatische Knochencyste.

Die aneurysmatische Knochencyste kommt in der Regel solitär vor. Der Hauptsitz der Läsion liegt an den langen Röhren, an der Metaphyse. Im jugendlichen Alter ist die Epiphyse nicht in den Prozeß einbezogen; zwischen der Epiphysenplatte und der aneurysmatischen Knochencyste findet sich in der Regel eine mehrere Millimeter bis zu 2 cm breite reguläre Knochengewebszone. Die Ätiologie ist nicht geklärt. Diskutiert werden Traumen, örtliche Wachstumsstörungen und/oder Zirkulationsstörungen, die für die Entwicklung einer aneurysmatischen Knochencyste verantwortlich gemacht werden können. Diese führen zunächst in Schüben verlaufend zu Knochengewebsuntergängen. Die aneurysmatische Knochencyste wäre somit ein pathologischer reparativer Prozeß, keineswegs ein echter Knochentumor.

Die aneurysmatische Knochencyste muß chirurgisch behandelt werden. Excisionen, einfache Kürettagen, Kauterisationen können Rezidive aufweisen. Die en bloc-Resektion mit Einsetzen eines Knochenspanes ist die sicherste Methode, gleichzusetzen ist sorgfältigstes Ausfräsen der Höhle, sofern keine weiteren Destruktionen vorliegen. Bei der Probeexcision können Stückchen entfernt werden, die histologische Ähnlichkeit mit Bezirken in benignen Chondroblastomen, fibrösen Knochendysplasien, benignen Osteoblastomen, juveniler Knochencysten, aber auch teleangiektatischen Osteosarkomen haben. Eine Probeexcision erscheint daher fragwürdig. Röntgen und genaue Kenntnisse der Klinik sollten für Diagnose und Therapie ausreichen.

V. Freie Vorträge

Neue Aspekte der reparativen Osteogenese

J. F. Osborn, K. Donath, Hamburg und H. Newesely, Berlin

Die chirurgische Versorgung von Knochendefekten mit Osteoplantaten, also mit Trans- oder Implantaten, erfolgt mit dem Ziel, die skelettäre Kontinuität wiederherzustellen und eine gewebsspezifische Regeneration im Knochen selbst oder im Kontakt mit dem Restknochen zu initiieren. Entscheidend für den Restitutionsprozeß ist die *Leistungsfähigkeit des Lagergewebes*.

Der *biomechanische Status* bestimmt, ob Umwegsdifferenzierung über fibrösen oder knorpeligen Callus oder primäre Knochenneubildung eintritt. *Eigenschaften des Osteoplantates* schließlich beeinflussen als formative Faktoren die Qualität des Regenerates.

Systematik der Osteoplantate

Die komplexen „Materialeigenschaften" des autologen Osteoplantates lassen sich bestimmten morphologischen Strukturen zuordnen. Das folgende Schema gibt einen Überblick über die Zusammensetzung des Knochengewebes.

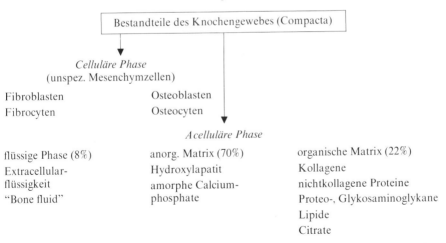

Das freie autologe Knochentransplantat weist bereits kurz nach der Entnahme 95% degenerativ veränderte Osteocyten auf. Aktuelle Arbeiten lassen keinen Zweifel daran, daß dieses devitalisierte Knochenfragment de facto ein Implantat darstellt [5]. Andere Autoren wiesen nach, daß die dominierende induktive Wirkung des autologen Osteoplantates nach Zerstörung aller Zellen durch letale Röntgenbestrahlung unvermindert fortbesteht [6].

Die mithin nicht-cellulär lokalisierte osteoinduktive Potenz scheint vorrangig an die Fraktion der nicht-kollagenen Proteine der organischen Matrix gebunden. Derartige, nicht-artspezifische, in Osteoblastenkulturen und Tierversuchen wirksame Verbindungen, sind bisher nicht strukturaufgeklärt und – von unterschiedlicher Spezifität und Wirkung – als bone morphogenetic protein (BMP), Osteogenin, Osteocalcin und Osteonectin bekannt geworden.

Die Re-Aktion des knöchernen Lagergewebes ist das Kriterium für die Bewertung des Osteoplantat-Materials [3]. Damit läßt sich eine für alle Materialien gültige „Systematik der Osteoplantate" aufstellen.

Osteokompatible Knochenersatzwerkstoffe verursachen keine Abwehrreaktion oder Ossifikationsstörung. *Osteotrope* Materialien begünstigen durch ihren Chemismus und/oder strukturelle Phänomene die reparative Osteogenese und sind wirksam in Anwesenheit von DOPCs. Diese „determined osteogenic precursor cells" kommen ausschließlich im Knochengewebe vor [4]. Die *osteoinduktive* Gruppe umfaßt die oben genannten Polypeptide und den freien autologen Knochen. Osteoinduktive Substrate vermögen außer den DOPCs auch IOPCs zur Osteogenese zu stimulieren. Diese „inducible osteogenic precursor cells" kommen an Knochenoberflächen und zahlreichen anderen Stellen des Organismus vor [4].

Problemstellung

Wir interpretieren die induktive Potenz des autologen Materials als Summeneffekt. Es war unsere Zielvorstellung, die morphologischen Bestandteile des Systems „autologes Osteoplantat" spezifisch nach ihren Wirkungen vergleichend zu erfassen.

Material und Methode

Die Tabelle 1 zeigt in der Übersicht, welche „Äquivalente" der biologischen Komponenten des Knochengewebes wir im Tierversuch eingesetzt haben.

Tabelle 1. Experimentelle Äquivalente der Komponenten des Knochengewebes

Komponente des Knochens	Experimentelles Äquivalent
Kollagen	Natives Kollagenprodukt[a]
Knochenmineral	poröse Hydroxylapatitkeramik[b]
Knochenmineral + Kollagen	Kieler Span[c]

[a] Collatamp, Fa. Plantorgan, Bad Zwischenahn
[b] eigene Herstellung (2, 3)
[c] Fa. Braun Melsungen

272

Bei drei Gruppen ausgewachsener männlicher Ratten wurden die Materialien jeweils als längliche Implantate (6×4×0,8 mm) in die Femurdiaphyse von lateral im Bereich der Neuralachse eingesetzt. Da auf diese Weise ein nahezu lastfreier Status erreicht wird, sind biomechanische Faktoren als formative Reize ausgeschaltet. Nur unter dieser Voraussetzung repräsentieren die unterschiedlichen histologischen Befunde auch tatsächlich unterschiedliche Eigenschaften der Materialien.

Während der zweiwöchigen Versuchsdauer stand den Labortieren Trinkwasser mit 12 g Aureomycin pro Liter ad libitum zur Verfügung.

Die Beurteilung erfolgte lichtmikroskopisch an unentkalkten methacrylateingebetteten toluidinblaugefärbten oder fluorescenzmikroskopisch an ungefärbten Dünnschliffen.

Ergebnisse und Diskussion

Das Kollagenimplantat ist von einer fibrösen Kapsel umgeben, die das Implantat gegen den Knochen und gegen den Markraum abgrenzt. Die von endostal ausgehende Knochenneubildung geht über diese periimplantäre Demarkation nicht hinaus (Abb. 1). An Stellen, an denen die fibröse Kapsel aufgelockert ist, treten wandverdickte Gefäße und eine diskrete entzündliche Infiltration auf (ohne Bild). Bei fluorescenzmikroskopischer Betrachtung heben sich die gelbgefärbten neugebildeten Knochenbälkchen deutlich vom dunklen Altknochen ab. Keinerlei Anzeichen von Mineralisation sind im Bereich des implantierten Kollagens sichtbar (Abb. 2).

Die Hydroxylapatitkeramik mit ihrem interkonnektierenden Porengefüge [2] ist durch lebhafte periimplantäre spongiöse Regeneration inkorporiert (ohne Bild).

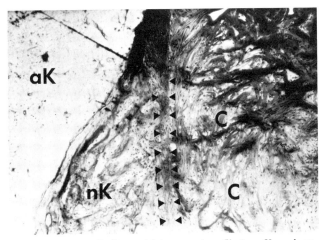

Abb. 1. Collatamp-Implantat, 2 Wochen. Das Kollagen (c) ist von einer fibrösen Kapsel umgeben (Zone zwischen den Pfeilen). Die endostale Knochenneubildung (nK) geht nicht über diese Demarkation hinaus. Kompakter Altknochen (aK). Unentkalkter Dünnschliff, Toluidinblau, ×92

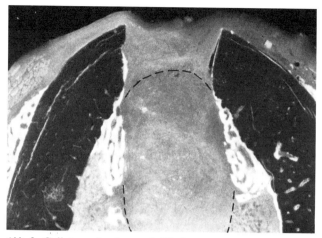

Abb. 2. Collatamp-Implantat, 2 Wochen. Altknochen (dunkel). Tetracyclinmarkierte neugebildete Knochenbälkchen (hell). Keine Mineralisationen im Implantat-Kollagen (Implantat innerhalb der gestrichelten Begrenzungslinie). Auflicht-Fluorescenz, Ultraviolett-Anregung; Kombination: BP 450–490, FT 510, LP 520, ×46

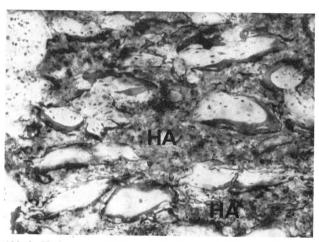

Abb. 3. Hydroxylapatit-Keramik-Implantat, 2 Wochen. Der neugebildete Knochen (dunkel) kleidet die zentralen Poren der Keramik (HA) tapetenartig aus. Unentkalkter Dünnschliff, Toluidinblau, ×231

Der neugebildete Knochen findet sich nicht nur in den Kontaktregionen der Keramik mit dem Originalknochen, sondern er kleidet auch die zentralen Poren tapetenartig aus (Abb. 3). Wie bei stärkerer Vergrößerung erkennbar, beginnt die Osteogenese unmittelbar auf der Keramikoberfläche. Alle Differenzierungsstadien der physiologischen Knochenneubildung sind sichtbar: Osteocyten umgeben von neuem Knochen, Mineralisationsfront, Osteoidsaum und Osteoblasten (Abb. 4).

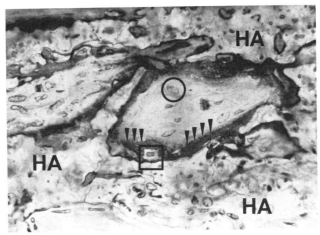

Abb. 4. Hydroxylapatit-Keramik-Implantat, 2 Wochen. Physiologische Sequenz der Osteogenese in einer zentralen Pore der Keramik (HA). Im Quadrat: Osteocyt, direkt auf der Keramik. Pfeile: Mineralisationsfront. Im Kreis: Osteoblast. Unentkalkter Dünnschliff, Toluidinblau, ×587

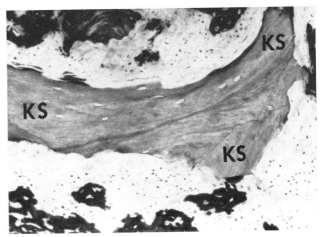

Abb. 5. Kieler-Span-Implantat, 2 Wochen. Der neugebildete Knochen (dunkel) hält zum Kieler Span (KS) Distanz und erreicht diesen nur punktförmig. Unentkalkter Dünnschliff, Toluidinblau, ×231

Nach Münzenberg beruht die sogenannte „knochenbildungsfördernde" Wirkung des Kieler Spans auf seinem Gehalt an nativem Kollagen [1]. In unserer Versuchsserie hält der neugebildete Knochen zum Kieler Span Distanz und erreicht diesen nur punktförmig (Abb. 5). Die Oberfläche des Kieler Spans ist ausschließlich von mehrkernigen Riesenzellen (Osteoklasten?) besetzt, was im Sinne einer moderaten Fremdkörperreaktion interpretiert werden muß (Abb. 6).

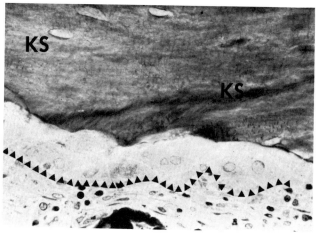

Abb. 6. Kieler-Span-Implantat, 2 Wochen. Die Oberfläche des Kieler Spans (KS) ist von mehrkernigen Riesenzellen (Osteoklasten?) besetzt. Die aus Dreiecken gebildete Linie markiert die Grenze zum Markraum. Unentkalkter Dünnschliff, Toluidinblau, ×587

Schlußfolgerungen

Die Ergebnisse der histologischen Auswertung sind in Tabelle 2 zusammengefaßt.

Implantiertes heterologes Kollagen als Monosubstrat (Collatamp) oder die Kombination von Kollagen und Knochenmineral (Kieler Span) zeigen keinerlei osteotrope Wirksamkeit. Von den hier untersuchten Materialien stellt lediglich Hydroxylapatitkeramik ein echtes Äquivalent der biologischen Knochenkomponente dar und vermag dadurch einen physiologischen Ablauf der reparativen Osteogenese zu gewährleisten. Wie erste Ergebnisse zeigen, kann die periimplantäre Knochenneubildungsrate durch die Kombination von Hydroxylapatitkeramik mit osteoinduktiven Polypeptiden weiter gesteigert werden.

Tabelle 2. Zusammenfassende Bewertung der untersuchten Materialien

	Befund	Bewertung
Kollagen :	fibröse Demarkation Gefäßalteration diskr. entz. Infiltr.	Bedingt osteokompatibel
Kieler Span :	spärliche, punktförmige epiimplantäre Osteogenese Osteoklastenbesetzung (Fremdkörperreaktion?!)	Osteokompatibel
HA-Keramik :	physiologisch ablaufende Osteogenese	Osteotrop

276

Literatur

1. Münzenberg KJ (1968) Die Bedeutung der Matrix, insbesondere des Kollagens, bei Knochentransplantationen. Arch Orthop Unfall Chir 64:111–115
2. Osborn JF, Newesely H (1980) The material science of calcium phosphate ceramics. Biomaterials 1:108–111
3. Osborn JF, Newesely H (1980) Dynamic aspects of the implant-bone-interface. In: Dental implants, Heimke G (ed), Carl Hanser Verlag, München, S 111–123
4. Owen M (1978) Histogenesis of bone cells. Calif Tiss Res 25:205–207
6. Wolter D, Hutschenreuter P, Burri C, Steinhardt B (1975) Einbau autologer Spongiosa am Kompaktknochen in Abhängigkeit von der Vitalität der transplantierten Zellen. Langenbecks Arch Chir [Suppl Chir Forum] 383–387

Diskussion

C. Walter, Düsseldorf: Die günstigen Erfahrungen mit Hydroxylapatit können wir auf Grund eigener Erkenntnisse nur bestätigen. Wir haben an über 100 Patienten und im tierexperimentellen Großversuch seit 3 Jahren das Material als gesinterte Blocks in Verwendung. Bei histologischen Kontrollen haben wir praktisch nie Fremdkörperreaktionen feststellen können.

Ich glaube, daß wir mit diesem Material neue Möglichkeiten auch in der plastisch-chirurgischen Rekonstruktion des Kopf- und Halsbereiches haben. Weitere klinische und experimentelle Kontrollen werden sicherlich notwendig sein, um ein abschließendes Urteil fällen zu können.

F. Osborn, Hamburg: Die poröse Hydroxylapatit-Keramik ähnelt auch in ihrer Architektur der Knochenspongiosa. Dadurch wird zusätzlich zur Materialeigenschaft „osteotrop" die ossäre Integration durch strukturelle Phänomene gefördert. Unsere eigenen tierexperimentellen Untersuchungen machen deutlich, daß die periimplantäre Osteogenese bei gesinterten Materialien (Hydroxylapatit-Keramik) exakt dem physiologischen Ablauf entspricht. Dies konnte bei ungesintertem Hydroxylapatit-Pulver nach enossaler Implantation nicht beobachtet werden.

Eine schaft- und zementfrei implantierbare Totalprothese des Kniegelenks – 2 Jahre Tierexperiment[*]

R. Heimel, Dortmund, K.-D. Richter und H. Bünte, Münster

Im Gegensatz zum Hüftgelenk ist in der Knieprothetik, speziell der stabilisierenden Prothesen, die biologisch sinnvolle Mechanik noch als ungelöst zu betrachten. Wegen der engen Zusammenhänge zwischen Mechanik, biologisch sinnvoller Formgebung, Verankerung und der Wahl geeigneter Werkstoffe sind die Möglichkeiten ei-

---

[*] Diese Arbeit wurde vom BMFT unter dem Kennzeichen ZK-M/NT/MT 290 gefördert

ner *Prothesenlockerung* beim multizentrischen Kniegelenk naturgemäß größer als beim kugeligen Hüftgelenk [3, 4].

Es galt deshalb einen Kniegelenkersatz zu entwickeln, der einerseits möglichst viele Freiheitsgrade der Bewegung besitzt, zum anderen unter Verzicht auf den Bandapparat und lange Schäfte dennoch zementfrei implantiert werden kann. Wegen der speziellen Problematik war dazu die ausreichende tierexperimentelle Testung unerläßlich.

Material und Methode

Nachdem sich in Vorversuchen das Schaf wegen seiner Bewegungsarmut und seiner artspezifischen Neigung zu periartikulären Verkalkungen besonders am Kniegelenk nicht als geeignetes Versuchstier erwiesen hatte, fiel die Wahl auf den *Deutschen Schäferhund.*

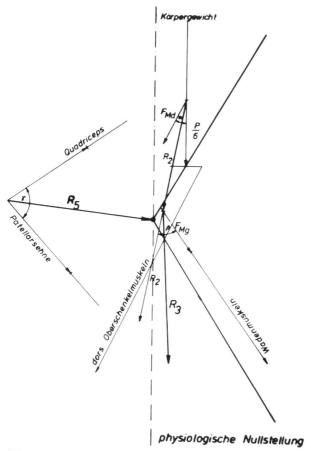

Abb. 1. Vektorielle Darstellung der auf das Hundeknie wirkenden Kräfte im physiologischen Stand von 65° Beugewinkel (Arbeitshypothetische Annäherung)

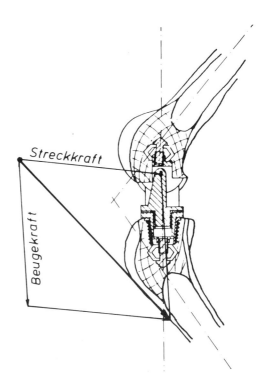

Abb. 2. Einwirkung der Streck-
und Beugekräfte (Resultierende aus
Darstellung 1 auf die implantierte
Kniegelenksprothese. Man beachte,
daß die Resultierende aus Streck-
und Beugekraft in Richtung der Ti-
biaachse verläuft)

Auf Grund seiner Anatomie, seiner Bewegungsarten und des Bewegungsumfanges gestattet der Schäferhund unter Berücksichtigung einiger Zuchtattribute, wie z. B. der übereilte Trab, eine *dynamische Dauertestung* eines Kniegelenkimplantates unter Spitzenlasten, wie sie beim Menschen nur in Ausnahmefällen vorkommen.

Da Literaturangaben über die spezielle Biomechanik des Hundeknies unter Berücksichtigung der Gelenkendoprothetik eher spärlich sind [2, 5, 6], wurde versucht, in einer ersten Annäherung Anhaltspunkte über Kraftflüsse im Hundeknie zu ermitteln und graphisch darzustellen (Abb. 1 u. 2). Als wesentliche Ergebnisse wurden gefunden:

Die Resultierende der Beugekräfte wird nahezu senkrecht in den Tibiakopf eingeleitet. Die Resultierende aus Streck- und Beugekraft verläuft nahezu in Richtung der Tibialängsachse. Die Resultierende der Streckkräfte verläuft quer zur Femur- bzw. Condylenlängsachse.

Für die Konstruktion einer Knieprothese für den Schäferhund ergaben sich also folgende Voraussetzungen:
a) Formgebung, Größe und Implantationstechnik entsprechend der Anatomie.
b) Zentrale intraspongiöse Fixierung, wobei in der Tibia die Kraftüberleitung von Metaphyse auf Diaphyse in Richtung der Tibialängsachse verlaufen muß. Am Femur ist bei der Fixierung auf die Neutralisation von Querkräften zu achten.

Diese Voraussetzungen konnten technisch erfüllt werden. Die Nachahmung der *physiologischen Roll-Gleitbewegung* erfolgte durch ein *schräges Beugeachsengleitloch* in Verbindung mit *Gleitkörpern* zwischen Condylenlaufflächen und Tibiaplateau. Dabei wirken die großen condylären Aufnahmeflächen den Querkräften entgegen.

Die *tibiale Rotation* wird über bogenförmige Laufnuten im Tibiateller *gesteuert.* Die *Primärfixierung* erfolgt über ein intraspongiöses *Spreizdübelsystem.* Als Gleitpartner dienen Endocast und ultradichtes Polyäthylen. Das tragende tibiale Außengewinde wurde zusätzlich *kohlefaser*ummantelt.

Diese Prothese wurde in mehreren Entwicklungsstufen an 47 Schäferhunden über eine Laufzeit von bis zu 2 Jahren getestet. Unterbringung und Fütterung der Tiere waren standardisiert. Tagsüber liefen die Hunde in der Meute. Zum täglichen Trainingsprogramm gehörten außerdem Trabläufe über 3 km, Hindernisläufe und häufiges Steigen auf die Hinterhand.

Ergebnisse

Von wenigen Fehlschlägen abgesehen, belasteten alle Tiere, gemessen an klinischen Gesichtspunkten, am 14. Tag voll. Das tägliche Trainingsprogramm konnte wieder aufgenommen werden.

Histologisch war ein rein *knöchernes Prothesenlager* schon 4 Wochen postoperativ nachzuweisen. Nach 2 Jahren zeigt das *Röntgenbild* eine feste *knöcherne Inkorporation* (Abb. 3). Die entsprechende Histologie läßt bei knöcherner Lagerstruktur Bindegewebe nur in Form eines lockeren Füllgewebes auf den unteren zentralen Gewindegängen erkennen, als Zeichen für den *zentralen Kraftfluß* in der Prothese (Abb. 4). Die *Dübelmassen* des Spreizdübelsystems haben sich *spongiös knöchern* durchbaut. Femoral zeigt sich als Zeichen des Patelladruckes (Richtung der Streckkraftresultierenden, Abb. 2) etwas vermehrte Bindegewebsbildung in sagittaler Richtung (Abb. 5 u. 6).

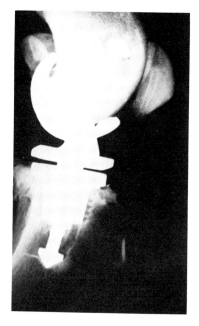

Abb. 3. Die implantierte Hundeprothese nahezu 2 Jahre postoperativ. Man erkennt ein kräftiges knöchernes Gewindelager um die Kohlefaserbeschichtung des Tibiagewindes. Die Dübelmassen sind femoral und tibial knöchern durchbaut

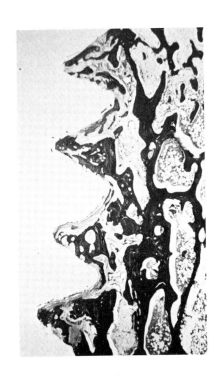

Abb. 4. Histologisches Bild zu Abb. 3. Feste knöcherne Inkorporation. Geringe lockere Bindegewebslage nur innen unten auf den Gewindelagerzacken

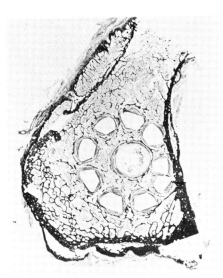

Abb. 5. Knöcherne Einheilung des Tibiadübels. Als Zeichen der Pufferfunktion findet man eine leichte bindegewebige Einscheidung der Polyäthylenlamellen

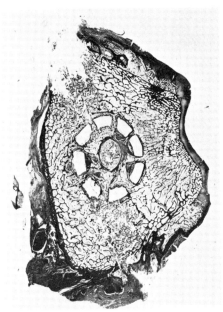

Abb. 6. Entsprechender Femurdübel im Querschnitt. Spongiös knöcherner Durchbau. Als Zeichen des Patelladruckes vermehrte Bindegewebsbildung in sagittaler Richtung

281

Die mechanischen Untersuchungen ergaben:
Maximale Zugbelastbarkeit in Newton (N) der
eingewachsenen Femurkomponente 1275,3,
eingewachsenen Tibiakomponente 2060.

Maximale Rotationsbelastbarkeit (Drehmoment in N m) der
eingewachsenen Femurkomponente 93,8,
eingewachsenen Tibiakomponente 102,6.

Kompressionsbelastbarkeit des Tibiakopfes in N mit entsprechender Eindringtiefe,
eingewachsen mit Dübel 2648–0,5 mm.

Die *Rauhtiefenuntersuchungen* an den Zwischengleitkörpern ergaben:
Bei Fertigung: $8\,\mu$
Nach 68 Wochen Laufzeit: $3\,\mu$
Der *Abrieb* lag dabei bei $15\,\mu$
Die Lagerschalen wiesen einen Abrieb von $5\,\mu$ auf.

Polyäthylen-Abriebpartikel wurden nach 2 Jahren lediglich in der Gelenkinnenhaut gefunden ohne wesentliche Kapselfibrose.

Zusammenfassung

Für die Entwicklung und Erprobung einer neuartigen stabilisierenden Kniegelenksendoprothese hat sich der Deutsche Schäferhund als ideales Versuchstier erwiesen, da er von der Kinematik und Dynamik seines Kniegelenkes her die Testung einer Knieprothese unter Dauerbelastung gestattet.

Es wurde eine artspezifische Endoprothese mit folgenden Parametern entwickelt:
1. Fünf von sechs möglichen Freiheitsgraden der Bewegung.
2. Aufteilung der physiologischen Roll-Gleitbewegung in 3 Wirkpaare mit dem Ergebnis einer Polkurve und einer steuerbaren tibialen Rotation.
3. Funktionsstabile Primärfixierung über ein metaphysäres, intraspongiöses Spreizdübelsystem.

Anhand vergleichender klinischer Befunde, Röntgenverlaufsserien, histologischer Ergebnisse und mechanischer Prüfungen gelang der Nachweis einer *dauerhaften knöchernen Inkorporation* einer Prothese, die unter Verzicht auf lange Schäfte und Bandführung *zementfrei* implantiert wurde. Die günstigen Ergebnisse des Tierversuches und die Erkenntnisse aus den derzeit laufenden Leichenversuchen lassen den Schluß zu, daß dieses System auch beim Menschen erfolgreich zur Anwendung kommen kann.

Literatur

1. Blauth W, Bontemps G, Skripitz W (1977) Zum gegenwärtigen Stand künstlicher Kniegelenke vom Typ des Scharniergelenkes. Arch Orthop Unfallchir 88: (3) 259–272

2. Heimel R, Richter K-D, Taayedi M, Esmail Z (1980) Zur Problematik von schaft- und zementfreien Totalprothesen des Kniegelenkes – eine tierexperimentelle Studie. Chir. Forum. Springer, Berlin Heidelberg New York
3. Minns RJ, Campbell J (1978) The mechanical testing of a sliding meniscus knee prosthesis. Clin Orthop 137:268–275
4. Müller K, Oest O (1975) Wechselwirkungen zwischen Konstruktion und Verankerung von Kniegelenksendoprothesen. Arch Orthop Unfallchir 83:(2) 197–214
5. Nickel R, Schummer A, Seiferle E (1977) Lehrbuch der Anatomie der Haustiere, Bd. 1. Paul Parey Berlin
6. Walker PS, Shoji H (1973) Development of a stabilizing knee prosthesis employing physiological principles. Clin Orthop 94:22–23

Diskussion

H. Rettig, Gießen: Weshalb wurden Prothesen mit Kohlefasern umwickeltem Endocast verwendet und nicht Prothesenteile aus einem Material, z. B. Kohle?

Hängt die Einheilung des Prothesenteils, vor allem ohne Bildung einer bindegewebigen Schicht, vom guten spongiösen Implantatlager ab? Eigene Versuche mit Kohlestäbchen, außen komprimiert, haben die gute Einheilung im spongiösen Knochen ergeben.

Kollagenvlies mit Apatit als künstliches Knochenersatzmaterial auf natürlicher Basis

H. Mittelmeier und M. Nizard, Homburg/Saar

In der orthopädischen Chirurgie ergibt sich bei verschiedenen Indikationen (Knochentumoren, Spondylodesen, Defektpseudarthrosen u.a.) oftmals die Notwendigkeit eines ausgedehnten Knochenersatzes. Der optimale *autologe* Knochenersatz erfordert jedoch leider Zweiteingriffe, die bei großem Transplantationsbedarf sehr belastend sein können und evtl. schwächende Strukturdefekte hinterlassen. Manchmal reicht – insbesondere bei Kindern – das gewinnbare autologe Knochenmaterial zur Defektfüllung gar nicht aus. So wurden an den orthopädischen Kliniken verschiedentlich *Knochenbanken mit homoiologem Knochenmaterial* eingerichtet, welches bei verschiedenen Operationen anfällt, beispielsweise bei Amputationen, Gelenkalloplastiken u.a. Unter Berücksichtigung aller modernen Transplantationskautelen (Gewährleistung der Blutgruppenidentität, Pyrogenfreiheit) ist dies jedoch kein unaufwendiges Verfahren und dennoch mit gewissen Risiken belastet (Infektionsgefahr, Hepatitisrisiko). Aufgrund der gegebenen Artspezifität des Eiweißes ist die Regenerationstendenz gegenüber dem autologen Material auch vermindert. Die *Heteroplastik mit Tierknochen* beinhaltet dagegen aufgrund der Artspezifität der Eiweißkörper vermehrte immunologische Abgrenzungsreaktionen. Große Hoffnungen wurden deshalb auf den „enteiweißten" *Kieler-Knochenspan* (Maatz und Bauermeister) gesetzt; in der Praxis hat er sich – auch nach eigenen Erfahrungen – jedoch nicht als sehr erfolgreich erwiesen. Die osteogenetischen Reaktionen sind spärlich und meistens auf die Oberfläche begrenzt. Der Ab- und Umbau ist für das Wirtsgewebe nur in geringem Umfang möglich. Nach Schweiberer steht der Kieler-Knochenspan der natürlichen Knochenregeneratbildung eher im Wege. Nach unserer Meinung dürften hierfür vor allem die im Kieler-Knochenspan noch vorliegenden artfremden und durch den Präparationsvorgang denaturierten Collagene eine wesentliche nachteilige Rolle spielen.

Neuere Entwicklungen laufen auf die Verwendung von gesinterter poröser *Tri- und Tetra-Calciumphosphatkeramik* hinaus (Köster u. a.). In tierexperimentellen Untersuchungen wurden Abscheidungen von Knochensubstanz auf der Calcium-Phosphatkeramik und eine langsame Substitution durch körpereigenes Knochengewebe beobachtet. Ein ähnlicher Weg wurde auch von De Groot und Walter beschrieben, wobei bereits eine klinische Erprobung innerhalb der Kieferchirurgie erfolgt ist.

1977 entwickelten wir die Idee, daß *synthetisches Calcium-Hydroxil-Apatit*, welches im chemischen Präzipitationsverfahren auf relativ einfache Weise darstellbar ist (Tiselius), der regenerativen Osteogenese dienlich sein könnte. In dieser Vorstellung haben wir insbesondere anstelle der bisherigen mechanischen Verzahnung eine physikalisch-chemische Bindung des zur Prothesenverankerung verwendeten *PMMA-Knochenzementes durch Apatitbeigabe* (außerdem Kohlefaserverstärkung) angestrebt (Mittelmeier). In entsprechenden tierexperimentellen Untersuchungen wurde eine *grenzflächenfreie Anbindung neugebildeten Knochengewebes an die im Zement eingebundenen feinen pulverförmigen sowie gröberen keramisierten Apatitpartikel beobachtet*, worüber wir erstmals 1979 berichtet haben (Mittelmeier, Harms, Hanser).

Von 1978 bis 1980 führte Nizard *tierexperimentell-histologische Vergleichsuntersuchungen unter Verwendung von synthetischem Calcium-Hydroxil-Apatit in Pulverform*, von gereinigtem Kollagenvlies sowie Kollagen-Apatit-Mischungen durch. Bei letzteren handelte es sich anfangs um selbstgefertigte manuelle Mischpräparate, schließlich wurde jedoch das in der Naßphase vorgemischte lyophilisierte *Mischpräparat „Collapat"* untersucht, welches synthetisches Apatitpulver und raffiniertes Collagen im Mischungsverhältnis von 2:1 beinhaltet und in lyophilisierter, strahlensterilisierter Form als Trockenschaum industriell in unbegrenzter Menge hergestellt und vorrätig gehalten werden kann (Hersteller: Osteo-AG in Verbindung mit Pentapharm-AG).

Anfangs wurde auch in Anlehnung an die künstliche Calciumphosphatkeramik von Köster u. a. die Herstellung von knochenähnlichen, gesinterten Apatitimplantaten erwogen. Nachdem Schweiberer beim Kieler-Knochenspan 1970 in schwer resorbierbaren Bälkchenstrukturen eher ein Hindernis für die Knochenbildung gesehen hatte, erschien uns jedoch eine möglichst *feindisperse Verteilung pulverartiger Apatitpartikel* erfolgversprechender, da man sich von der hiermit gegebenen wesentlichen *Vergrößerung der physikalisch-chemischen aktiven Oberfläche* eine verstärkte osteogenetische Wirkung im Sinne von multiplen Induktionszentren erhoffen konnte.

Nachdem bei unmittelbarer Implantation von Apatitpulver eine relativ unregelmäßige Verteilung in einer Knochenwunde entsteht und nach Lösung der Blutleere auch eine Ausschwemmung desselben durch die Wundblutung erfolgt, erschien ein

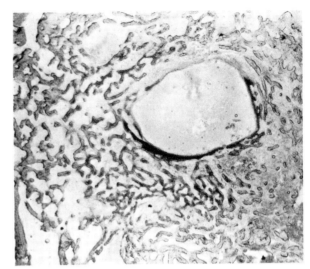

Abb. 1. Feinmaschige reticuläre Auffüllung der Bohrhöhle nach Implantation von „Collapat" 4 Wochen nach OP. Zentral kleine Restcyste. Kaninchen. (Entkalkter Knochenschnitt, HE-Färbung, Lupenvergrößerung)

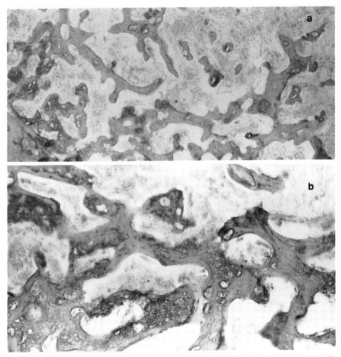

Abb. 2a u. b. Knochenregeneration in experimenteller Bohrhöhle beim Kaninchen nach Auffüllung mit Collagen-Apatit-Mischpräparat, nach 3 Wochen (Entkalkter Knochenschnitt, HE-Färbung; **a** kleine Vergrößerung. **b** mittlere Vergrößerung). Einschluß der scholligen, durch die präparative Entkalkung teilweise cystisch-vacuolär erscheinenden Apatiteinschlüsse durch neugebildetes Knochengewebe mit reticulärer Vernetzung

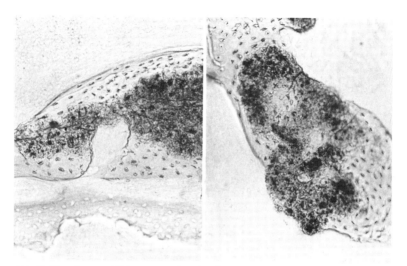

Abb. 3. Knochenneubildung um Apatitpulver bei Collagen-Apatit-Mischimplantation. Das neugebildete Knochengewebe schließt unmittelbar an das amorph erscheinende, kristalline Apatitpulver an, kein osteoclastischer Abbau, keine Fremdkörperreaktion. (Unentkalkter Knochenschnitt, Giemsa-Färbung, stärkere Vergrößerung). Gleichartige Verhältnisse bei verschiedenen Präparaten

Bindemittel bzw. ein Verteilungsträger wünschenswert. Hierbei erschien eine möglichst körperaffine, antigenfreie, für das reparative Granulationsgewebe leicht aufschließbare Substanz wünschenswert, die möglichst lokal zugleich auch als „Baumaterial" für die Knochenneubildung dienen konnte. Hier bot sich zunächst die Einrührung von Apatitpulver in körpereigenes Blut und die Reimplantation der apatithaltigen Gerinnselmasse während der Operation an. Dies erwies sich jedoch als etwas umständliches Verfahren, welches das Granulationsgewebe doch mit der Abräumarbeit der Blutsubstanz belastet. Es erschien uns besser, das Granulationsgewebe hiervon frei zu machen, so daß es unmittelbar der Vascularisation von Knochenneubildung *unter Verwendung angebotener Bausubstanz* dienen konnte. So entwickelten wir die Idee, das feindisperse Apatitpulver mit *raffiniertem Kollagenvlies* zu mischen. Maßgeblich dafür war zunächst die Vorstellung, daß ein für das Granulationsgewebe leicht zu erschließendes Kollagen gleichfalls als Bausteinmaterial dienen konnte, weiter, daß seit kurzem gereinigtes, immunologisch unbedenkliches Tierkollagen industriell gefertigt in unbegrenzter Menge zur Verfügung stand und sich vorwiegend als Hämostypticum in der Humanmedizin bereits bewährt hatte. Insbesondere standen hierzulande das gereinigte molekulare Kollagenvlies der Firma Pentapharm und das mehr faserige Kollagenvlies der Firma Braun zur Verfügung. Für die Herstellung des endgültigen, in der Naßphase vorgemischten Kollagen-Apatit-Präparates bot sich insbesondere das Kollagenvlies Pentapharm an, weil dasselbe aufgrund des Abbaus bis zur Molekülgröße einen besonders raschen Einbau in das Regeneratgewebe versprach, in der Naßphase mit dem Apatitpulver besonders homogen vermischt werden kann und zudem dieses Präparat in zahlreichen Publikationen als lokales Wundhämostypticum mit einwandfreier Körperverträglichkeit und sogar einer osteogenetischen Wirkung ausgewiesen war.

286

Die tierexperimentellen Untersuchungen von Nizard wurden an *Kaninchen* mit definierten transversalen Defektbohrungen an der distalen Femurcondyle (Bohrdurchmesser 6 mm) durchgeführt. Dabei erfolgten Defektbohrungen ohne Implantation (zum Vergleich mit der unbeeinflußten natürlichen Knochenregeneration), weiter aber Implantation von Apatitpulver alleine, mit Kollagenvlies alleine, mit handgefertigten Mischungen von Apatitpulver und Kollagenvlies sowie dem industriell vorgefertigten Mischpräparat „Collapat". Die *histologischen Untersuchungen* des distalen Femurendes erfolgten in der Sagittalebene, also senkrecht auf den transversalen Bohrkanal bzw. Implantatzylinder, so daß derselbe in den Präparaten kreisförmig erschien und die zentripetale Organisation gut beobachtet werden konnte. Die erhobenen Befunde und Ergebnisse wurden in der Habilitationsschrift von Nizard (1981) ausführlich beschrieben.

Als *wesentliches Ergebnis* kann herausgestellt werden, daß in den *Defektbohrungen ohne Implantation* (auf dem Boden der natürlichen Gerinnselorganisation) gewöhnlich nur eine langsame, zentripetal fortschreitende, meist unvollständige Knochenregeneration beobachtet wurde. Bei *Implantation von Kollagenvlies alleine* wurde eine bessere Auffüllung der Defekthöhle mit Geflechtknochen gesehen. Bei *alleiniger Implantation von Apatitpulver* zeigte sich im Zuge der granulatösen Organisation praktisch regelmäßig eine rasche und intensive Knochenneubildung an der Oberfläche der Apatitpartikel. Dabei wurden dieselben ohne bindegewebige Grenzschicht oder osteoclastische Abbauvorgänge bzw. Fremdkörperreaktionen unmittelbar von dem neugebildeten Knochengewebe bedeckt bzw. umschlossen. Eine gleichartige Reaktion wurde inzwischen 1980 auch von Niwa und Mitarbeitern bei der Injektion von *Apatitpulver-Suspension in Kaninchenmarkhöhlen* beobachtet, wobei von diesen Autoren in Vergleichsuntersuchungen eine *wesentlich bessere Knochenneubildung als bei Verwendung von niederen Calciumphosphaten* (Tricalciumphosphat) gefunden wurde, während bei Injektion von Pulversuspensionen aus PMMA-Zement und Al_2O_3-Keramik keine nennenswerte Knochenbildung entstand.

In unseren *eigenen Untersuchungen* erschien die Knochenneubildung im Bereich der Apatitgranula wesentlich intensiver als bei alleiniger Implantation von Kollagenvlies. Aufgrund der teilweisen Agglomeration der Pulverpartikel einerseits sowie der Ausschwemmung derselben andererseits war die Knochenbildung auf den ganzen Bohrquerschnitt betrachtet sehr ungleichmäßig verteilt.

Bei der *manuellen Einmischung des Apatitpulvers in das bereits lyophilisierte Kollagenvlies* wurde gleichfalls die Knochenneubildung vorwiegend im Bereich der Apatitpartikel beobachtet, jedoch ebenfalls noch keine homogene Verteilung erreicht. Diese zeigte sich jedoch in überlegener Weise bei dem in der Naßphase industriell vorgemischten Präparat „*Collapat*", womit auch das *engmaschigste und gleichförmigste Knochenmuster* erreicht werden konnte.

Im *zeitlichen Ablauf* zeigt sich zunächst eine zentripetale macrophagenreiche Zellimmigration mit nachfolgender Vascularisierung. Die *Knochenbildung* selbst setzt angedeutet schon nach 4 bis 7 Tagen ein und hat gewöhnlich nach 3 bis 6 Wochen bereits ihren Höhepunkt erreicht. Die Knochenbildung erfolgte *vor allem in unmittelbarem Kontakt mit den Apatitpartikeln*, indem dieselben schalenförmig von neugebildetem Knochengewebe eingeschlossen wurden. Die Apatitpartikel erscheinen dabei als „*Inductions*"- bzw. „*Kondensationskeime*" der Knochenbildung. Dar-

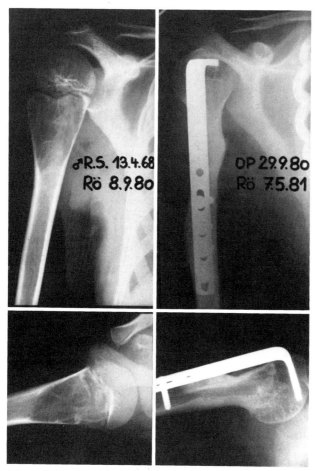

Abb. 4. links: Juvenile Knochencyste bei 12jährigem Patienten mit ausgedehnter metaphysärer Knochenzerstörung und spontaner Infraktion. Rechts: 7 Monate nach Tumorresektion, Überbrückungsosteosynthese und Knochenplastik mit autologer Spananlagerung sowie Collagen-Apatit-Mischpräparat: Gute rezidivfreie Rekonstruktion des resezierten Knochenabschnittes

über hinaus bilden sich jedoch zwischen diesen „Kondensationskeimen" der Knochenbildung *netzartige Verbindungen* aus, wobei die Apatitpartikel wie „Brückenpfeiler" der Geflechtbildung wirken. Das neugebildete Knochennetz ist dabei um so feiner, je feindisperser die Apatitverteilung erfolgte.

Insbesondere bei den gröberen manuellen Mischungen zeigte sich, daß die originäre *Knochenneubildung in den apatitfreien Bezirken des Kollagenvlies wesentlich seltener und quantitativ geringer als im Bereich der Apatitpartikel ist*. Nach unseren Untersuchungen unterliegt es keinem Zweifel, daß die Apatitpartikel eine vorrangige osteogenetische Wirkung im Vergleich zum reinen Kollagenvlies ausüben. In den interstitiellen Kollagenanteilen wird vielmehr eine vorwiegende Umwandlung des Granulationsgewebes in Markgewebe beobachtet.

288

Langzeitbeobachtungen über 3 Monate und mehr zeigen, daß im Zuge des nachfolgenden Knochenumbaus die Apatitpartikel noch lange Zeit in den Knochenbälkchen erhalten bleiben und hier offenbar *langfristig als ein „osteotropes Strukturstimulans" fortwirken.*

Dabei erscheint jedoch das derart erzielte Knochenregenerat insgesamt offenbar leichter einem Knochenumbau nach biomechanischen Erfordernissen zugänglich als eine relativ dichte Calciumphosphat-Sinterkeramik, welche nach den Untersuchungen von Köster offenbar nur einem sehr langsamen Umbau unterliegt, obgleich die niederen Calciumphosphate rascher resorbierbar erscheinen als Apatit.

Die *Ursache* für die beobachtete Knochenneubildung im Bereich der Apatitpartikel ist offenbar in einer physikalisch-chemischen Grenzflächenreaktion zu sehen, welche auf das reparative Granulationsgewebe einen *osteogenetischen Determinationseffekt* ausübt. Dabei findet das neugebildete Knochengewebe offensichtlich *molekularen, physikalisch-chemischen Anschluß* an die vorgegebenen Apatitkristalle. In den entkalkten Knochenschnitten zeigt sich in größeren Apatitkonglomeraten teilweise eine vacuoläre Strukturauflösung. Sie ist jedoch wahrscheinlich auf den histologischen Entkalkungsvorgang zurückzuführen, da sie bei den nicht entkalkten

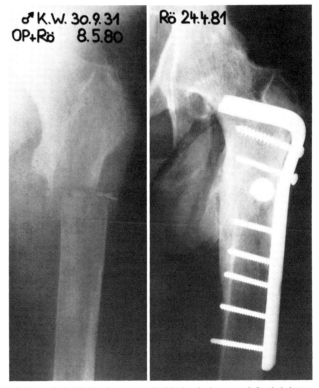

Abb. 5. Subtrochantere Femurfraktur bei M. Bechterew mit Hüftankylose und Inaktivitätsosteoporose. Kräftige Knochenregeneration nach Auffüllung der Markhöhle und Auflagerung des Collagen-Apatit-Mischpräparates sowie Osteosynthese mit Autokompressionsplatte

289

Knochenschnitten nicht in Erscheinung tritt. Es handelt sich hier also offenbar um keinen geweblichen Auflösungsprozeß.

Es ist anzunehmen, daß das *implantierte Kollagen* nach cellulärer Aufbereitung auch am Ort der Knochenneubildung in die neugebildete paraplastische Knochensubstanz eingebaut wird. Das Apatit der neugebildeten Knochenlamellen und -bälkchen könnte im Grenzflächenbereich evtl. auch aus dem Implantat stammen; wahrscheinlich handelt es sich hier aber doch um aus dem Körpergewebe herangeführte Apatitsubstanz. Eine einwandfreie Klärung kann hier wohl nur mit weiterführenden Untersuchungen erfolgen.

Wichtig erscheint jedoch die Feststellung, daß das „Collapat" nach der Implantation *keine Formstabilität* besitzt. Das lyophilisierte, strahlensterilisierte Präparat, welches in Plattenform geliefert wird, entspricht einem feinstporösen *Trockenschaum in Plattenform*, der ziemlich steif aber doch etwas flexibel ist und mit dem Skalpell beliebig zugeschnitten werden kann. Nach der Implantation erfolgt eine Durchtränkung mit Blutflüssigkeit, wobei sich das Präparat in eine geleeartige weiche Substanz umbildet, welche dann durch die umgebende Gerinnung am Ort fixiert wird. So eignet sich das „Collapat" insbesondere zur *Auffüllung von Knochendefekten und zur oberflächlichen Knochenbeschichtung*, dagegen weniger zum stabilen Formaufbau. Für letzteren Zweck müßte jedoch auf auto- bzw. homologe Knochentransplantation oder eine poröse Sinterkeramik zurückgegriffen werden. Die Stabilität des Knochens muß bei der Verwendung von „Collapat" durch die restierenden Knochenstrukturen oder mit einer Überbrückungsosteosynthese gegeben werden. Bei großen Defektüberbrückungen erscheint uns die *Kombination mit cortico-spongiösen autologen Spänen und Überbrückungsosteosynthese* unbedingt erforderlich. Andererseits hat jedoch – im Vergleich zu porösen Calciumphosphat-Keramiken – das Implantat den Vorteil, daß es viel rascher zur Wiederherstellung natürlicher, reaktions- und umbaufähiger Knochengewebe führt, womit auch wohl viel früher mechanische Belastbarkeit ohne weitere osteosynthetische Abstützung möglich wird.

Klinische Erprobung

Aufgrund der guten tierexperimentellen Ergebnisse wurden Apatit-Collagen-Mischimplantate an unserer Klinik bei der *Indikation einer unzureichenden autologen Knochenmasse* schon 1979 vereinzelt versucht.

Seit Oktober 1980 führen wir auch eine *regelrechte klinische Prüfung bei Humanpatienten* durch. Dabei erstreckt sich die *Indikation* vor allem auf die Auffüllung von Entnahmestellen autologer Knochen, die „Streckung" autologer Knochenimplantationen, beispielsweise bei ausgedehnten Spondylodesen (z.B. Skolioseoperation nach Harrington), Auffüllung von Destruktionshöhlen und Resektionsdefekten von Knochentumoren, avasculäre und porotische Frakturen, verzögerte Callusbildung, Pseudarthrosen, Verlängerungsosteotomien, Prothesenwechsel mit zementfrei implantierbaren Hüftendoprothesen, neuerdings auch Auffüllung osteomyelitischer Defekte mit lokalem Antibiotica-Zusatz unter Verzicht auf Saug-Spüldrainage oder PMMA-Ketten.

Nizard hat bereits im Rahmen seiner im Sommer 1981 abgeschlossenen Habilitationsarbeit über *erste klinische Kurzzeiterfahrungen* bei 48 Patienten mit den oben dargelegten Indikationen berichtet. Auch hierbei wurde teilweise eine sehr gute Knochenneubildung beobachtet. Erfreulicherweise wurden bislang überhaupt *keine nachteiligen Nebenwirkungen* (wie Anaphylaxien, Hautallergien oder lokale Fremdkörperreaktionen) beobachtet. Bei vorsichtiger Wertung stellt aber das „Collapat" offenbar ein wirksames und unschädliches *„lokales Osteogeneticum"* im ersatzstarken *Lager* dar. (Weitere Untersuchungen über die Osteogenese bei Implantation im ersatzschwachen Lager sind angelaufen.)

Insgesamt erscheint aufgrund der eingehenden tierexperimentellen sowie anfänglichen klinischen Untersuchungen eine vorteilhafte klinische Anwendung des „Collapat" möglich. Es beinhaltet bei einem Teil der Fälle den völligen Verzicht oder zumindest die Einschränkung der autologen Knochenentnahme, insbesondere auch die rasche Regeneration mit „Collapat" aufgefüllter autologer Knochenentnahmestellen. Wesentlich erscheint dabei auch die *Einsparung der Operationszeit sowie die zusätzliche hämostyptische Wirkung* und damit insgesamt die Verminderung des operativen Traumas. Wir sehen in dem Präparat deshalb einen wesentlichen Fortschritt auf dem Gebiete des regenerativen Knochenersatzes.

Diskussion

E. Fischer-Brandies, München: Welche Konsistenz und welche mechanischen Eigenschaften hat das eingebrachte Material? Inwieweit wird es resorbiert?

Langzeitverläufe der Weichteilschwellung nach operativen Eingriffen

L. Pöllmann und F. Häußler, Ulm

Nach größeren operativen Eingriffen im Mund- und Kieferbereich sind Schwellungen nicht zu vermeiden. Hahn u. Mitarb. (1966) beschreiben ausdrücklich, daß der präoperative Ausgangswert am 7. postoperativen Tag nach Weisheitszahnentfernung noch nicht erreicht wurde, längerdauernde Beobachtungen berichteten sie jedoch nicht. In der vorliegenden Untersuchungsreihe wurde der Schwellungsverlauf nach kieferchirurgischen Eingriffen über den 7. Tag nach der Operation hinaus beobachtet.

Zwischen zwei anatomisch definierten Punkten (Tragus, Pogonium) wurde durch lockeres Auflegen eines Leinenmeßbandes die Strecke vermessen (Einzelheiten der Methodik siehe Pöllmann und Hildebrandt 1981). Bei 51 Probanden wurde der Schwellungsverlauf ohne Gabe eines Antiphlogisticums verfolgt. Die gleiche

Tabelle 1. Übersicht zur antiphlogistischen Behandlung (vgl. Abb. 1)

Handelsname/ Hersteller	Substanz	Dosierung		
		vor Operation	Operationstag	1. – 9. Tag nach Operation
Acidum acetylo-salicylicum Woelm	Acidum acetylo-salicylicum	2 × 1 Tablette (0.5 g)	2 × 1 Ampulle Aspisol i.v. (0,5 g) Bayer	3 × 1 Tablette (0,5 g)
Amuno Sharp & Dohme	Indometacin	2 × 1 Kapsel (25 mg)	2 × 1 Supposit. (50 mg)	3 × 1 Kapsel (25 mg)
Tanderil Geigy	Oxyphenbutazon	3 × 1 Dragée (100 mg)	2 × 1 Supposit. (250 mg)	3 × 1 Dragée (100 mg)
Traumanase Forte Müller-Rorer	Bromeline	3 × 1 Dragée (40 mg)	–	3 × 1 Dragée (40 mg)
Reparil Madaus	Aescin	3 × 1 Dragée (20 mg)	2 × 1 Ampulle (5 mg) i.v.	3 × 1 Dragée (20 mg)
Venalot Schaper & Brümmer	Rutin-Cumarin-Kombination	3 × 1 Kapsel	2 × 1 Ampulle (2 ml) i.v.	3 × 1 Kapsel

Untersuchung wurde mit jeweils 10 Probanden unter Anwendung von 6 verschiedenen, in der Praxis erprobten antiphlogistisch wirkenden Medikamenten (Tabelle 1) durchgeführt. Bei allen Probanden handelte es sich um junge Männer, bei denen alle vier Weisheitszähne in einer Sitzung in Intubationsnarkose entfernt wurden.

Abbildung 1 zeigt die mittleren Verläufe der Meßstrecke Tragus-Pogonium rechts bei Patienten nach Entfernung aller vier Weisheitszähne in Narkose. Die Angaben erfolgen in Prozent des Ausgangswertes vor der Operation. Die am höchsten verlaufende Kurve gibt die Werte für eine Gruppe von 51 Patienten wieder, bei denen eine systematische antiphlogistische Therapie nicht durchgeführt wurde. Die Kurve fällt bis zum 5. Tag ab und steigt dann erneut zu einem Gipfel um den 7. postoperativen Tag an. Die übrigen sechs Kurven nach Gabe verschiedener antiphlogistisch wirkender Medikamente liegen tiefer als die Kurve der Patienten ohne entsprechende medikamentöse Therapie. Der Wiederanstieg um den 7. Tag ist bei diesen nicht mehr statistisch zu sichern, zum Teil fehlt er völlig.

Abbildung 2 zeigt die Verläufe der Meßstrecke Tragus-Pogonium rechts vor der Operation am 1., 3., 5., 7. und 10. postoperativen Tag von 6 Patienten, die zufällig aus der Gruppe der Patienten ohne Antiphlogisticumgabe ausgewählt worden waren. Die Meßstrecke wurde zwischen 6 und 21 Uhr dreistündlich verfolgt. Während zunächst am 1. und 3. postoperativen Tag das Minimum der Schwellung gegen 15 Uhr liegt, kommt es am 7. Tag zu einem Anstieg der Werte um 12 Uhr und um 15 Uhr, schließlich liegt das Minimum gegen 18 Uhr. Es ist also um den 7. postoperativen Tag eine erhebliche Änderung des täglichen Schwellungsverlaufes eingetreten.

Schließlich wurde mit gleicher Methodik bei 14 Patienten, die eine Kieferfraktur erlitten hatten, der Schwellungsverlauf über 29 Tage verfolgt. Bei allen Patienten wurde der im Bruchspalt stehende Weisheitszahn in Narkose entfernt und eine konservative Kieferbruchschienung mit intermaxillärer Drahtimmobilisierung durchgeführt. Abbildung 3 zeigt den Schwellungsverlauf bei diesen Patienten. Die Kurven sind über den Zeitpunkt der Unfallversorgung in Narkose synchronisiert. Es ergeben sich periodisch wiederkehrende Anstiege des Weichteilumfanges um den 7., 14. und 21. postoperativen Tag. Da bei diesen Patienten natürlich der Ausgangswert von der Zeit vor dem Unfall nicht bekannt war, erfolgen die Angaben in Prozent des Mittelwertes aus den Weichteilumfängen am 27., 28. und 29. postoperativen Tag.

Die Wundheilung verläuft demnach nicht als ein kontinuierlicher Prozeß, sondern sie stellt ein in Phasen gegliedertes kompliziertes Geschehen dar. Das postoperative Ödem nimmt keineswegs kontinuierlich ab, vielmehr werden vorübergehende geringere Abnahmen und sogar Zunahmen beobachtet. Die „Verarbeitung" des äußeren Reizes „operativer Eingriffe" erfolgt also in zeitlich gegliederter Form. Diese etwa 7tägigen sog. Zirkaseptanperioden wurden zunächst an Kurpatienten beschrieben (Hildebrandt 1962) und scheinen ein allgemeines Prinzip der zeitlichen Gliederung von Reaktionen des Organismus darzustellen (Hildebrandt 1978 u. 1980). Sie sind nicht an die soziale Woche gebunden. Verschiedene Antiphlogistika führen zu einem geringeren Ausmaß und schnellerem Verschwinden der postoperativen Schwellung, sie unterdrücken aber auch die periodischen Schwankungen des Gewebeumfanges. Ob diese Dämpfung der zirkaseptanen reaktiven Schwankungen der Schwellung einen Vor- oder Nachteil im Hinblick auf den Heilungsprozeß bedeutet, kann auf Grund unserer Untersuchungen noch nicht entschieden werden.

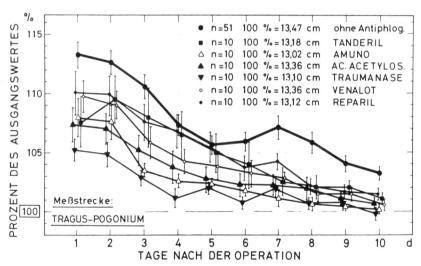

Abb. 1. Mittlere Verläufe der postoperativen Schwellung von 51 Patienten ohne Verordnung eines Antiphlogistikums und von 6 Gruppen zu je 10 Patienten mit Anwendung verschiedener antiphlogistisch wirkender Medikamente (Einzelheiten s. Tabelle 1). Die operative Behandlung bestand in der Entfernung aller vier verlagerten Weisheitszähne in Narkose. Die Angabe des Umfangs Tragus-Pogonium erfolgt in Prozent des präoperativen Ausgangswertes. Die Klammern bezeichnen den mittleren Fehler des Mittelwertes (σ_M)

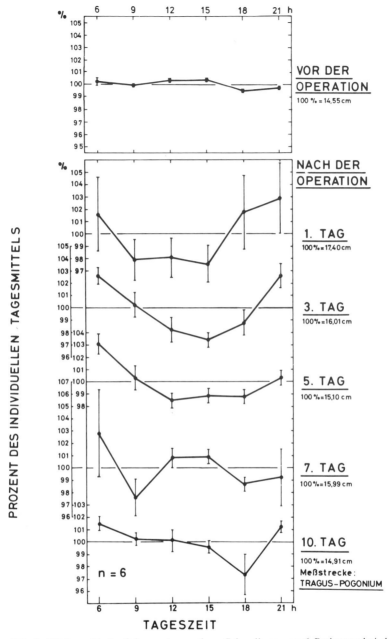

Abb. 2. Mittlerer Verlauf der postoperativen Schwellung von 6 Patienten bei dreistündlicher Messung zwischen 6 und 21 Uhr am Tag vor der Operation und am 1., 3., 5., 7. und 10. Tag nach der Entfernung der vier verlagerten Weisheitszähne in Narkose. Angabe erfolgt in Prozent des individuellen Tagesmittels des Umfanges Tragus-Pogonium. Die Klammern bezeichnen den mittleren Fehler der Mittelwerte (σ_M)

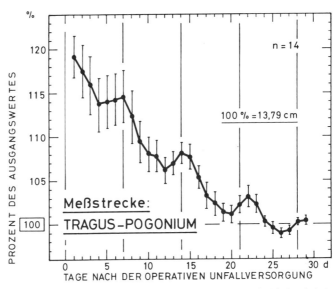

Abb. 3. Mittlerer Verlauf der postoperativen Schwellung von 14 Patienten mit Kieferwinkelfrakturen. Das Ausmaß der Schwellung wird in Prozent des individuellen Mittelwertes vom 27., 28. und 29. postoperativen Tag angegeben. Der Umfang Tragus-Pogonium wurde auf der Seite der Fraktur gemessen. Die Behandlung bestand in der Entfernung des Weisheitszahnes aus dem Bruchspalt, der Reposition der Fragmente und einer konservativen Kieferbruchschienung in Narkose. Alle Kurven wurden über den Tag der operativen Versorgung synchronisiert. Die Klammern geben den Bereich der Standardabweichung des Mittelwertes (σ_M) wieder

Literatur

Hahn W, Lange D, Overheu M (1966) Die Vermeidung des postoperativen Ödems. Dtsch Zahnärzteblatt 20: 355–360

Hildebrandt G (1962) Biologische Rhythmen und ihre Bedeutung für die Bäder- und Klimaheilkunde. S 730–785 in Amelung W und Evers A (Hrsg): Handbuch der Bäder- und Klimaheilkunde. F. K. Schattauer, Stuttgart

Hildebrandt G (1978) Kurkrisen und reaktiver Kurprozeß. Zschr Phys Med 7: 145–159

Hildebrandt G (1980) Chronobiologische Grundlagen der Ordnungstherapie. In: Brüggemann W (Hrsg): Kneipptherapie. Springer, Berlin Heidelberg New York S 177–228

Pöllmann L, Hildebrandt G (1982) Long-term control of swelling after maxillo-facial surgery (a study on circaseptan reactive periodicity). Int J Chronobiology 8: 105–114

Beispiele zur Lippenrekonstruktion

H. Weerda, Freiburg i. Br., F. Härle, Kiel und G. Münker, Freiburg i. Br.

Eine Lippenrekonstruktion wird häufig in der Chirurgie von Tumoren, bei Spaltenträgern, bei Trauma oder Hundebiß notwendig. Nur etwa 10% aller Lippentumoren sind an der Oberlippe lokalisiert, alleine für die Rekonstruktion der Unterlippe werden nach Brusati (1979) über 200 Methoden zur Rekonstruktion angegeben.

Einige, heute häufiger angewendete Methoden sollen hier dargestellt werden:

I. Oberlippenrekonstruktion

Bei einer Patientin mit multiplen Basaliomen auf vor 15 Jahren bestrahlten Haemangiomnarben wurden die rechte Oberlippe und Wange zusammen mit dem Lippenrot rechts entfernt. Der Defekt konnte durch einen lateral vom Mundwinkel, unten gestielten Rotationslappen der Wange gedeckt werden. Das Lippenrot wurde durch Vornähen der Vestibulumschleimhaut ersetzt (von Langenbeck 1855).

Bei einem Carcinom der gesamten Nase, der angrenzenden Wangenweichteile, besonders links und der Oberlippe (Abb. 1 a) wurde der linke Teil der Wange bis zur Apertura piriformis durch Mobilisation der Wange gedeckt. Dabei wurde der Stumpf der linken Oberlippe durch Einschneiden des Musculus orbicularis oris und ein Burowsches Dreieck am Kinn, etwa im Sinne einer stark modifizierten Bernard-Friesschen Operationstechnik (1973) nach median verlagert. Da das für die rechte Seite in gleicher Weise geplante Vorgehen nicht für die Deckung des Oberlippendefektes ausreichte, wurde im Sinne einer Gillies-Plastik die Oberlippe aus der Unterlippe ersetzt, die versorgenden Arterien aber intakt gelassen (Abb. 1 b–c). Es resultierte eine gute mobile Oberlippe, der Nasendefekt wurde bei dem 84jährigen Mann mit einer Epithese gedeckt (Abb. 1 d).

Bei einem ähnlichen Defekt mit Verlusten großer Teile der linken Wangenweichteile (Abb. 2 a) wurden diese mit einer modifizierten Esser-Plastik gedeckt, dabei wurde um den Mundwinkel herumgeschnitten und im Bereich des Kinns ein Burowsches Dreieck ausgeschnitten. Auf der rechten Seite wurde die Oberlippe durch eine modifizierte Bernard-Friessche Operation nach medial verlagert und die Nase durch einen Converseschen scalping flap aus der rechten Stirn ersetzt. Die Innendeckung wurde mit einem medianen Stirnlappen durchgeführt (Abb. 2 b). Die Nase wurde inzwischen durch Rippenknorpel abgestützt und muß in weiteren Schritten noch modelliert werden (Abb. 2 c; Converse 1977).

Ein medianer Oberlippendefekt konnte durch die von Kazanjian und Converse (1974) modifizierte Abbe-Plastik aus der Unterlippe ersetzt werden.

Regionale plastische und rekonstruktive Chirurgie im Kindesalter
Hrsg. von W. Kley und C. Naumann

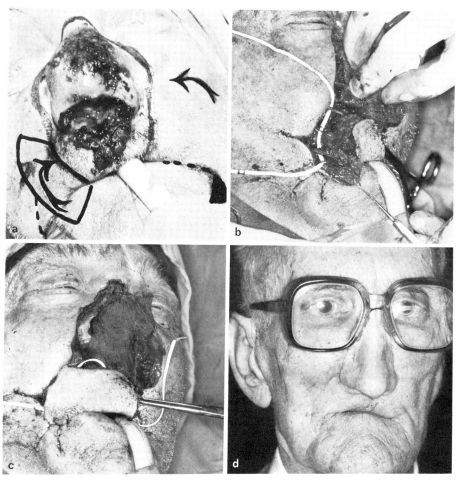

Abb. 1. a Großer, in die Oberlippe hereinreichender Nasentumor. Die Rekonstruktionsplanung ist eingezeichnet, die rechte Oberlippe mußte mit einem „großen Gillies-Lappen" gedeckt werden. **b u. c** Großer „Gillies-Fächerlappen", hier als myocutaner Insellappen, unter Erhaltung der Labial-Arterien und des N. facialis. **d** Zustand nach eineinhalb Jahren. Deckung des Nasendefektes mit einer Epithese

II. Unterlippendefekte

Können Carcinome, die eine Resektion bis zu einem Drittel der Unterlippe erfordern, mit der herzförmigen Keilresektion entfernt werden, so erfordern größere Defekte andere chirurgische Maßnahmen (Weerda 1980; Weerda H, Härle F 1981). Neben der Universalmethode nach Fries (1971, 1973) hat sich besonders der ein- oder beidseitig zu verwendende Fächerlappen nach Gillies (1976; Abb. 3a) bewährt. Da der Arterienring im Lippenbereich nur zu 25% geschlossen ist (Djindjian

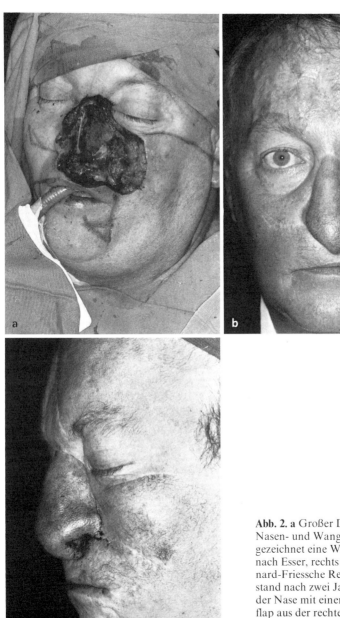

Abb. 2. a Großer Defekt im Bereich der Nasen- und Wangenweichteile, links eingezeichnet eine Wangenverschiebung nach Esser, rechts eine modifizierte Bernard-Friessche Rekonstruktion. **b** Zustand nach zwei Jahren, Rekonstruktion der Nase mit einem Converse-scalpingflap aus der rechten Stirn, Innendeckung der Nase mit einem medianen Stirnlappen. **c** Zustand nach Stützung der Nase mit Rippenknorpelspänen

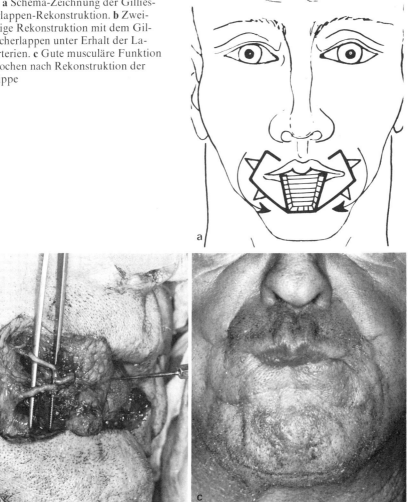

Abb. 3. a Schema-Zeichnung der Gillies-Fächerlappen-Rekonstruktion. **b** Zweischichtige Rekonstruktion mit dem Gillies-Fächerlappen unter Erhalt der Labial-Arterien. **c** Gute musculäre Funktion drei Wochen nach Rekonstruktion der Unterlippe

et al. 1978) versuchen wir hier die Labialarterien intakt zu lassen (Abb. 3b). Schon nach 3 Wochen zeigt sich eine gute musculäre Funktion der Unterlippe (Abb. 3c).

Für die Deckung von Defekten im lateralen Unterlippenbereich hat sich der Estlander-Lappen bewährt.

Bei medialen Defekten wird hier eine Keilresektion vorgenommen, der laterale Unterlippenstumpf nach median verlagert und dann eine Estlander-Plastik durchgeführt (Kazanjian und Converse 1974). Diese Operation kann auch doppelseitig angewendet werden (Abb. 4). Wie in einer ganzen Reihe von Unterlippen-Rekonstruktionen wird auch hier in der Regel bei größeren Defektdeckungen ein zweiter Eingriff mit einer Mundspaltenerweiterung notwendig.

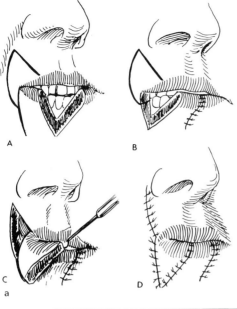

Abb. 4. a Rekonstruktionsplanung eines großen Unterlippendefektes mit der von Kazanjian und Converse modifizierten, doppelseitigen Estlander-Plastik (Converse 1977). **b** Zustand nach Rekonstruktion der rechten Seite, die linke Seite ist bereits eingeschnitten. Der Mundwinkel ist erhalten. **c** Zustand ein halbes Jahr nach Rekonstruktion

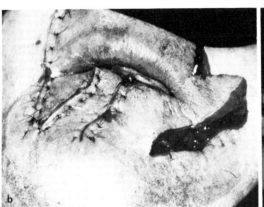

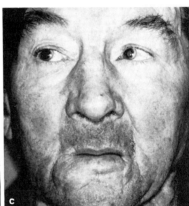

Bei einem großen Wangentumor, der in die Unterlippe hineinreichte, wurde die Schnittführung für die Neck-dissection so geplant (Abb. 5a), daß der Defekt mit einem Rotations-Verschiebelappen gedeckt werden konnte, die Lippe wurde mit einem Estlander-Lappen rekonstruiert (Abb. 5b). Auch hier war in einer zweiten Sitzung eine Mundspaltenerweiterung nötig.

Als letztes möchten wir eine Rekonstruktion der gesamten Unterlippe vorstellen, bei der die Unterlippe mit einer modifizierten Langenbeckschen Operation (1872) ersetzt wurde. Mit einem „bi-lobed flap" aus Kinn und Hals wurde die Unterlippe rekonstruiert, ein medianer Zungenlappen wurde als Lippenrotersatz verwendet. Beim Abtrennen des Zungenlappens wurde gleichzeitig ein im lateralen Mundwinkel bestehendes „Hundeohr" beseitigt.

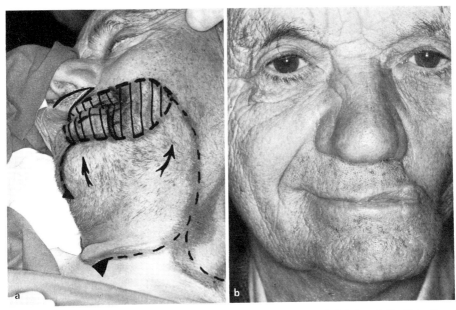

Abb. 5. a Rekonstruktionsplanung bei einem großen, in den Mundwinkel und die Unterlippe reichenden Wangentumor. Rotationsverschiebelappen aus Wange- und Halsregion, der geplante Defekt ist schraffiert gezeichnet. Unterlippenrekonstruktion mit einer Estlander-Plastik. **b** Zustand zwei Jahre nach Rekonstruktion und Mundspaltenerweiterung

Zusammenfassung

Neben Modifikationen der Bernard-Friesschen Operationstechnik wurden die Abbe-Plastik, die Estlander-Plastik und Operationsmethoden von Gillies, Kazanjian und Converse sowie von Langenbeck zur Rekonstruktion von Ober- und Unterlippe herangezogen. Zu den erwähnten Operationsmethoden wurden einige Beispiele gezeigt.

Literatur

Brusati R (1979) Reconstruction of the labial commissure by a sliding U-shaped cheek flap. J Maxillofac Surg 7:11
Fries R (1971) Vorzug der Bernardschen Operation als Universalverfahren zur Rekonstruktion der Unterlippe nach Carcinomresektion. Chir plast (Ber) 1:45
Gillies H, Millard D (1976) The principles and art of plastic surgery, 4. edit. Little Brown & Co. Boston
Kazanjian V, Converse J (1974) The surgical treatment of facial injuries. 3rd. Williams and Wilkins, Baltimore
Weerda H (1980) Spezielle Lappentechniken bei Defekten im Wangen- und Lippenbereich. Laryng Rhinol 59:630–640

Die Kinnplastik bei kieferorthopädischen Operationen

B. Scheibe, Augsburg, U. Joos, G. Göz und W. Schilli, Freiburg i. Br.

Die operative Korrektur von Dysgnathien wird vom erwachsenen Patienten häufig aus rein ästhetischen Gesichtspunkten gewünscht (Göz 1981), mit der Zielvorstellung, eine harmonische Zahnstellung und Kieferrelation zu erreichen. Die medizinische Indikation hingegen entspringt vorwiegend rein funktionellen Überlegungen mit der Absicht, vor allem unphysiologische Occlusion und Articulation zu beseitigen. In den meisten Fällen sind funktionelle und ästhetische Faktoren so eng miteinander verknüpft, daß der kieferorthopädisch-chirurgische Eingriff, der gezielt auf die Korrektur der Funktion ausgerichtet ist, gleichzeitig eine erhebliche Verbesserung der Ästhetik mit sich bringt. Nur in vereinzelten Fällen ist eine zusätzliche Korrektur der knöchernen Konturen des Gesichtsskelettes notwendig, wobei hier die Korrekturen im Untergesicht am Unterkieferkörper in der Kinnregion besprochen werden sollen.

Wenn die Operationsplanung von dem Grundgedanken geprägt ist, zwar möglichst am Ort der Fehlbildung zu operieren, jedoch ein möglichst gutes Ergebnis durch einen möglichst kleinen Eingriff zu erzielen, so wird man in einigen Fällen der Alveolarfortsatzchirurgie im Sinne einer Segmentosteotomie gegenüber dem Verschieben des gesamten Unterkiefers mit allen Nachteilen der Kontinuitätsunterbrechung den Vorzug geben (Neuner 1974).

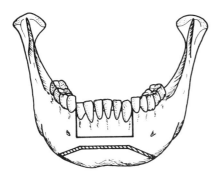

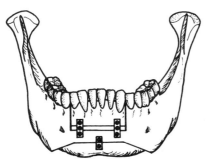

Abb. 1. Kinnsegmentverschiebung mit gleichzeitiger Segmentosteotomie im Unterkieferalveolarfortsatz mit Erhaltung der Unterkieferkontinuität

Regionale plastische und rekonstruktive Chirurgie im Kindesalter
Hrsg. von W. Kley und C. Naumann
© Springer-Verlag Berlin Heidelberg 1983

In einigen Fällen wird jedoch die Ästhetik im Kinnbereich nach horizontaler oder verticaler Alveolarfortsatzverschiebung wegen der entsprechenden Lageveränderung der Unterlippe relativ verschlechtert. Zum Ausgleich wird dann eine zusätzliche Korrektur der Kinnregion erforderlich (Joos und Mitarb. 1981). Eine Kinnplastik in derartigen Fällen wird an der kieferchirurgischen Abteilung der Universität Freiburg in der Regel von intraoral im Sinne einer Segmentosteotomie mit horizon-

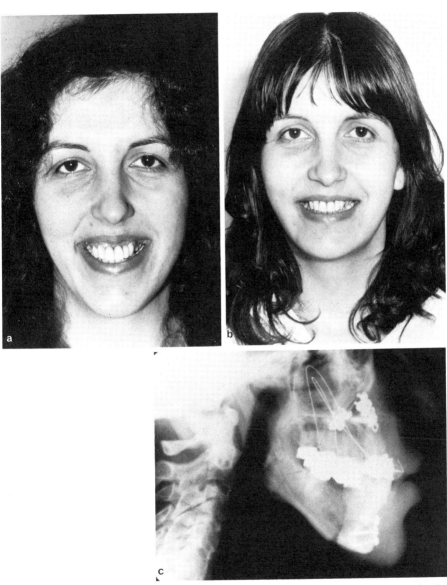

Abb. 2a–c. Reduktion der Gesichtslänge um insgesamt 10 mm durch Ostektomie in der Le Fort I Ebene und Cranialverschiebung des Kinnsegmentes. **a** präoperativ. **b** postoperativ. **c** Fernröntgenbild seitlich direkt postoperativ

303

taler oder verticaler Verschiebung des gesamten Kinnsegmentes durchgeführt. Dadurch wird die Kinnregion in ihren Dimensionen zwar entsprechend verändert, die lokale Anatomie der Kinnspitze bleibt in ihrer Charakteristik jedoch erhalten (Hofer 1957; Obwegeser 1958). Dieses Vorgehen kann gegenüber der Verkleinerung durch Abfräsen oder der Aufbauplastik von Vorteil sein.

In den Fällen, in denen genügend Platz zwischen Wurzelspitzen und Unterkieferrand vorhanden ist, kann die Segmentosteotomie einzeitig zusammen mit der notwendigen Kinnsegmentverschiebung durchgeführt werden, wie in der Abb. 1 angedeutet ist. Ist zwischen den Wurzelspitzen und dem Unterkieferrand nicht genügend Platz vorhanden, so müssen die Eingriffe entweder zweizeitig durchgeführt werden (Neuner 1974), oder aber man kombiniert die alleinige Kinnplastik mit einer Operation am Oberkiefer, falls auch dort die Dysgnathie ihre Ursache hat. Als klinisches Beispiel (Abb. 2a–c) zeigen wir eine Patientin, bei der ein zu langes Gesicht und der deutlich sichtbare Oberkieferalveolarfortsatz beim Lachen erheblich störten (Abb. 2a). Das Röntgenbild (Abb. 2c) zeigt die Situation nach Ostektomie in der Le Fort I-Ebene um 5 mm und Cranialverschiebung des Kinnsegmentes um ebenfalls 5 mm. Dadurch ergab sich eine vertikale Reduktion der Gesichtslänge von insgesamt 10 mm (Abb. 2b). Die lokale Anatomie der Kinnspitze blieb jedoch erhalten.

Bei der Progenieoperation mit gleichzeitig notwendiger transversaler Verkleinerung des Unterkieferbogens durch vollständige mediane Ostektomie zur Korrektur des zirculären Kreuzbisses (Spiessl 1974) wird die vorherige Rundung der Kinnregion so verkürzt (Abb. 3), daß eine sehr spitze Kinnkontur resultieren kann. Aus

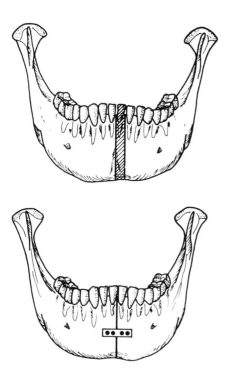

Abb. 3. Mediane Ostektomie bei Progenieoperation zur Verkleinerung des Unterkieferbogens mit der Gefahr einer zu spitzen Kinnkontur

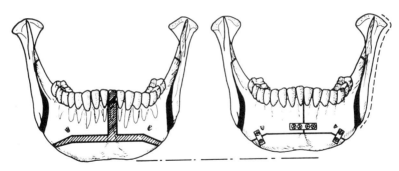

Abb. 4. Kinnsegmentverschiebung bei Verkleinerung des Unterkiefers mit Erhaltung der ursprünglichen Anatomie der Kinnspitze

diesem Grund ist es ratsam, die Osteotomie im Winkelschnitt um die Kinnregion herumzuführen (Abb. 4). Der Unterkieferbogen kann dadurch im gewünschten Ausmaß in sagittaler sowie transversaler Ausdehnung verkleinert werden, obwohl die Anatomie der Kinnregion erhalten bleibt.

Abschließend können wir sagen, daß bei kieferorthopädischen Operationen die Kinnsegmentverschiebung eine gute Methode ist, wenn eine Kinnkorrektur in horizontaler oder vertikaler Richtung notwendig wird, die ursprüngliche Form der Kinnspitze an sich jedoch erhalten bleiben soll. Eine besondere Indikation besteht im Zusammenhang mit der Segmentosteotomie im zahntragenden Unterkieferalveolarfortsatz, da ohne Kinnplastik in gelegentlichen Fällen eine zusätzlich negative Beeinflussung der Kinnprominenz in Relation zum Stand der Unterlippe hingenommen werden müßte.

Zusammenfassung

Bei kieferorthopädischen Operationen, die primär aus rein funktionellen Überlegungen zur Korrektur von unphysiologischer Occlusion und Articulation indiziert sind, ist in vielen Fällen eine gleichzeitige Kinnveränderung wünschenswert. Wird eine Segmentosteotomie im Unterkieferalveolarfortsatz dem Verschieben des gesamten Unterkiefers vorgezogen, um den operativen Eingriff möglichst gering zu halten, kann die Ästhetik des Kinnbereiches in horizontaler und vertikaler Richtung negativ verändert werden. In diesen Fällen wird eine gleichzeitige Kinnplastik empfohlen, die durch Versetzen des gesamten Kinnsegmentes die ursprüngliche Anatomie der Kinnspitze erhält. Eine Verplumpung des Kinnes, wie sie bei anderen Kinnplastiken vorkommen kann, wird dadurch vermieden.

In modifizierter Form kann diese Technik angewandt werden, wenn bei der Progenieoperation mit transversaler Verkleinerung des Unterkieferbogens durch voll-

305

ständige mediane Ostektomie die Entstehung eines zu spitzen Kinnes droht. Indem auch hierbei die ursprüngliche Anatomie erhalten bleibt, wird das spitze Kinn verhindert.

Literatur

Göz G (1981) Die Motivation bei kieferorthopädischen Operationen. Inaug Diss Freiburg
Hofer O (1957) Die osteoplastische Verlängerung des Unterkiefers bei Mikrogenie. Dtsch Zahn Mund Kieferheilkd 27:81
Joos U, Delaire J, Scheibe B, Schilli W (1981) Funktionelle Aspekte der Kinnplastik. Fortschr Kiefer Gesichtschir 26:86
Neuner O, v Allmen G (1974) Die chirurgische Behandlung der Mikrogenie ohne Kontinuitätsdurchtrennung. Fortschr Kiefer Gesichtschir 18:173
Obwegeser H (1958) Die Kinnvergrößerung. Öst Z Stomat 55:535
Spiessl B (1974) Mediane Ostektomie zur Verkleinerung des Unterkieferbogens bei Dysgnathie. Fortschr Kiefer Gesichtschir 18:163

Experimentelle Befunde zur Wachstumslenkung an der Epiphysenfuge des Unterschenkels durch Klammerung nach Blount

J. Harms, Karlsbad und V. Freitag, Homburg/Saar

Mit der temporären Epiphysiodese nach Blount ist eine Beeinflussung des Wachstumes langer Röhrenknochen möglich. Sie wird hauptsächlich an der unteren Extremität zur Korrektur von Varus- oder Valgusfehlstellungen bzw. von Beinverkürzungen angewandt.

Die Epiphysenklammerung nach Blount ist ein kleiner, risikoarmer Eingriff mit einem verblüffenden Effekt, wenn sie richtig angewandt wird. Sie steht in Konkurrenz mit dem wesentlich größeren Eingriff der Umstellungs- und Verkürzungsosteotomie sowie mit dem nicht ganz ungefährlichen Verfahren der Verlängerungsosteotomie.

Der Nachteil der Methode liegt in der zeitlich begrenzten Anwendungsmöglichkeit, nämlich im Wachstumsalter. Auch können mit diesem Verfahren methodische Fehler gemacht werden, die dazu geführt haben, daß die temporäre Epiphysiodese nach Blount trotz der hohen Wirksamkeit bis heute nicht unumstritten ist.

Die vorliegende Untersuchung zeigt die histologisch-morphologischen Veränderungen an der Wachstumsfuge unter dem Klammerungseffekt. Nur die Kenntnis der Umbauvorgänge kann letzten Endes helfen, die methodischen Fehler, die auch bei diesem Verfahren möglich sind, zu vermeiden.

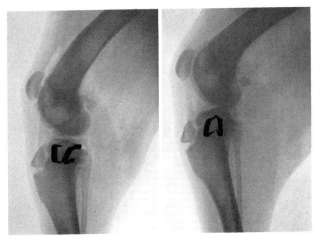

Abb. 1. postop. Röntgenbild nach Blountscher Epiphysiodese der proximalen, medialen Epiphysenfuge bei 3 Monate alten Bastardhunden

Methode

Bei 3 Monate alten Bastardhunden wurde eine asymmetrische Klammerung der proximalen Tibiaepiphysenfuge vorgenommen (Abb. 1). Die Klammern wurden 3, 4, 8, 10 und 12 Wochen in situ belassen. Die Knochenpräparate wurden röntgenologisch, histologisch, morphometrisch, mikroradiografisch und mikroangiografisch untersucht.

Ergebnisse

Histologie

Die Kontrollpräparate, d. h., die Knochenbälkchen, die von der nicht operierten Seite gewonnen wurden, zeigen alle ein einheitliches Bild, nämlich den klassischen Aufbau der Epiphysenfuge. Von der Epiphyse her treffen wir zunächst auf die Reservezellschicht mit vereinzelten Chondrocyten. Es überwiegt die Knorpelgrundsubstanz. Metaphysenwärts folgt dann der Säulenknorpel, der seinerseits in den Blasenknorpel übergeht. Schließlich dringen die ersten Gefäße von der Metaphyse in die Knorpelschicht ein. Der Knorpel wird dann durch Geflechtknochen und weiter diaphysenwärts durch sekundären lamellären Spongiosaknochen ersetzt.

Auf der Klammerseite des OP-Präparates zeigt sich bereits nach 3 Wochen eine Verschmälerung der Epiphysenfuge, wobei insbesondere in der Schicht der Säulenzellen eine Verplumpung nachzuweisen ist. Der Blasenknorpel selbst erscheint noch intakt. Auf der nicht geklammerten Seite ist die Wachstumszone ebenfalls verschmälert, die einzelnen Knorpelzellen sind jedoch gut voneinander abzugrenzen (Abb. 2a).

307

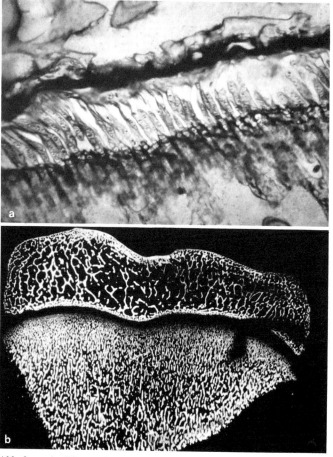

Abb. 2a u. b. Blountsche Epiphysiodese 3 Wochen p. op. **a** Verplumpung der Epiphysenfuge mit Auflösung der Knorpelstrukturen. Vergrößerung 56fach. **b** Mikroradiographischer Befund 3 Wochen p. op. mit Verschmälerung der Epiphysenfuge auf der Klammerseite und Verplumpung der Knochenbälkchenstruktur. (Vergrößerung 1fach)

Nach 8 Wochen hat sich auf der Klammerseite eine Umwandlung der Wachstumsfuge in eine homogene, strukturlose Masse vollzogen, nach 10 Wochen sind bereits vereinzelte Trabekelbrücken zwischen Epi- und Metaphyse zu erkennen. Diese Knochenbrücken bestehen aus sekundären lamellären Spongiosabälkchen (Abb. 3a).

Mikroradiografie

Wie im histologischen Präparat zeigt sich auf der Kontrollseite die Epiphysenfuge als ein gleichmäßiges, paralleles Band. Auf der Klammerseite verjüngt sich die Fuge im OP-Bereich spaltförmig. Auch das Muster der Knochenlamellen zeigt typische Veränderungen: Die Metaphyse verliert die ansonsten typische, senkrecht zur Fuge

308

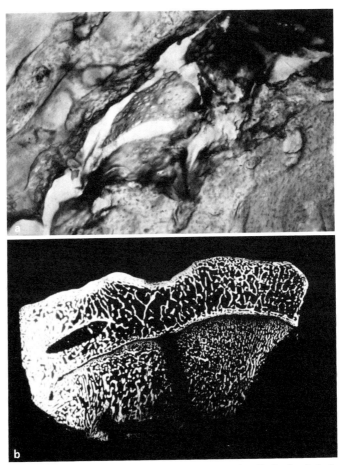

Abb. 3a u. b. Blountsche Epiphysiodese 10 Wochen p. op. **a** histologischer Befund mit knöcherner Überbrückung der Epiphysenfuge (Vergrößerung 63fach). **b** Entsprechender Befund im mikroradiographischen Bild. (Vergrößerung 1fach)

stehende Ausrichtung der Knochenbälkchen, statt dessen kommt es um die Klammer herum zur Ausbildung plumper Trabekelfelder (Abb. 2 b); das bedeutet, daß sich das Muster der Knochenlamellen in Epi- und Metaphyse immer ähnlicher wird. Auch hier kann, wie im histologischen Bild, nach 10 Wochen eine knöcherne Überbrückung der Fuge nachgewiesen werden (Abb. 3 b).

Morphometrie

Die Verschmälerung der Epiphysenfuge kann auch morphometrisch bestimmt werden, wobei 3 charakteristische Anteile der Fuge, nämlich die Reservezellschicht, die Schicht des Säulenknorpels und die Eröffnungszone vermessen werden. Hier tritt ein interessantes Phänomen zu Tage: Der Säulenknorpel und die Eröffnungszone verdünnen sich allmählich über den gesamten Versuchsablauf, die Reservezellschicht dagegen geht sprungartig zwischen der 8. und 10. Woche zugrunde, nachdem sie zuvor keine wesentlichen Änderungen zeigte. Sie folgt damit einem „Alles oder Nichts-Gesetz".

Mikroangiographie

Eindrucksvolle Veränderungen sind auch im mikroangiographischen Bild zu erkennen. Im 12-Wochen-Präparat findet sich auf der Kontrollseite die Fuge gefäßfrei. Die Epiphysengefäße zeigen an der Fugengrenze eine parallele Ausrichtung, die Metaphysengefäße drängen sich in senkrechter Richtung an der Fuge zusammen

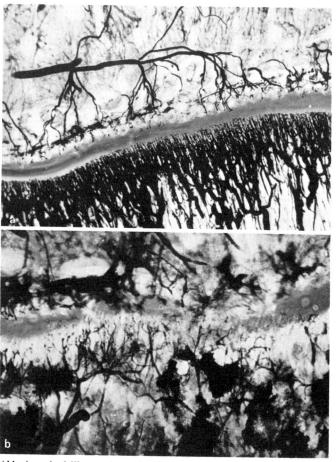

Abb. 4 a u. b. Mikroangiographischer Befund im Bereich der Epiphysenfuge. **a** mikroangiographisches Bild, normal breite Fuge, keine Gefäßüberbrückung (8fach). **b** 12 Wochen nach Blountscher Epiphysiodese, weitgehende Verschmälerung und Gefäßüberbrückung der Epiphysenfuge. (Vergrößerung 20fach)

310

und enden beinahe alle auf gleicher Höhe, so daß eine bandförmige Begrenzung resultiert. Eine Überbrückung der Fuge findet nicht statt (Abb. 4a).

Aus der geklammerten Hälfte des OP-Präparates kann neben der schon bekannten Verschmälerung der Epiphysenfuge stellenweise eine Gefäßbrücke zwischen Epi- und Metaphyse nachgewiesen werden. Das Epiphysenband ist unterbrochen und von feinen Gefäßen durchzogen. Das mikroangiographische Bild legt den Schluß nahe, daß die überbrückenden Gefäße in der Metaphyse ihren Ursprung haben (Abb. 4b).

Diskussion

Die histologischen und mikroradiographischen Bilder zeigen, daß der Epiphysenknorpel nur ein beschränktes Reaktionsvermögen auf die veränderten Druckverhältnisse besitzt: er beantwortet im wesentlichen die veränderte Druckwirkung mit Degeneration der Epiphysenfuge. Im Gegensatz dazu weist der Knochen plastische Eigenschaften auf, wie dies der Aufbau der Spongiosabälkchen um die Klammer herum ausweist. Von besonderem Interesse erscheint uns das morphometrisch festgestellte Verhalten der einzelnen Anteile der Epiphysenfuge: das Verschwinden des Säulenknorpels und der primären Verkalkungszone scheint nur auf einen Wachstumsstillstand hinzudeuten, d. h., die Regenerationsfähigkeit der Reservezellschicht ist erhalten. Erst wenn auch die Reservezellschicht zugrunde geht, was im Tierversuch zwischen der 8. und 10. Woche stattfindet, deutet dies auf eine irreversible Schädigung der Wachstumsfuge hin, was sich histologisch ja auch in der knöchernen Überbrückung der Wachstumsfuge manifestiert.

Auch die mikroangiographischen Untersuchungen unterstreichen die im histologischen und mikroradiographischen Bild gefundenen Veränderungen an der Epiphysenfuge. Die feinen Gefäßbrücken können am ehesten mit der Ausbildung der Trabekelbrücken zwischen Epi- und Metaphyse verglichen werden. Die gefäßmäßige Überbrückung legt den Schluß nahe, daß hierdurch ein Abbau des geschädigten Wachstumsknorpels stattfindet. Das Aussprossen der Gefäße scheint von der Metaphyse auszugehen. Hieraus kann geschlossen werden, daß es durch den Wachstumsdruck bei der Klammerung zu einer Schädigung der feinen Epiphysengefäße kommt, die unter physiologischen Verhältnissen die Wachstumsfuge arteriell versorgen.

Unter dem Aspekt der klinischen Problematik lassen die festgestellten Veränderungen folgende Schlüsse zu:
1. die Klammerung wird an der Wachstumsfuge wirksam und kann zur Wachstumslenkung benutzt werden.
2. Die Klammern dürfen jedoch nie so lange belassen werden, bis es zu einer Schädigung der Reservezellschicht kommt, denn dann scheinen die ansonsten reversiblen Umbauvorgänge an der Wachstumsfuge irreversibel geschädigt zu sein, so daß eine Erholung nicht mehr möglich ist.

Dies bedeutet, daß die klinischen und röntgenologischen Kontrollen regelmäßig durchgeführt werden müssen, um eine solche irreversible Schädigung zu vermeiden. Bei richtiger Anwendung der temporären Epiphysiodese nach Blount handelt es sich um eine klinisch sehr wertvolle Technik, die jedoch bei unzureichender klinischer Kontrolle auch Gefahren in sich birgt.

Die klinische Anwendung des myocutanen Latissimus dorsi Lappens, gestielte und mikrochirurgische Transplantation in den Gesichts- und Halsbereich

D. Riediger, Tübingen

Zur Sofortversorgung großflächiger und tiefgreifender Defekte im Gesichts- und Halsbereich ist ortsständiges Gewebe vielfach nicht ausreichend. Ausgedehnte Verschiebelappen aus der Umgebung führen häufig zu entstellenden Narben und auch zu funktionellen Störungen. Die Möglichkeit solche Defekte in einer operativen Sitzung zu versorgen, ohne daß es im Entnahmebereich zu unästhetischen Narben oder funktionellen Störungen kommt, ist durch die Verwendung des myocutanen Latissimus dorsi Lappens in vielen Fällen gegeben. Dieser kann sowohl als gestielter Lappen verwandt oder auch mikrochirurgisch transplantiert werden.

Anatomische Grundlagen des myocutanen Latissimus dorsi Lappens

Der myocutane Latissimus dorsi Lappen wird von der Arteria und Vena thoracodorsalis ernährt. Diese stellen die Fortsetzung der Arteria und Vena subscapularis dar und verlaufen in der Muskellücke zwischen M. serratus anterior und Latissimus dorsi der lateralen Thoraxwand entlang nach caudal, um ca. 10 cm unterhalb der Ansatzstelle des Musculus latissimus dorsi, von der Unterseite her in diesen einzudringen. Diese Gefäße versorgen den größten Teil des Musculus latissimus dorsi, darüberliegendes Fettgewebe und ein großflächiges Hautareal zwischen Axilla und Beckenkamm.

Operatives Vorgehen

Die Operation beginnt mit der exakten Lagerung des Patienten, die so erfolgen sollte, daß der Arm nahezu rechtwinklig vom Körper abduziert und der Zugang zum Vorderrand des Musculus latissimus dorsi ungestört ist. Danach wird über einen in der Achselgrube beginnenden ca. 10 cm langen Schnitt am Vorderrand des Musculus latissimus dorsi der Gefäßstiel freigelegt. Abgänge zum Musculus serratus werden unterbunden. Danach erfolgt die dem Defekt entsprechende Umschneidung des Transplantates. Nach völliger Isolierung des Gefäßstiels weist dieser eine Länge von ca. 10–15 cm auf.

So kann dieser Lappen als Insellappen verwendet oder mikrochirurgisch transplantiert werden.

Transplantation als Insellappen

Bei dem in Abb. 1 gezeigtenPatienten lag ein lokales Rezidiv eines ausgedehnten Mundbodencarcinoms vor. Nach Excision und Unterkieferteilresektion bildeten wir

Regionale plastische und rekonstruktive Chirurgie im Kindesalter
Hrsg. von W. Kley und C. Naumann

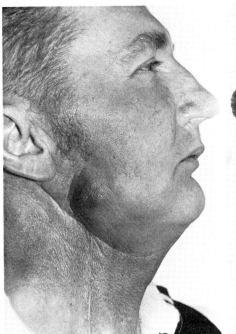

Abb. 1. Lokales Tu-Rezidiv eines
Mundbodencarcinoms

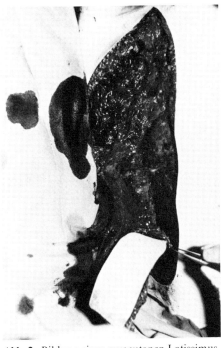

Abb. 2. Bildung eines myocutanen Latissimus
dorsi Lappens

zur Deckung des handtellergroßen Hautdefektes einen myocutanen Latissimus dorsi Lappen der rechten Seite (Abb. 2). Da der Gefäßstiel eine ausreichende Länge aufwies, konnte der Lappen als gestielter Insellappen transplantiert werden, indem er durch einen geschaffenen Tunnel zwischen Musculus pectoralis major und darüberliegender Haut hindurchgeführt wurde. Diese Methode wurde von Quillen

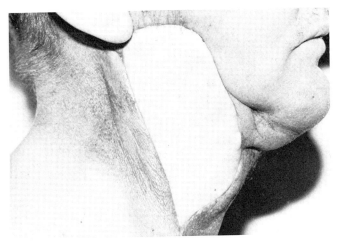

Abb. 3. Lappen in situ

et al. (1978) beschrieben. Der Lappen heilte in toto ein (Abb. 3), im Bereich der Entnahmestelle waren funktionelle Störungen nicht erkennbar (Abb. 4).

Grundsätzlich ist hierbei darauf zu achten, daß der über dem Musculus pectoralis major verlaufende Gefäßstiel nicht torquiert oder komprimiert wird (insbesondere durch den Arm). Auf diese Art können bis zum Unterkieferrand reichende und auch intraoral gelegene Defekte versorgt werden.

Mikrochirurgische Transplantation

In den Fällen, in denen eine gestielte Transplantation nicht mehr möglich ist, kann die mikrochirurgische Transplantation erfolgen, wobei der Latissimus dorsi Lappen entweder als Haut-Fett-Muskellappen oder als Fett-Muskellappen transplantiert werden kann (Abb. 5). Grundsätzlich bietet der Myocutanlappen für die mikrochirurgische Transplantation eine Reihe von Vorteilen:
1. Kaliberstarke Gefäße.
2. Langer Gefäßstiel.
3. Konstante topographische Verhältnisse.
4. Variationsmöglichkeiten hinsichtlich der Transplantatdicke.

Aufgrund des äußerst langen Gefäßstieles ist der myocutane Latissimus dorsi Lappen nahezu im gesamten Gesichts-, Kopf- und Halsbereich verwendbar. Der mikrovasculäre Anschluß erfolgt meist an die Facial- oder die Temporalgefäße. Grundsätzlich stehen hierfür jedoch alle Abgangsgefäße der Arteria carotis externa zur Verfügung. Der mikrovasculäre Anschluß kann in Form von End-zu-End aber auch in Form von End-zu-Seit Anschlüssen erfolgen. Godina (1979) berichtete

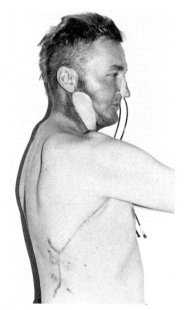

Abb. 4. Entnahmestelle. Keinerlei funktionelle Störungen

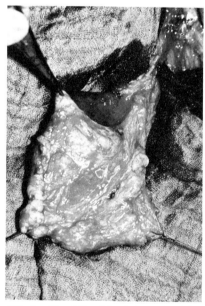

Abb. 5. „Geschälter" Latissimus dorsi Lappen

314

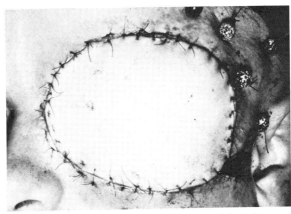

Abb. 6. Myocutaner Latissimus dorsi Lappen, der mikrochirurgisch an die Facialgefäße angeschlossen und im Orbitabereich eingelagert ist

jüngst über äußerst gute Resultate bei End-zu-Seit Anschlüssen. Die Abb. 6 zeigt einen solchen in die Orbitaregion transplantierten, an die Facialgefäße angeschlossenen Myocutanlappen.

Zum Ausgleich eines angeborenen oder erworbenen subcutanen Weichgewebsdefizits im Wangenbereich, bei dem genügend äußere Haut vorhanden ist, kann der myocutane Latissimus dorsi Lappen in „geschälter Form" zur Anwendung gebracht werden, wobei die musculäre Komponente des Lappens eine stabile Verbindung auf der Unterlage gewährleistet und das über dem Muskel gelegene Fettgewebe aufgrund seiner Konsistenz als Auffüllmaterial gut geeignet ist. Auf diese Weise haben wir mehrere Patienten sehr erfolgreich korrigiert. Abb. 5 zeigt einen solchen geschälten myocutanen Latissimus dorsi Lappen.

Diskussion

Myocutane Lappen basieren auf der musculocutanen Versorgung der Haut. Ihr Versorgungsgebiet umfaßt somit Muskulatur, Fettgewebe und ein bestimmtes Hautareal. Da es sich bei diesen Transplantaten meist um sehr großflächige und voluminöse Transplantate handelt, ist ihre Versorgung durch relativ kräftige Gefäße gekennzeichnet, die einen langen Gefäßstiel bilden. Zur Defektdeckung in der Gesichts- und Halsregion ist der myocutane Latissimus dorsi Lappen hervorragend geeignet: Zum einen als Insellappen, indem er durch den Tunnel zwischen Musculus pectoralis major und bedeckender Haut bis zur Defektregion hindurchgeführt wird (Quillen et al. 1979) oder aber zur mikrochirurgischen Transplantation. Dabei ist die zu erwartende neurogene Atrophie des denervierten Muskelanteils äußerst gering (Riediger 1980). Die Vitalerhaltung des Fettgewebes, die unter der Voraussetzung funktionstüchtiger Anastomosen gegeben ist, gewährleistet eine weitgehende Volumenkonstanz. Von besonderer Bedeutung ist die Tatsache, daß die Entnahmestelle des myocutanen Latissimus dorsi Lappens äußerst unauffällig liegt, und die Entnahme zu keinerlei funktionellen Störungen führt.

315

Literatur

Godina M (1979) Vortrag auf dem Fifth International Symposium on Microsurgery. Guarujá Brasilien, 15–18 Mai

Biemer E, Duspiva W (1980) Rekonstruktive Mikrogefäßchirurgie. Springer, Berlin Heidelberg New York

Quillen CG, Shearin JC, Georgiade NG (1978) Use of the Latissimus dorsi myocutaneous Island flap for Reconstruction in the Head and Neck Area. Plast Reconstr Surg Vol. 62,1:113–117

Riediger D (1980) Die freie Transplantation von Muskel-Fett-Hautlappen unter Verwendung mikrovasculärer Anastomosen im Kiefer-Gesichtsbereich. Eine experimentelle Studie. Habilitationsschrift, Tübingen

Späte Nervenrekonstruktion

H. Kuś, Wrocław – Polen

Die Rekonstruktion von geschädigten peripheren Nerven ist komplex, aber von großer praktischer Bedeutung. Unabhängig von wissenschaftlichen und medizintechnischen Ergebnissen der letzten 15 Jahre bleiben viele Probleme der Rekonstruktion von peripheren Nervenläsionen offen [2, 5]. Diese betreffen vor allem die Technik und die Indikation zur späten Nervenrekonstruktion. Es werden viele Jahre vergehen bis diese klinischen Probleme gelöst werden.

Die eigene Erfahrung betrifft über 800 Fälle von peripheren Nervenrekonstruktionen (darunter 90 Fälle einer Läsion des Plexus brachialis).

Nach der aktuellen Erfahrung ist das beste Vorgehen die frühe Nervenrekonstruktion direkt nach der Läsion oder spätestens einige Wochen nach dem Trauma. Die Auswahl der Operationsmethode hängt vom Kranken und der Art der Läsion ab. Man sollte die beste Methode für den individuellen Fall ausnutzen. Es sollte betont werden, daß die klassische perineurale Nervennaht gute Resultate bei Kindern und jungen Menschen und in Fällen von glatter Durchtrennung polyfasciculärer oder fast monofasciculärer Nerven gibt. Es ist aber jede Nervennaht unter Spannung zu vermeiden.

In allen anderen Fällen ist die fasciculäre Dissektion der Nervenstümpfe nach Millesi mit den Suralisinterponaten vorzuziehen [4]. Diese Richtlinien ergeben sich nach den mühsamen Nachuntersuchungen von vielen Hunderten von Kranken.

Das kontroverse Problem bleibt die Indikation zur späten Nervenrekonstruktion und deren technische Ausführung. Nach unserer Erfahrung sollte man operativ sogar nach Jahren in folgenden posttraumatischen Fällen eingreifen:

1. Verlust der protektiven Sensibilität nach der peripheren Nervenläsion;
2. Schlechte primäre Nervennaht;
3. Schmerzhafte Neurome und Kausalgien;
4. Nervenläsionen bei Kindern und jungen Kranken.

Regionale plastische und rekonstruktive Chirurgie im Kindesalter
Hrsg. von W. Kley und C. Naumann
© Springer-Verlag Berlin Heidelberg 1983

Die Rekonstruktion haben wir in mehr als 100 Fällen 1–10 Jahre nach der peripheren Nervendurchtrennung ausgeführt. Nach sorgfältiger Diagnose und Vorbehandlung der Kranken haben wir die mikrochirurgische Präparation und Rekonstruktion vorgenommen. Wir waren auch bestrebt, wenn möglich, die direkte fasciculäre Nervenanastomose nach eigener Methode anzuwenden [3]. Die letzte ermöglichte die direkte fasciculäre Nervennaht ohne Interponate, vereinfachte und verkürzte die technische Ausführung der peripheren Nervenrekonstruktion (Abb. 1).

Es hat sich ergeben, daß es in den meisten Fällen zur protektiven Sensibilität, vor allem nach den Medianus- und Ulnarisläsionen kommt (Abb. 2). Sehr differenziert aber war die Wiederherstellung der Reinervation von Muskeln. Nur in etwa 30% der Fälle haben wir einen positiven Effekt beobachtet.

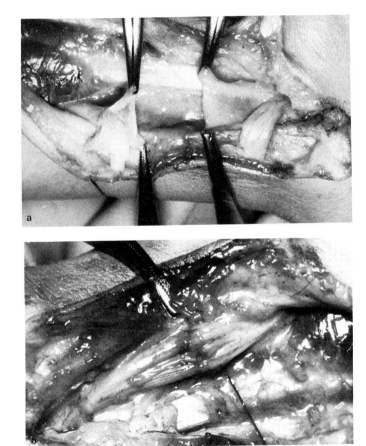

Abb. 1. a Bei sekundären und späten Nervenrekonstruktionen findet man die Faszikel und Faszikelgruppen vom glatten und festen Epineurium umgeben; **b** In vielen Fällen, in denen der Nervendefekt klein ist, kann man nach der mikrochirurgischen Präparation der Faszikelgruppen an beiden Nervenenden das Epineurium hinter den Faszikeln nähen und als Entspannungsnaht ausnutzen, was eine direkte Naht der Faszikelgruppen ohne Interponate ermöglicht. Die Nervenenden sind zur direkten Anastomose vorbereitet

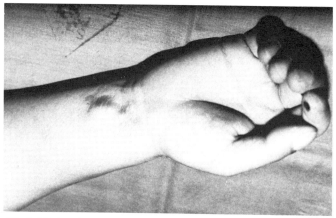

Abb. 2. Fehlen der protektiven Sensibilität der Finger und schmerzhaftes Neurom des Medianus nach nicht behandelter Läsion oder schlechter Nervennaht. Bei solchen Fällen ist auch eine späte Nervenrekonstruktion angezeigt. Am Zeigefinger chronische Zigaretten-Brandwunden

Anhand dieser Resultate haben wir Fälle von schlechter primärer Nervenrekonstruktion auch nach 1–10 Jahren reoperiert und Besserung der Funktion 1–2 Jahre nach der Operation feststellen können.

Dieses gilt vor allem für Nervensehnen-Anastomosen und schmerzhafte Neurome, die man auch mit Tumoren in der Nervennahtgegend differenzieren soll.

Nicht selten sind sehr schmerzhafte Neurome und Kausalgien nach erfolglos oder nicht behandelten Nervenläsionen. Die Schmerzsymptome machen manchmal dem Kranken das Leben unerträglich. Man sollte in solchen Fällen möglichst früh eingreifen, denn die konservative Behandlung gibt nur vorübergehende Milderung der Symptome, und das Schmerzgefühl kann nicht zurücktreten, auch wenn die lokale Ursache beseitigt wird.

Der Kranke G.W., 30 Jahre alt, erlitt im Jahre 1967 eine Stichwunde in der rechten Halsgegend, wonach er den Arm nicht hochheben konnte. Die Plexusparese ist nach 3 Monaten völlig zurückgetreten. Die Halswunde wurde primär versorgt, aber eine Läsion des Plexus brachialis nicht festgestellt. Nach über einem Jahr wurde der Kranke wegen schmerzhafter Halsnarbe operiert. Es sind Neurombildungen unter der Haut festgestellt und excidiert worden. Nach weiteren zwei Jahren sind Schmerzen und Hyperästhesie von der Unterkiefer- bis zur Armthoraxregion erschienen. Danach sind auf jeden mechanischen und thermischen Reiz der erwähnten Region sehr schmerzhafte Muskelkrämpfe ausgelöst worden, die das Waschen, Rasieren und Ankleiden sehr erschwerten oder unmöglich machten. Nach den typischen diagnostischen Tests mit Myelographie, EEG und Hirnszyntigraphie haben wir uns entschlossen, 13 Jahre nach dem Trauma den Halsplexus zu revidieren. Es sind 5 Neurome, darunter zwei große im Bereich des C_2 und C_4 festgestellt worden. Die Neurome wurden excidiert, 4 Nerven mikrochirurgisch anastomosiert, 1 Halsnerv in Faszikeln auspräpariert und in Halsmuskeln versenkt (Abb. 3). Diese Operationsmethoden sind nach unserer Erfahrung die wirksamsten, um Neuromrezidiven vorzubeugen. Nach dieser Operation ist der Kranke von den willkürlichen mi-

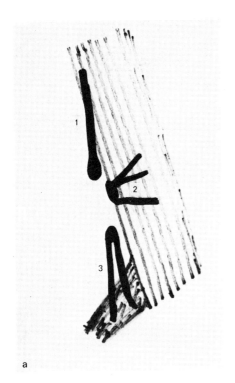

a

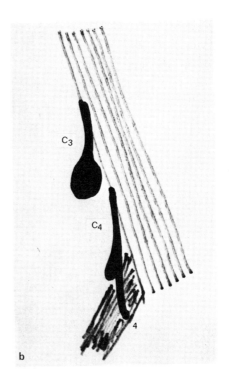

b

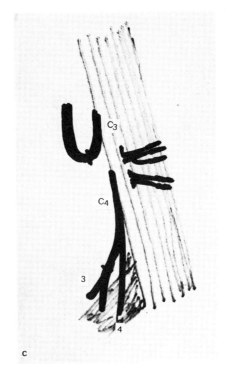

c

Abb. 3a–c. Schematische Darstellung des
operativen Befundes und der Operationsart
beim Fall mit Kausalgie 12 Jahre nach einer
Stichhalswunde. **a** 3 periphere kleine Neurome der sensiblen, subcutanen Äste vom C_3
am Rande das M. sternocleidomastoideus [1,
2, 3]. **b** Hinter dem M. sternocleidomastoideus
in der Tiefe hat man zwei große Neurome an
proximalen Enden von C_3 und vor der Formung des Nervus phrenicus [4] gefunden.
c Direkte mikrochirurgische Anastomosen
der durchtrennten Halsnerven

mischen Halsmuskelspasmen und der Hypersensibilität befreit worden, behauptet aber nicht ganz schmerzfrei zu sein.

Die besten Resultate der Nervennaht sind bei Kindern und jungen Menschen zu beobachten. Von diesem Standpunkt ausgehend haben wir uns im Jahre 1979 entschlossen, die Revision und Rekonstruktion des Plexus brachialis 7 Jahre nach der perinatalen Läsion auszuführen (Abb. 4 a u. b).

Das Kind S. R., geboren 6. 01. 1972, erlitt eine totale perinatale Parese des linken Plexus brachialis. Innerhalb der ersten 2 Lebensjahre ist nur die Bewegung der Finger erschienen. Im dritten Jahr hat man eine deutliche Asymmetrie des Thorax mit Hypoplasie der gelähmten Seite und der schlechteren Entwicklung der linken oberen Extremität festgestellt. Konservative Behandlung brachte keinen Erfolg.

Das Kind kam zu uns zur Konsultation im Jahre 1979. Nach vielen Überlegungen haben wir uns zur Revision des linken Plexus brachialis in der Halsgegend entschlossen. In der Literatur haben wir keinen Hinweis für solche operative Indikation gefunden. Wir haben auf eigener Erfahrung in der chirurgischen Behandlung der Läsionen vom Plexus brachialis bei Erwachsenen basiert.

Während der Operation haben wir eine völlige Durchtrennung C_5 und C_6 festgestellt. Die C_7 und C_8 waren von einer festen Bindegewebsnarbe umgeben. Es ließ

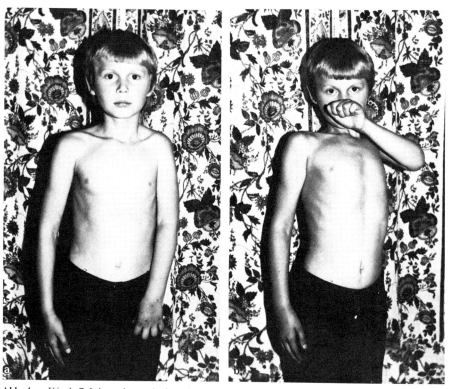

Abb. 4. a Kind, 7 Jahre alt, nach der obstetrikalen Läsion des linken Plexus brachialis. **b** Ein Jahr nach der rekonstruktiven Operation konnte das Kind das erste Mal im Leben die obere linke Extremität im Ellenbogengelenk beugen, strecken und auch hochheben

sich leicht eine direkte Nervenanastomose im Bereich C_5 und C_6 nach der oben beschriebenen eigenen Methode und eine Neurolyse von C_7 und C_8 ausführen.

Ungefähr 12 Monate nach dem Eingriff hat das Kind das erste Mal im Leben die obere Extremität im Ellenbogen beugen und strecken können. Es hat sich auch die Sensibilität der Extremität wesentlich verbessert. Jetzt über 2 Jahre nach der Operation kann das Kind fast alle Bewegungen der Extremität ausführen, obwohl die Kraft geringer ist als die der kontralateralen Seite.

Bemerkenswert ist, daß sich die Hypoplasie des Thorax und der Extremität verringert hat.

Einen ganz ähnlichen Fall vom Kind K.J., geboren 24.07.1973, haben wir im Jahre 1980 beobachtet und operiert. Obwohl der Typ der Läsion ausgedehnter war, haben wir nach 1½ Jahren denselben von uns nicht erwarteten funktionellen Erfolg beobachten können, was für uns eine völlige Überraschung war.

Diskussion

Die kurz beschriebenen Beobachtungen zeigen, daß auch die späte Nervenrekonstruktion in manchen Fällen zu guten Resultaten führen kann. Nach möglichst exakter Diagnose und Lokalisation ist die Nervenrekonstruktion in erfahrenen Händen eine Operation mit sehr niedrigem Risiko. Bei allen von uns operierten Fällen war der postoperative Verlauf komplikationslos.

Der Enderfolg ist von vielen Einflüssen abhängig, unter denen für die späte Nervenrekonstruktion vor allem das Alter der Kranken, die Art und Höhe der Läsion und Größe des Defekts die größte Rolle spielen [1]. Vor allem der Enderfolg ist aber vom Grade der sekundären Folgen der Nervenläsion und zwar im Nervengewebe und in den versorgten Geweben, wie dem Muskelgewebe abhängig. In vergleichbaren Fällen ist die Regeneration nach früher Nervenrekonstruktion jedoch viel schneller und effektiver als nach der späten Rekonstruktion.

Zusammenfassung

Anhand eigener 12jähriger klinischer Erfahrung wurden die Resultate nach späten Nervenrekonstruktionen 1–10 Jahre nach dem Trauma analysiert.

Die Indikation zu solchem Vorgehen wurde in folgenden Fällen gestellt:
1. Verlust von protektiver Sensibilität;
2. Schlechte primäre Nervennaht;
3. Schmerzhafte Neurome und Kausalgien;
4. Nervenläsionen bei Kindern und jungen Menschen.

Nach sorgfältiger Diagnose und Lokalisation der Läsion wurde die mikrochirurgische Präparation und Rekonstruktion vorgenommen. Die Resultate wurden besprochen. Sie sind von vielen Faktoren bedingt und wegen der oft auftretenden sekundären Veränderungen nur relativ mit den Resultaten nach direkter oder früher Nervenrekonstruktion vergleichbar.

Es werden auch Beispiele für alle vier Gruppen von Indikationen zur späten Nervenrekonstruktion gegeben. Dabei werden auch 2 Fälle von Kindern, die man im Alter von 7 Jahren wegen einer obstetrikalen Läsion des Plexus brachialis mit gutem funktionellen Erfolg operiert hat, beschrieben und besprochen.

Summary

On the basis of own 12-years experience the author discusses the results of late reconstructions of damaged peripheral nerves performed 1–10 years after the injury.

The indications for surgical treatment were following:
1. Loss of protective sensibility;
2. Wrong primary suture;
3. Painful neuromas and causalgia;
4. Damaged nerves in children and young persons.

All cases require an adequate diagnosis and localization of the damage. Microsurgical preparation and reconstruction of the nerve is indispensable.

The author discusses clinical results and present examples for 4 groups of indication for late nerve reconstruction which results depend on many factors and are generally worse than the results of direct or early reconstructions.

The author analyzes 2 cases of perinatal damage of the brachial plexus treated surgically when the children were 7 years old; in both cases there was a considerable improvement of function of the damaged extremity.

Literatur

1. Brown P (1972) Factors influencing the success in the surgical repair of nerves. Surg Chir North Am 52/5:1137
2. Brunelli G Microchirurgia. Carlo Erba, Brescia
3. Kuś H (im Druck) Mikrochirurgische direkte fasciculäre Nervennaht. Eine eigene Methode. 29. Jahrestagung der Deutschsprachigen Gemeinschaft für Handchirurgie, Travemünde, 1981. Handchirurgie
4. Millesi H (1972) Interfaszikuläre Nerventransplantation. In: Wachsmuth W, Wilhelm A, Allgemeine und spezielle chirurgische Operationslehre. Operationen an der Hand. X3, Springer, Berlin Heidelberg New York
5. Narakas A (1981) Microsurgical neurorrhaphy technics. Microsurgery. Scientific Reports 1: SSC, Neuhausen

Zur Spontanregression des Säuglingshämangioms im Kindesalter

G. Metz, J. Meth, Wiesbaden und H. Röckl, Würzburg

Hämangiome sind die häufigsten benignen Gefäßtumoren des Säuglings- und Kleinkindesalters (Vorkommen bei 0,45–0,7% aller Neugeborenen). Sie treten solitär oder in der Mehrzahl, bei Mädchen etwa doppelt so oft wie bei Knaben, an Haut und hautnahen Schleimhäuten auf, ein innerer Organbefall ist jedoch extrem selten. Ein kleiner Teil ist bereits bei Geburt klinisch manifest oder andeutungsweise vorhanden, ca. 90% der Tumoren entwickeln sich innerhalb des ersten Lebensmonats, der Rest im ersten Halbjahr [2]. Säuglingshämangiome sind umschriebene Gefäßneubildungen der Cutis und/oder Subcutis, wobei je nach Etage verschiedene klinische Erscheinungsbilder entstehen. Plane oder planotuberöse (capilläre) Hämangiome mit cutanem Sitz beginnen als im Hautniveau gelegene Entzündungen oder rote Knötchen und wandeln sich in umschriebene feinhöckerige erdbeerförmige Angiome („strawberry marks") um. Die selteneren tuberonodösen und nodösen (cavernösen) Formen proliferieren in tiefe Cutisabschnitte oder in die Subcutis.

Klinisch sind die cavernösen Hämangiome als pralle intensiv rote Gefäßconvolute sichtbar oder bei sehr tiefem Sitz unter unveränderter Haut tastbar. Obwohl Hämangiome an jeder beliebigen Stelle des Körpers auftreten können, kommen sie am häufigsten am Kopf und zwar in Gesichts- und Halsregion vor. Sie zeigen in den ersten Wochen oder Monaten eine oft rasche Größenzunahme, das Wachstum ist jedoch gewöhnlich nach einem halben bis dreiviertel Jahr abgeschlossen, gleichzeitig setzt die Spontanregression ein.

Die beginnende Rückbildung ist an der zentralen fleckigen Aufhellung bzw. grauen Verfärbung und Abflachung des Tumors erkennbar, auch die nicht selten zu beobachtende oberflächliche Ulceration stellt bereits einen Involutionsvorgang dar. Bei 70% der Kinder ist die Spontaninvolution mit Eintritt ins Schulalter abgeschlossen, aber auch danach können sich Residuen bis etwa zum 10. Lebensjahr weiter zurückbilden [3], wobei Geschlecht, Größe und Lokalisation offenbar keinen Einfluß auf den Spontanverlauf haben [4]. Erfahrungsgemäß verschwinden kleinere capilläre Hämangiome vollständig, während bei tiefer gelegenen cavernösen Hämangiomen auch bei ungestörter Rückbildung u. U. mit kosmetisch störenden Endresultaten wie Restinfiltraten, Teleangiektasien, Atrophie, Hautfältelung oder sackartiger Dermatochalasis zu rechnen ist. Diese Restzustände sind nach Abschluß der Entwicklung durch chirurgische Maßnahmen weitgehend zu korrigieren.

In den meisten Fällen von Säuglingshämangiomen ist daher – auch unter Berücksichtigung psychosozialer Aspekte für die Angehörigen des betroffenen Kindes etwa bei ausgedehnten und zunächst entstellenden Hämangiomen mit Sitz an sichtbarer Stelle – die konservativ abwartende Beobachtung des Spontanverlaufs jeder radikalen Therapie vorzuziehen. Voraussetzung ist, daß in der Wachstumsphase des Blastems regelmäßige ca. vierwöchige Vorstellungen möglich sind, in der Rückbildungsphase sollten die Kinder in halbjährlichen, später in jährlichen Intervallen ärztlich nachkontrolliert werden. Bei entsprechender Dokumentation der langsam einsetzenden Rückbildung lassen sich die Eltern nach unserer Erfahrung fast immer zu einer abwartenden Haltung motivieren.

Die Abb. 1 a u. b und 2 a u. b zeigen Beispiele von cavernösen Hämangiomen bei der Erstvorstellung und bei der letzten Kontrolluntersuchung nach 11 bzw. 16 Jahren ohne jeglichen therapeutischen Eingriff.

Wenn in der initialen Wachstumsphase Komplikationen wie massive Blutungen oder aggressives Wachstum im Gesicht mit Übergreifen auf die Lippen- und Wangenschleimhaut, Behinderung der Nahrungsaufnahme, Verdrängungserscheinungen im Nasen-Ohren-Bereich oder invasives Wachstum in der Orbita mit der Gefahr bleibender Funktionsstörungen eintreten, kann es allerdings notwendig werden, den Regressionsprozeß durch therapeutische Maßnahmen vorzeitig einzuleiten bzw. zu beschleunigen. Hierzu stehen außer der chirurgischen Intervention ver-

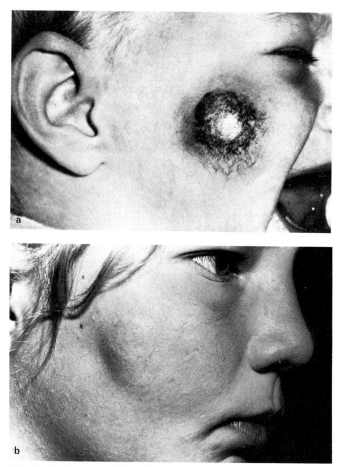

Abb. 1. a B. D. ♀ geb. 25. 7. 69. Cavernöses Hämangiom der Wange im Alter von 1¼ Jahren. Keine Therapie. **b** Lokalbefund im Alter von 12 Jahren: Geringe Hautfältelung und Teleangiektasien

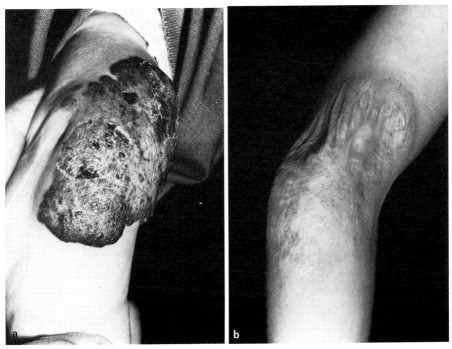

Abb. 2. a K. B. ♀ geb. 1. 2. 75. Cavernöses Hämangiom des linken Armes, oberflächliche Ulceration im 3. Lebensmonat. Keine Therapie. **b** Dermatochalasis als Restzustand im Alter von 6 Jahren

schiedene nichtoperative Möglichkeiten zur Verfügung, über deren Einsatz im Einzelfall unter dem Grundsatz des „Nihil nocere" entschieden werden muß.

Zur Behandlung aggressiver Hämangiome mit rapider Größenzunahme kommt die systemische Corticosteroidtherapie in Frage, wobei nach Körpergewicht Tagesdosen von 10 bis 30 mg Prednisonäquivalent über etwa 3 Wochen verabreicht werden. Die Steroidgesamtdosis ist dabei so niedrig wie möglich zu halten, um späteren Wachstumsstörungen vorzubeugen [3]. Der in Abb. 3a dargestellte Fall mit cavernösen Hämangiomen der Unterlippe, Ohrmuscheln und Präauricularregion bds. mit Parotisbeteiligung, der zusammen mit der Univ.-HNO-Klinik Würzburg betreut wurde, erhielt im Alter von 6 Monaten einen Decortinstoß. Die tumorösen Angiome haben sich bis zur Vollendung des 5. Lebensjahres vollständig zurückgebildet. Abb. 3 b zeigt das kosmetisch sehr gute Ergebnis im 10. Lebensjahr.

Die spontane Rückbildungstendenz von Säuglingshämangiomen kann weiterhin durch Röntgenoberflächentherapie (20–50 kV) vorzeitig angeregt werden. Die Einzeldosis ist bei großflächigen Veränderungen möglichst niedrig zu halten (Einzelfraktionen von 50–100 R). Die höchstzulässige Gesamtdosis wird mit maximal 1000–1500 R angegeben (1), meist genügen jedoch wesentlich geringere Gesamtdosen von 400–800 R, um einen sicheren Wachstumsstillstand zu erzielen.

Die Behandlung wird frühzeitig, etwa ab 3. Lebensmonat durchgeführt und bei beginnender Grauverfärbung und Abflachung des Herdes abgebrochen. Bei dem in

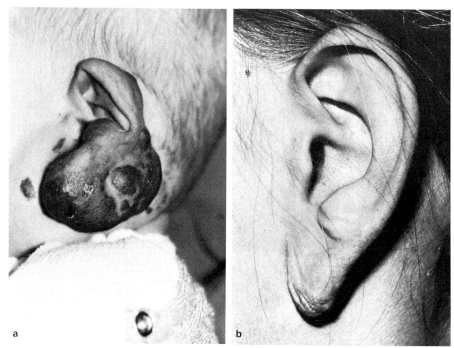

a   b

Abb. 3. a V. K. ♀, geb. 15. 11. 71. Cavernöses Hämangiom der linken Ohrmuschel und Umgebung mit Durchsetzung der Parotis. Decortin-Stoß mit ½ Jahr. **b** Zustand im Alter von 10 Jahren: Sackartige Hautfältelung des linken Ohrläppchens. (Übrige Hämangiome im Gesichtsbereich vollständig zurückgebildet)

Abb. 4 a u. b demonstrierten Fall eines cavernösen Hämangioms der linken Wange und Wangenschleimhaut wurde ab 3. Lebensmonat eine Röntgen-Weichstrahl-Behandlung mit insgesamt 1400 R durchgeführt. Bei der letzten Nachuntersuchung im Alter von 13 Jahren fanden sich im betroffenen Areal lediglich eine diskrete Gefäßbezeichnung und feine Hautfältelung.

Die Abb. 5 a zeigt einen 3 Monate alten weiblichen Säugling mit einem cavernösen Hämangiom der linken Gesichtshälfte und Ausdehnung in die Orbita. Die rapide Größenzunahme im ersten Vierteljahr, insbesondere das retrobulbäre Wachstum veranlaßte uns, eine fraktionierte Röntgen-Oberflächenbestrahlung mit einer Gesamtdosis von 600 R durchzuführen, was ausreichte, das Größenwachstum abzustoppen. Im Alter von eindreiviertel Jahren wurde in der Chirurgischen Univ.-Klinik Würzburg im Anschluß an die Behandlung einer sekundären infizierten Ulceration ein Urbasonstoß (20 mg i. v./die über 3 Wochen) zusätzlich verabreicht. Nach einer Beobachtungszeit von 10 Jahren (Abb. 5 b) sind wir der Ansicht, daß auch in diesem Fall durch eine primäre operative Therapie kein ästhetisch befriedigenderes Ergebnis erzielt worden wäre.

Abb. 5. a K. N. ♀, geb. 19. 3. 72. Cavernöses Hämangiom der linken Gesichtshälfte mit retrobulbärer Ausdehnung. Ab 3. Lebensmonat Röntgen-Oberflächenbestrahlung, 6 D 600 R. Urbason-Stoß mit 1½ Jahren. **b** Befund im 10. Lebensjahr: Sackartige Hautfalten und Teleangiektasien linke Wange

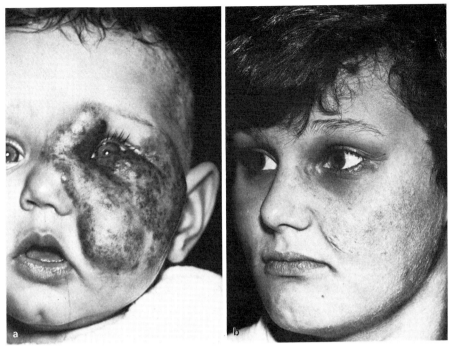

Abb. 4. a B. A. ♀, geb. 31. 5. 68. Cavernöses Hämangiom der linken Wange und Wangenschleimhaut. Röntgen-Oberflächenbestrahlung ab 3. Lebensmonat, 6 D 1400 R. **b** Kosmetisches Ergebnis mit 13 Jahren

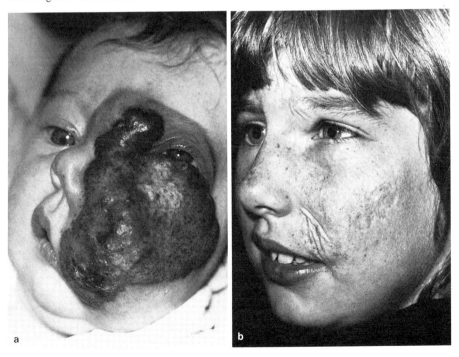

Literatur

1. Braun-Falco O, Lukacs S (1977) Dermatologische Röntgentherapie. Springer, Berlin Heidelberg New York, S 69–72
2. Proppe A (1981) Hämangiome. In: Korting GW (Hrsg) Dermatologie in Praxis und Klinik, Bd IV. Thieme, Stuttgart New York, S 40.2–40.19
3. Rook A (1975) Naevi and other developmental defects. In: Rook A (Hrsg) Textbook of Dermatology, D. S. Wilkinson, F. J. G. Ebling. Blackwell, Oxford, S 127–167
4. Schnyder UW (1963) Hämangiome (einschließlich Teleangiektasien und verwandte Hauterscheinungen). In: Jadassohn J (Hrsg) Handbuch der Haut- und Geschlechtskrankheiten, Ergänzungswerk Bd. III/1, Marchionini A (Hrsg). Springer, Berlin, S 494–567

Fluoreszenzmikroangiographie – Eine neue Methode zur Bestimmung der Hautdurchblutung

C. Naumann, F. Schön und W. Jung, Würzburg

In der plastischen und rekonstruktiven Chirurgie hat sich in den letzten Jahren das Interesse von der Anwendung des Rundstiellappens mehr und mehr zur Lappenautonomisierung und den damit verbundenen Durchblutungsänderungen im Lappen verlagert. Die zunehmende Anwendung freier Transplantate mit mikrovasculären Anastomosen hat eine Reihe von Fragen aufgeworfen, die die Zirkulation im Transplantat betreffen. Ziel dieser Arbeit war es, an einem tierexperimentellen Lappenmodell definierte Durchblutungsänderungen durch Operationen an den Gefäßen zu schaffen und damit die Situation eines freien Hautlappentransplantats mit mikrovasculärer Anastomosierung zu simulieren. Ferner sollte mit verschiedenen Methoden die Durchblutung im Lappen beurteilt, eine Diagnose der durchgeführten Operation und damit der experimentell erzeugten Durchblutungsstörung gestellt und wenn möglich eine Prognose auf die Vitalität des Lappengewebes gegeben werden.

Als Versuchstiere dienten 140 männliche Wistar-Ratten, von denen 103 operiert wurden; 37 Tiere dienten als Kontrollen oder zur Entwicklung der einzelnen Meßmethoden. In 92 Fällen wurde ein beidseits symmetrischer Bauchhautlappen (BHL) angelegt, der von der Leistenbeuge bis zum Rippenbogen reichte und beidseits von den Epigastrica-Gefäßen versorgt wurde. Die Durchblutung des Lappens wurde durch verschiedene Operationstypen in definierter Weise verändert. Sie nahm vom BHL mit erhaltenem Gefäßstiel beidseits über Durchtrennung der Arterie bzw. Vene (Abb. 1) sowie des gesamten Gefäßstiels links bis hin zum BHL ohne jede Gefäßversorgung kontinuierlich ab. Daneben wurden bei 11 Tieren Operationen an den ernährenden Gefäßen ohne Bildung eines Bauchhautlappens vorgenommen.

Die klinischen Beobachtungen wurden durch Fotos von den Lappen zu festen Zeitpunkten nach der Operation in standardisierten Einstellungen dokumentiert und die Lappenumfänge sowie die vitalen und nekrotischen Lappenflächen planimetrisch ausgewertet. Die Durchblutung der Lappen wurde an festgelegten Meß-

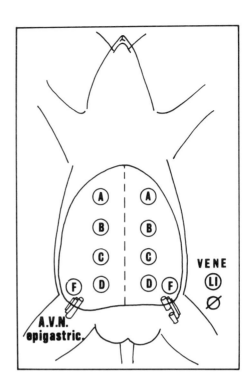

Abb. 1. Anlegen eines bds. über die Epigastricagefäße versorgten, symmetrischen Bauchhautlappens. Bei diesem Op-Typ ist die Vene links durchtrennt. Die Kreise A–F bedeuten Meßpunkte für die ^{133}Xe-Clearance

punkten mit der ^{133}Xenon-Clearance bestimmt. Der Aktivitätsverlauf wurde mit zwei symmetrisch angeordneten Szintillationszählrohren über der Bauchhaut gemessen, über einen Rechner gezählt, zwischengespeichert und über einen Drucker in graphischer Form ausgegeben (Abb. 2). Zur Darstellung der veränderten Gefäßmuster nach den einzelnen Operationstypen wurden intravital ein Tusche-Gelatinegemisch in das Gefäßsystem injiziert und die Lappen nach Aufhellen mit Salicylsäuremethylester unter einem Photomakroskop durchgemustert. Um die Funktion des arteriellen Einstroms und venösen Ausstroms im Lappen beurteilen zu können, wurde in Zusammenarbeit mit der Firma ZEISS eine Einheit aus Operations-Mikroskop, Kamera und Blitzeinrichtung entwickelt (Abb. 3), mit deren Hilfe die Gefäße im Lappen fluoreszenzmikroangiographisch dargestellt werden konnten. Nach Injektion von Natriumfluorescein in die A. carotis wurde der Farbstoff im Gefäßsystem durch UV-Blitzlicht zur Fluoreszenz angeregt. Über ein Filtersystem konnten Fluoreszenzmikroangiogramme von der Unterseite des Lappens, aber auch percutan durch die intakte Haut im Sekundenabstand aufgenommen werden. Durch die Auswertung der Fotoserien erhielt man eine gute Vorstellung der Funktion der Durchblutung im Lappen.

Die operativen Eingriffe und die für Operation und Auswertung notwendigen Narkosen wurden gut vertragen. Nach den einzelnen Operationstypen kam es zum Entstehen charakteristischer Nekrosen an typischen Stellen im BHL. Diese hatten sich am zweiten Tag soweit demarkiert, daß vitale und nekrotische Flächen planimetriert werden konnten. Bezogen auf den Ausgangswert waren die vitalen Lappenflächen beim BHL mit erhaltenem Gefäßstiel 10 Tage nach Operation lediglich

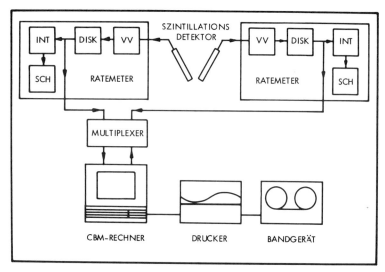

Abb. 2. Meßeinrichtung zur ¹³³Xe-Clearance. Ratemeter mit Vorverstärker (VV),Diskriminator (DISK), Integrator (INT) und Schreiber (SCH). Simultan ist über einen Multiplexer ein Rechner mit Drucker und Bandgerät angeschlossen

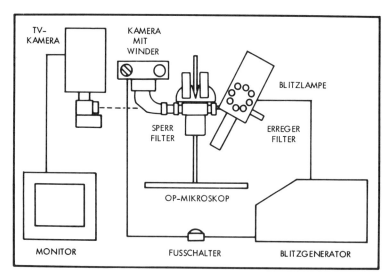

Abb. 3. Einrichtung zur Fluoreszenzmikroangiographie. An das Operationsmikroskop (OpMi H 1, Zeiss) ist rechts die Blitzlampe und links die automatische Kamera angeschlossen. Beide sind über den Blitzgenerator synchronisiert. Anstelle der Fotokamera kann eine TV-Kamera mit Monitor benutzt werden

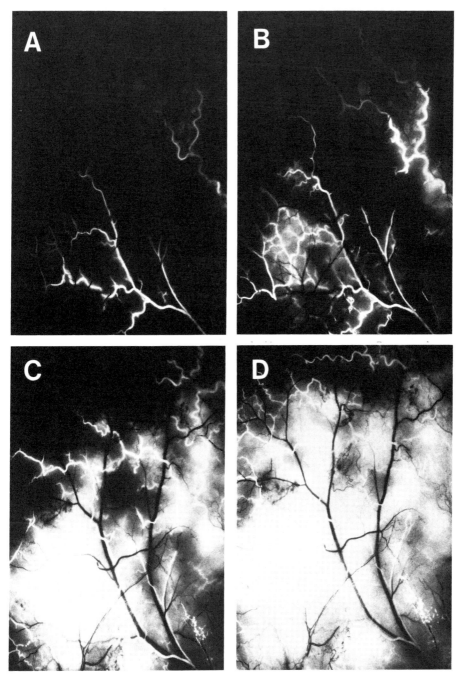

Abb. 4A–D. Das Fluoreszenzmikroangiogramm in subcutaner Darstellung. Die einzelnen Phasen zeigen den arteriellen Einstrom von rechts unten (**A, B**), die Hintergrundfluoreszenz durch capilläre Füllung (**C**) und die negative = dunkle Venendarstellung (**C, D**)

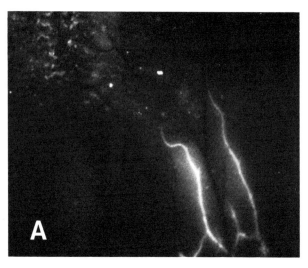

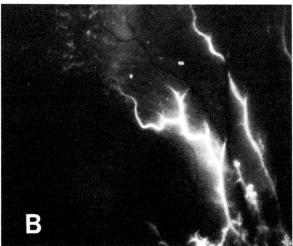

Abb. 5 A–D. Percutanes Fluoreszenzmikroangiogramm eines Bauchhautlappens mit erhaltenem Gefäßstiel 9 Monate nach Operation. Arterieller Einstrom in die linke untere Lappenhälfte mit netzartiger Verzweigung der Gefäße (**C**) und beginnender Darstellung der Venen
(dunkel, **D**). Aufnahmen im Abstand von je 1 sec

auf 90% zurückgegangen. Nach Durchtrennen von Arterie, Vene oder des gesamten
Gefäßstiels links hatten die vitalen Flächen bis zu einem Wert von 60% abgenom-
men. Diese Flächengrößen blieben im gesamten Beobachtungszeitraum erhalten.

Für die quantitative Durchblutungsmessung wurde die ^{133}Xe-Clearance benutzt.
Die gemessenen Kinetiken variieren erheblich von Messung zu Messung, auch bei
Tieren, welche gleichartigen Operationen unterzogen worden waren. Die Mehrzahl
der Kinetiken kann recht gut durch eine Überlagerung zweier Exponentialfunktio-
nen beschrieben werden, aber auch monoexponentielle Verläufe wurden beobachtet. Bei allen Kinetiken stellte sich nach 20 min eine konstante Eliminationsrate ein.

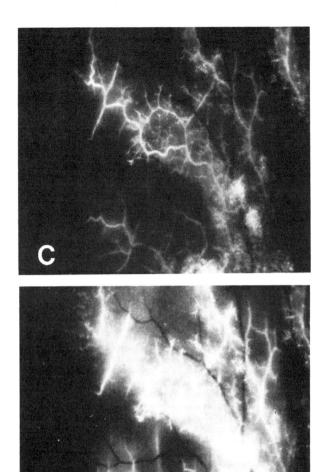

Abb. 5 C u. D. Legende
s. S. 332

Die praktische Auswertung der Kinetiken zeigte, daß gerade die Mittelwerte dieser asymptotisch konstanten Eliminationsrate die beste Übereinstimmung mit den klinischen Beobachtungen und mit den Ergebnissen der Tusche- und Fluoreszenzmikroangiographie erbrachten. Man darf davon ausgehen, in dieser Größe einen Parameter gefunden zu haben, in welchem sich der für die Ernährung des Lappens wichtige Teil der nutritiven Durchblutung widerspiegelt. Unmittelbar nach allen Operationen zeigte sich eine Abnahme der Clearancewerte. Der Wiederanstieg in den nächsten Tagen lief parallel mit ausreichender Durchblutung und Einheilung des Lappens, während der weitere Abfall mit einer Nekrose des betreffenden Lappenanteils zusammenfiel. Anhand der Mittelwerte der Eliminationskonstanten war auf der operierten Seite eine klare Zuordnung zu den einzelnen Operationstypen und damit eine Diagnose der operativ bedingten Durchblutungsänderung möglich. Die Betrachtung der Einzelwerte zeigte jedoch eine derart breite Streuung, daß im Einzelfall der jeweilige Operationstyp nicht mehr herausgefunden werden konnte. Hierdurch wird der prognostische Wert dieser Methode erheblich eingeschränkt.

Im Tuscheangiogramm zeigt die Bauchhaut der Ratte eine ausgeprägte Symmetrie des Gefäßsystems beider Seiten mit einer klaren Längsorientierung der großen Gefäße parallel zur Mittellinie. Die Mittellinie tritt bei der Gefäßfüllung deutlich hervor und wird in horizontaler Richtung von keinem größeren Gefäß überschritten. Nach Operation hatte sich in allen Fällen der durchblutete Anteil des Lappens ausreichend gefüllt, so daß die Symmetrie des Gefäßsystems, der Verlauf der großen Gefäße, die Versorgung des Gewebes um die Nekrosen und Gefäßanschlüsse im Nahtbereich sicher beurteilt werden konnten. Beim BHL mit erhaltenem Gefäßstiel beidseits blieb die Symmetrie und die Längsorientierung der Hauptgefäße erhalten, das Gefäßmuster änderte sich ebensowenig wie die Lappengröße. Nach Durchtrennung des Gefäßstiels links füllte sich am 2. Tag die linke Lappenhälfte kaum, nach 10 Tagen war es mit der Schrumpfung der linken Seite zu einer Asymmetrie des Gefäßsystems mit Verschiebung der Mittellinie nach links und zum Auftreten starker Rechts-Links-Verbindungen als Ausdruck für die neue Stromrichtung in der unteren Lappenhälfte gekommen. Diese großen Querverbindungen entsprechen der aus der Literatur bekannten Längsorientierung der Gefäße nach Lappenautonomisierung oder Bildung eines Rundstiellappens. Um die Nekrosen am linken unteren Lappenrand hatten sich radiär angeordnete Gefäße gefüllt, bei denen es sich wahrscheinlich um Gefäßneubildungen handelt. Die übrigen Operationstypen hatten keine derart charakteristischen Veränderungen in der Lappenstruktur zur Folge, nach Durchtrennen von Arterie oder Vene blieb das symmetrische Gefäßmuster weitgehend erhalten. In diesen Fällen war die Diagnose der durchgeführten Operationen nur mit dem Fluoreszenzmikroangiogramm möglich.

Nach Injektion von Natriumfluorescein kommt es nach 20–30 sec mit dem arteriellen Einstrom zum Aufleuchten der Arterien, wobei die Verteilung des Farbstoffes und damit des arteriellen Blutes im Lappen gut zu beurteilen ist (Abb. 4). Nach Füllung der Capillaren leuchtet die gesamte durchblutete Lappenfläche hell auf. Die funktionsfähigen Venen heben sich infolge der fehlenden Fluoreszenz durch zu geringe Konzentration des Farbstoffs dunkel vom Hintergrund ab. Die subcutane Gefäßdarstellung von der Lappenunterfläche (Abb. 4) ergibt ein etwas schärferes Bild als die percutane Angiographie durch die intakte Bauchhaut (Abb. 5). Die Phasen und Merkmale der Füllung sind jedoch bei beiden Darstellungen gleich gut zu erkennen. Nach Anlegen eines BHL mit beidseits erhaltenem Gefäßstiel macht der beidseits symmetrische arterielle Einstrom und die bis zuletzt ungefüllte Lappenmitte die funktionelle Trennung beider Lappenhälften voneinander deutlich. Nach Durchtrennen der Arterie oder Vene links geht diese Trennung verloren, der arterielle Einstrom und der venöse Ausstrom verlaufen diagonal durch den ganzen Lappen. Im Gegensatz zum unauffälligen äußeren Bild des Lappens und zum nicht charakteristisch veränderten Tuscheangiogramm ist hiermit eine Diagnose der durchgeführten Operation im Einzelfall zu stellen. Darüber hinaus können mit der Fluoreszenzmikroangiographie auch Fragen nach der Herkunft der Durchblutung vitaler Inseln im Lappen sowie der Ernährung vitaler Randpartien über die Naht hinweg beantwortet werden. Das Fluoreszenzmikroangiogramm lieferte in einem Fall den Nachweis für eine eigene arterielle Versorgung und im anderen Fall für funktionsfähige Anastomosen im Nahtbereich.

Die Ergebnisse aller vier Methoden zeigen, daß sich durch die einzelnen Operationstypen am gewählten Lappenmodell definierte Veränderungen an der Durchblutung setzen lassen, die typische neue Gefäßmuster zur Folge haben. Daneben bewirken die Operationen aber auch funktionelle Veränderungen der Durchblutung, die bei klinischer Betrachtung nicht ins Auge fallen und mit rein morphologischen Methoden nicht dargestellt werden können. Die klinische Beurteilung, die Dokumentation und Objektivierung der Beobachtungen und die Planimetrie ermöglichen in vielen Fällen allein schon die Zuordnung zu den einzelnen Operationstypen. Darüber hinaus sind die klinischen Resultate unerläßlich als Voraussetzung zur Bewertung der Ergebnisse der anderen Methoden. Die ^{133}Xe-Clearance ist zur Beurteilung der Durchblutung bestimmter Lappenareale geeignet, die Clearancewerte fügen sich in das Bild der anderen Ergebnisse ein. Im Einzelfall jedoch eine Prognose auf die Vitalität des Lappens stellen zu wollen, ist eine zu hohe Anforderung an diese Methode. Mit der Tuscheangiographie lassen sich morphologische Veränderungen am Gefäßmuster sicher und gut vergleichbar darstellen. Aussagen zur veränderten Funktion der Durchblutung lieferte jedoch erst die zu diesem Zweck entwickelte Fluoreszenzmikroangiographie.

Literatur

Donovan WE (1975) Experimental Models in Skin Flap Research. In: Skin Flaps, Grabb WC, and Myers MB (eds.) Little, Brown & Co., Boston, pp 11–20

Flower R, Hochheimer B (1977) Quantification of indicator dye concentration in ocular blood vessels. Exp Eye Res 25:103–111

German W, Finesilver EM, Davis JS (1933) Establishment of circulation in tubed skin flaps; experimental study. Arch Surg 26:27

Harashina T, Sawada Y, Watanabe S (1977) The relationship between venous occlusion time in island flaps and flap survivals. Plast Reconstr Surg 60:92–95

Hoopes JE (1976) Pedicle flaps – an overview. In: Symposium on Basic Science in Plastic Surgery. Krizek TJ, Hoopes JE (eds.) C.V. Mosby Co., St. Louis, pp 241–259

Lange K, Boyd LJ (1942) The use of fluorescein to determine the adequacy of the circulation. Med Clin North Am 26:943

McGrath MH, Adelberg D, Finseth F (1979) The intravenous fluorescein test: use in timing of groin flap division. J Hand Surg 4:19–22

Myers MB (1962) Prediction of skin sloughs at the time of operation with the use of fluorescein dye. Surgery 51:158

Myers MB (1975) Investigation of skin flap necrosis. In: Skin Flaps, Grabb WC, Myers MB (eds.) Little, Brown & Co., Boston, pp 3–10

Thorvaldsson SE, Grabb WC (1974) The intravenous fluorescein test as a measure of skin flap viability. Plast Reconstr Surg 53:576

Fibrinkleber* in der rekonstruktiven Larynxchirurgie

C. Naumann, Würzburg

Der Fibrinkleber ist an der Würzburger Hals-Nasen-Ohrenklinik seit drei Jahren im Bereich der regionalen plastischen und wiederherstellenden Chirurgie im Einsatz. Das Poster demonstriert an vier Fällen den Einsatz des Fibrinklebers bei der rekonstruktiven Larynxchirurgie

1. Die erweiterte frontolaterale Kehlkopfteilresektion

Bei einem einseitigen Stimmbandtumor Stadium T_2 ohne Infiltration der darunterliegenden Muskulatur besteht die Indikation zur frontolateralen Kehlkopfteilresektion nach Leroux-Robert. Diese klassische Operationsmethode wird von uns nach hinten durch Mitnahme des Arytenoidknorpels erweitert. Weiterhin bildet jedoch die Tumorinfiltration der inneren Kehlkopfmuskulatur und der dadurch bedingte Stillstand des Stimmbandes eine Kontraindikation zu dieser Operation. Die Schemazeichnung (Abb. 1) zeigt unsere Modifikation einer Lappenplastik zum Verschluß des Operationsdefektes. Der von Denecke angegebene dorsal basierte Schleimhautschwenklappen aus dem Morgagnischen Ventrikel läßt sich nach Fort-

---

* Tissucol, Fa. Immuno, Heidelberg

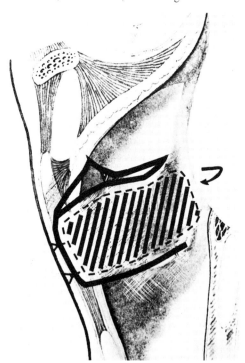

Abb. 1. Verschluß des Operationsdefektes der rechten Kehlkopfseite nach erweiterter fronto-lateraler Kehlkopfteilresektion mit einem dorsal basierten Schleimhautschwenklappen aus dem Bereich der aryepiglottischen Falte und dem Eingang zum Sinus piriformis (Pfeil). Zwei Haltenähte im Bereich der vorderen Kommissur. Fixieren des Schleimhautschwenklappens auf der Unterseite des Defektes mit Fibrinkleber (gestrichelt)

Regionale plastische und rekonstruktive Chirurgie im Kindesalter
Hrsg. von W. Kley und C. Naumann
© Springer-Verlag Berlin Heidelberg 1983

nahme des Arytenoidknorpels durch Schleimhaut aus dem Bereich der aryepiglottischen Falte und dem Eingang zum Sinus piriformis (Pfeil) erweitern und bis in die vordere Kommissur einschwenken. Dieser Schleimhautschwenklappen wird vorne mit 2 Nähten gehalten und auf der Unterseite des Defektes mit Fibrinkleber (gestrichelt) fixiert. Dadurch gelingt eine sichere Deckung des Gewebsdefektes nach Kehlkopfteilresektion bis zur vorderen Kommissur.

2. Plasmocytom im Kehlkopf

Der endoskopische Befund zeigt ein Plasmocytom des linken Taschenbandes (Abb. 2a). Durch tiefe Probeexcision konnte die Diagnose histologisch geklärt wer-

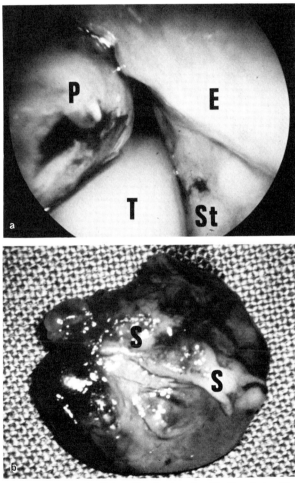

Abb. 2. a Endoskopischer Befund: Plasmocytom des linken Taschenbandes (P). Durch den Tumor verzogene Epiglottis (E). Unauffälliges rechtes Stimmband (St). Tubus (T) in der hinteren Kommissur. **b** Gut abgekapselter Tumor von ca. 1½ cm Durchmesser mit Anteilen der Schleimhaut des ehemaligen linken Taschenbandes (S-S)

337

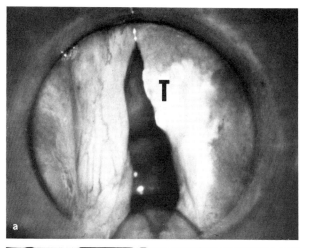

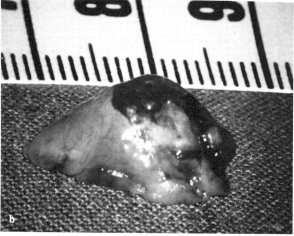

Abb. 3. a Stimmbandtumor (T), Stadium T_1, im vorderen Drittel des rechten Stimmbandes bei guter Stimmbandbeweglichkeit rechts. **b** Das endoskopisch entfernte rechte Stimmband mit Anteilen der inneren Kehlkopfmuskulatur

den. Der Kehlkopf wurde in üblicher Weise durch eine Laryngofissur von vorne eröffnet. Das Plasmocytom erwies sich als gut abgekapselter Tumor von etwa 1½ cm Durchmesser (Abb. 2b). Man erkennt die Oberfläche des Tumors mit Resten der Kehlkopfschleimhaut. Der Operationsdefekt im Bereich des linken Taschenbandes wurde mit einem dorsal basierten Rotationsschleimhautlappen gedeckt. Der Schleimhautlappen wurde auf seiner Unterlage mit Fibrinkleber fixiert, die Kanten zusätzlich mit Fibrinkleber überschichtet. Auf diese Weise war ein vollständiger Verschluß des Defektes ohne Nähte möglich.

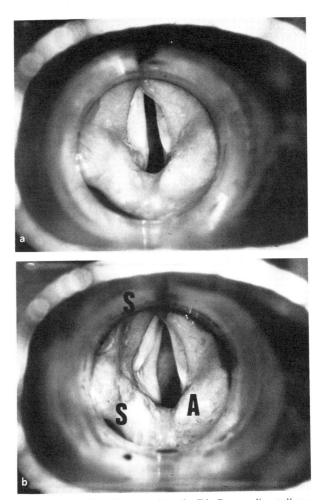

Abb. 4. a Beidseitige Stimmbandlähmung nach Rezidivstrumektomie. Die Paramedianstellung der Stimmbänder entsteht erst nach Einführung des Laryngoskops und Seitwärtsverlagerung beider Taschenbänder. **b** Zustand am Ende der endoskopischen Lateralfixation links. Schleimhautschnitt (S-S) auf dem linken Taschenband. Der linke Stellknorpel ist entfernt, der rechte Stellknorpel (A) deutlich höher. Die Glottis erhält die Form eines spitzwinkeligen Dreiecks

3. Endoskopische Chordektomie

Die Indikation zur endoskopischen Chordektomie, d. h. zur Entfernung eines Stimmbandes auf endoskopischem Wege ist gegeben bei einem Stimmbandtumor im Stadium T_1 (Abb. 3a). Die gute Stimmbandbeweglichkeit zeigt an, daß kein Verdacht auf Infiltration der darunterliegenden Muskulatur besteht. Das Stimmband wird mit der darunterliegenden Muskulatur umschnitten und vollständig entfernt. Abbildung 3b zeigt das Operationspräparat von der medialen Seite gesehen.

Der entstandene Defekt der lateralen Larynxwand wird mit Fibrinkleber überschichtet. Der Befund wird in den nächsten Wochen und Monaten endoskopisch kontrolliert. Hierdurch läßt sich eine weitgehend normale Stimme erhalten, die Schluckfunktion ist nach einigen Tagen unbehindert, der Spiegelbefund nach Wochen fast normal. Es bildet sich eine Art Ersatzstimmband durch Vorwölbung der lateralen Kehlkopfwand rechts.

4. Endoskopische Lateralfixation

Das Prinzip der Lateralfixation beruht auf der submucösen Entfernung des Arytenoidknorpels nach Thornell. Die Indikation zu diesem Eingriff bildet eine beidseitige Recurrensparese, die seit mindestens 6 Monaten bestehen muß und möglichst elektromyographisch gesichert sein sollte (Abb. 4a). Nach Injektion eines Lokalanästheticums führen wir im Gegensatz zu den bekannten Techniken von Kleinsasser und Langnickel-Koburg den Schleimhautschnitt auf der Höhe des Taschenbandes von der Spitze des Arytenoidknorpels bis oberhalb der vorderen Kommissur. Durch Bilden eines Schleimhautmuskellappens von Taschenband, Ventrikel und Stimmband entsteht eine Tasche, aus der der Arytenoidknorpel sowie Teile des M. vocalis und M. cricoarytenoideus lateralis entfernt werden. Durch Eingeben von Fibrinkleber in die Wundtasche läßt sich der Schleimhautlappen sicher an der lateralen Kehlkopfwand fixieren und hierdurch die Glottis erweitern (Abb. 4b). Der überschüssige Gewebekleber läßt sich im Bereich der hinteren Kommissur leicht von der intakten Schleimhaut ablösen. Die aufwendige und zeitraubende Naht des Schleimhautschnittes in der Tiefe des Laryngoskops entfällt hierdurch ebenso wie die postoperative und für den Patienten lästige Tamponade des Kehlkopfes. Die Patienten bekommen keine Magensonde und werden vom ersten postoperativen Tag an per os ernährt. Ein Überlaufen von Speichel in die Trachea wurde in keinem Fall beobachtet.

An vier verschiedenen Operationsbeispielen wurde die Anwendung des Fibrinklebers in der rekonstruktiven Larynxchirurgie gezeigt. Die beiden letztgenannten Modifikationen bekannter Kehlkopfoperationen wurden erst durch den Einsatz von Gewebeklebern möglich. Darüber hinaus konnten alle Operationen durch den Einsatz des Klebers einfacher, schneller, sicherer und für den Patienten angenehmer gemacht werden.

Literatur

1. Denecke H (1980) Die oto-rhino-laryngologischen Operationen im Mund- und Halsbereich. Springer, Berlin Heidelberg New York
2. Kleinsasser O (1976) Mikrolaryngoskopie und endolaryngeale Mikrochirurgie. Schattauer, Stuttgart New York
3. Langnickel R, Koburg E (1970) Die endolaryngeale Lateralfixation des Stimmbandes zur operativen Behandlung der beidseitigen Postikusparese. HNO (Berl.) 18:239–242
4. Thornell W (1948) Intralaryngeal approach for arytenoidectomy in bilateral abductor paresis of the vocal cords. Arch Otolaryng (Chicago) 47:505–508

VI. Sachverzeichnis

Achsenfehlstellung, operative Korrektur 178
Alloplastik 5, 252
Alopecie, umschriebene 124
Amputation 192, 260
Angiome 206
Antiphlogistica 292
Aplasie der Nase 24
Armachsenmessung 171
Armplexuslähmung 166

Beinlängendifferenz, posttraumatische 188
bi-lobed-flap 300

Calcium-Hydroxil-Apatit 284
Cavernom 213
Cephalhämatom 124
Choanalatresie 21, 31
Chordektomie, endoskopische 339
composite graft 122, 141
Condylektomie 153
Coronarnahtsynostosen 11
Corticosteroidtherapie bei Hämangiomen 325
Craniotomie 13
Crus valgum 182, 187
Cubitus varus, posttraumatischer 171, 178

Deltopectorallappen 159
Durchblutungsmessung, quantitative 332
Dysgnathie 302
Dysmorphie-Syndrom, cranio-faciales 11

Elektrodiagnostik des N. facialis 85
Elektrokoagulation bei Choanalatresie 33
Elektromyographie 86
Embolisation von Hämangiomen 215
Epicanthus 44
Epiphysenfuge, Wachstum der 148
Epiphysenklammerung 306
Epiphysenverletzungen des Sprunggelenks 182
Epiphyseodese, temporäre 188
– nach Blount 306
Ersatzosteoplastik 247, 252

Facialischirurgie 91, 95
Facialisparese 83, 93
Fächerlappen-Rekonstruktion 299
Fernlappenplastik 114
Fibrinkleber 336
Fluoreszenzmikroangiographie 328
Foramen stylomastoideum 92

Gefäßmißbildungen 206
Giant-Naevus 227

Handfunktion nach Verbrennung 112
Hautdurchblutung, Bestimmung der 328
Hautspannungslinien 163
Hämangiom 201, 206, 210, 323
–, capilläres 323
–, cavernöses 201, 206, 210, 323
– des Säuglings 323
Hundebißverletzung 101, 119
Hydroxylapatitkeramik 273
Hypertelorismus 30
Hypoplasie der Nase 24
Hyposmie 30

Inkontinenz, ano-rectale 79
Insellappen 194, 312
Interposition von Knorpel 153
Ischämie 132

Kehlkopfmißbildungen 158
Kehlkopfteilresektion 336
Keloidbildungen, Therapie 161
Kiefergelenk, plastische Rekonstruktion 144
Kiefergelenkankylose, operative Behandlung 150
Kieler Span 275, 283
Kinnplastik bei Dysgnathie 302
Kinnsegmentverschiebung 302
Knochencysten, juvenile 259, 268, 288
Knochenersatz, autologer 271, 283
Knochenersatzmaterial, künstliches 283
Knochenimplantate, künstliche 286
Knochenneubildung 275, 285
Knochentransplantat 194, 244

Knochentumoren, kindliche   257, 264
–, Röntgendarstellung   257, 264
Knochen-Knorpel-Transplantat bei Stumpf-
  kappenplastik   194
Körperstrafen   1
Kollagenimplantat (Collatamp)   273, 286
Kollagenvlies   283
Kompressionsbehandlung bei Verbren-
  nung   109
Kodensationskeime bei Knochenbil-
  dung   288
Korrekturosteotomie, supracondyläre   174,
  179
Krikoidstenose, operative Behandlung   158
Krikotomie   158
Kryotherapie bei Hämangiom   202, 206

Larynxchirurgie, rekonstruktive   336
Lateralfixation, endoskopische bei
  Recurrensparese   340
Latissimus-dorsi-Lappen   195, 199
Lähmungsapparat, pronierender   170
Leiomyosarkom der Nase   140
Liddefekte   47
Lippenrekonstruktion   296
Lymphohämangiom   204

Megaureter   64
Melanom, malignes   95, 228
Melanomrisiko   228
Melanosis circumscripta   224
Mikroangiographie   310, 328
Mikrochirurgie   127, 328
Mikroradiographie   308
M. frontalis, Mobilisation   40
M. tibialis anterior   133
musculocutane Versorgung   195, 312, 315
Myocutanlappen   195, 312

Naevus flammeus   201
Naevuszellnaevus   218, 227
Nahlappenplastik   113
Nasenatresie   25
Nasenaufbau   142
Nasendefekt   4
Nasengerüst   15
Nasennebenhöhlensystem, Enttrümmerung
  des   103
Nasenplastik, indische   7
–, italienische   5
Nasenrekonstruktion   6
Nasentrauma   137
Natriumfluoreszein   334
N. facialis   83, 91, 95, 100
Nervenrekonstruktion, späte   316

Oberarmbruch, supracondylärer   171
Ödem, postischämisches   130
Ohrkorrektur   56
Ohrmuschelkorrektur   49, 55
Ossifikation, enchondrale   144
Osteogenese, reparative   271
Osteoplantat, autologes   271
Osteosynthese   235, 243, 247, 257, 264, 289,
  302

Perfusion, experimentelle   130
Perichondrium des Nasenseptums   18
Phlebektasie der V. jugularis   206
Pigmentzellnaevus   216, 221
Plasmocytom im Kehlkopf   337
Prämaxilla   18
Progenieoperation   304
Prothesenlockerung   278
Ptosis des Oberlids   16
–, kongenitale   45
Pyeloplastik   59

Radiotherapie bei Keloid   165
– bei Hämangiom   201, 206, 210, 323
Reimplantation der Nase   4
Reinsertion des Pes anserinus   187
Rekonstruktion der Harnröhre   71, 76
– der Nase   6, 142
– des N. facialis   95, 100
Rekonstruktionsplastik bei Lippen-
  tumoren   296
Replantation, mikrochirurgische   127
Resektion, transurethrale   71
Rhinoplastik   6
Riesenzellgranulom des Unterkiefers   235,
  243
Riesenzelltumor   235, 269
Rippenknorpel, autoplastischer   152
Rippentransplantat, autologes   242, 249
Rippenwachstum, Röntgenkontrolle   147
Rotationsfehler nach Humerusfraktur   178
RSTL-Linien   101

Sattelnase   30
Schädel-Gesichts-Trauma   100
Schädelverletzung, offene   100
Schrumpfnase   30
Segmentosteotomie bei Kinnplastik   302
Septo-Rhinoplastik   139
Septumluxation, geburtstraumatisch   136
Silastikimplantat   252
Spalthauttransplantat   108, 115, 162, 211,
  221, 234, 236
Sphincterersatz, glattmuskulärer   79

Sphincterplastik   80
Spongiosaplastik   258
Spontaninvolution des Hämangioms   205
Spontanregression des Säuglings-
   hämangioms   323
Spreizdübelsystem bei Kniegelenks-
   prothesen   280
Supinationskontraktur, operative Behand-
   lung   166
Suturen des Gesichtsschädels   17
Synchondrosen   11
Synostosen der Coronarnaht   11
Stenose, laryngo-tracheale   160
Stirnmuskelverlagerung   36
Streck- und Beugekräfte im Kniegelenk   278
Stumpfkappenplastik bei Amputation   190
Stumpfverlängerung nach Amputation   198

Telecanthus   44
Tibia-Fraktur   185
Tierfellnaevus   221, 227
Topodiagnostik bei Facialisparese   88
Totalprothese des Kniegelenks   277
Tränengang, Wiederherstellung   30
Transplantation, mikrochirurgische   312,
   328

Unterkieferrekonstruktion   241, 247, 252
Unterkiefertumor   235, 243, 247, 252

Ureterabgangsstenosen   59
Ureterpyelogramm   65
Urethra   75, 76
Urographie   62, 67

Valgusfehlstellung des Sprunggelenks   182
Varusfehlstellung des Sprunggelenks   182
–, mechanische Ursachen   172
Venektasie   208
Verbrennungen, operative Behandlung   107,
   112
Verlängerungsosteotomie bei Beinlängen-
   differenz   189
Vollhauttransplantat   114, 121, 211, 219,
   225, 234

Wachstumslenkung durch Epiphysen-
   klammerung   306
Wachstumszonen der Nase   15
Weichteilschwellung nach Operation   291
Wundheilung   293

^{133}Xe-Clearance   329

Z-Plastik   113
Zirkaseptanperiode   293
Zügelplastik   37

Jahrestagung der Deutschen Gesellschaft für Plastische- und Wiederherstellungschirurgie

15. Band: Plastische und Wiederherstellungschirurgie bei und nach Infektionen
Pathologie, Chemotherapie, Klinik, Rehabilitation
15. Jahrestagung 7.–8. Oktober 1977, Murnau/Obb.
Herausgeber: J. Probst
Unter Mitwirkung von F. Hollwich, G. Pfeifer, W. Kley, P. Rathert
1980. 242 Abbildungen, 69 Tabellen. XIX, 403 Seiten
DM 128,–. ISBN 3-540-09854-2

16. Band: Transplantatlager und Implantatlager bei verschiedenen Operationsverfahren
16. Jahrestagung 2.–4. November 1978, Düsseldorf
Herausgeber: G. Hierholzer, H. Zilch
Unter Mitarbeit zahlreicher Fachwissenschaftler
1980. 275 Abbildungen in 365 Teilbildern, 19 Tabellen. XIX, 328 Seiten
DM 139,–. ISBN 3-540-09833-X

17. Band: Implantate und Transplantate in der Plastischen und Wiederherstellungschirurgie
17. Jahrestagung 1.–3. November 1979, Heidelberg
Herausgeber: H. Cotta, A. K. Martini
1981. 254 Abbildungen. XX, 375 Seiten
DM 198,–. ISBN 3-540-10490-9

18. Band: Plastische und Wiederherstellungschirurgie bei bösartigen Tumoren
18. Jahrestagung 27.–29. November 1980, Mainz
Herausgeber: H. Scheunemann, R. Schmidseder
1982. 269 Abbildungen. XXVI, 342 Seiten
DM 198,–. ISBN 3-540-11476-9

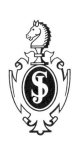

Springer-Verlag
Berlin
Heidelberg
New York
Tokyo

I. Pitanguy

Aesthetic Plastic Surgery of Head and Body

Water-colours: L. H. Schnellbächer
1981. 749 figures in 1494 separate illustrations, some in colour. XVI, 412 pages
Cloth DM 980,-. ISBN 3-540-08706-0

Contents: **Body-Contouring Surgery:** Breast. Abdomen. Upper and Lower Extremities. – **Aesthetic Plastic Surgery of the Head and Neck:** General Introduction. Face. Rhinoplasty. Congenital and Acquired Deformities of the Ear.– **Common Aesthetic Problems:** Combined Aesthetic Procedures. Haemangioma. Giant Hairy Pigmented Naevi. Management of Soft Tissue Injuries and the Treatment of Scars.– List of Previously Published Illustrations. – Subject Index.

E. Biemer, W. Duspiva

Rekonstruktive Mikrogefäßchirurgie

Mit Geleitworten von U. Schmidt-Tintemann, D. Buck-Gramcko
1980. 127 zum Teil farbige Abbildungen in 315 Einzeldarstellungen, 10 Tabellen. XII, 151 Seiten
Gebunden DM 198,-. ISBN 3-540-09132-7

W. Blauth, F. Schneider-Sickert

Handfehlbildungen

Atlas ihrer operativen Behandlung
1976. 426 überwiegend farbige Abbildungen. XIII, 394 Seiten
Gebunden DM 440,-. ISBN 3-540-07780-4

Chen Zhong-wei, Yang Dong-yue, Chang Di-sheng

Microsurgery

In collaboration with numerous experts
1982. 366 figures. XVII, 481 pages
Cloth DM 278,-. ISBN 3-540-11281-2

W. S. McDougal, C. L. Slade. B. A. Pruitt, Jr.

Manual of Burns

Medical Illustrators: M. Williams, C. H. Boyter, D. P. Russell
1978. 214 colored figures, 4 tables. X, 165 pages
(Comprehensive Manuals of Surgical Specialties)
Cloth DM 140,-. ISBN 3-540-90319-4

H. J. Klasen

History of Free Skin Grafting

Knowledge or Empiricism?
With a Contribution by T. Gibson
1981. 44 figures. XII, 190 pages
Cloth DM 78,-. ISBN 3-540-10802-5

H. R. Mittelbach, S. Nusselt

Die verletzte Hand

Ein Vademecum für Praxis und Klinik
5., neubearbeitete Auflage. 1983. 215 Abbildungen in 354 Einzeldarstellungen von J. Mittelbach
Etwa 300 Seiten
DM 36,-. ISBN 3-540-12168-4

Muscle Transplantation

Editors: G. Freilinger, J. Holle, B. M. Carlson
1981. 161 partly colored figures. VIII, 311 pages
Cloth DM 145,-. ISBN 3-211-81636-4

Treatment of Burns

Editors: Yang Chih-chun, Hsu Wei-shia, Shih Tsi-siang
Translation Supervisor: Nyi Pao-chun
With contributions by numerous experts
1982. 213 partly colored figures. XXIII, 402 pages
Cloth DM 238,-. ISBN 3-540-10770-3
Distribution rights for the People's Republic of China: Shanghai Scientific and Technical Publishers

Springer-Verlag
Berlin
Heidelberg
New York
Tokyo

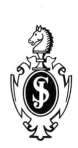